SENSIBLE BÄUCHE ESSEN ANDERS

Die besten Gerichte bei Unverträglichkeiten, Reizdarm
und anderen Verdauungsbeschwerden

DOMINIKA KRÁLOVÁ

SENSIBLE BÄUCHE ESSEN ANDERS

Die besten Gerichte bei Unverträglichkeiten, Reizdarm und anderen Verdauungsbeschwerden

südwest

FÜR MEINE TREUEN BEGLEITER

Inhalt

VORWORT DER AUTORIN

Gesund und glücklich – das ist mein Wunsch. Für dich. Für mich. Für jeden Menschen. Denn Gesundheit und Glück hängen eng zusammen.

Dies war für mich nicht immer selbstverständlich. Als ich mit 17 Jahren die Diagnose Morbus Crohn – eine chronisch-entzündliche Darmerkrankung – erhielt, dachte ich in den ersten Momenten: „Morbus was? Was ist denn das nun? Und wieso gibt mir die Ärztin jetzt eine Tüte voller Medikamente? Ich möchte doch frei, wild und unbekümmert sein!" Ich habe mich geweigert, jeglichen Ratschlägen zu folgen, und sogar bei Therapien war ich ein Sturkopf. Mit meinem glänzenden Panzer fühlte ich mich unverletzlich und stark. Doch bald kam die Quittung – meine Krankenhausaufenthalte häuften sich und mit 22 Jahren wurde ich operiert. Mein entzündeter Darm wurde um ganze 20 Zentimeter und ein paar Zerquetschte kürzer.

Nach der OP musste ich meinen Darm wiederaufbauen, wie eine zerstörte Festung, Stein für Stein, Schicht für Schicht. Bestimmte Lebensmittel hatten plötzlich eine andere Wirkung auf meinen Organismus. Ich habe keine Milchprodukte und kein Gluten mehr vertragen. Ich hatte verstärkt Hautprobleme, habe mich schlapp und antriebslos gefühlt. Schon da war mir schnell klar, welchen Einfluss der Darm auf das Wohlbefinden hat.

Doch jetzt möchte ich mich erst einmal vorstellen. Mein Name ist Dominika, ich bin Ernährungswissenschaftlerin und biete Ernährungsberatungen im Bereich Darmgesundheit an. Während meines Studiums, meines beruflichen Werdegangs und auch in meiner Freizeit spezialisierte ich mich im Bereich der Ernährungsmedizin auf Nahrungsmittelunverträglichkeiten, Allergien und chronisch-entzündliche Darmerkrankungen. Das Letztere habe ich am eigenen Leib erfahren. Deshalb ist es mir auf dem Blog „Bauchgeschichten" und auch in diesem Ratgeber das größte Anliegen, dir einen Weg zu einem beschwerdefreien Genuss und einem ganzheitlichen Wohlbefinden aufzuzeigen.

Bestimmt kennst du das alte Sprichwort „Jedes Böhnchen gibt ein Tönchen". Doch wenn es nicht nur die Böhnchen sind, die Ärger machen, sondern auch Weizen, Milch, Früchte und damit gefühlt einfach alles, schlägt das schnell auf das Gemüt. Erfahrungsgemäß versuchen Betroffene, den Weg mit geringstmöglichem Aufwand zu gehen und wie gewohnt zu essen. Doch ob man will oder nicht, jedes einzelne Lebensmittel passiert den Darm, triggert Reaktionen und zeigt schnell Auswirkungen. Deshalb ist es langfristig empfehlenswert, sich mit den individuellen (Un-)Verträglichkeiten auseinanderzusetzen.

WAS IST GUT FÜR DICH?

Doch was ist richtig und was ist falsch? Wir leben in einem Kosmos aus Ernährungstrends und Diäten – die Informationsfülle ist riesig! Ernährungskonzepte sind wie Pferderennen – eins jagt das nächste, eins ist besser als das andere. Paläo, Clean Eating, Low Carb, Superfoods. Eins haben jedoch alle gemein: Sie regen dazu an, bewusst zu essen, sich auszuprobieren und auf den eigenen Körper zu hören. Denn was dir gut bekommt, kann für den anderen Schneewittchens vergifteter Apfel sein.

Daher lege ich dir ans Herz, dir immer diese eine Frage zu stellen: „Was tut mir gut?“

Als Ernährungswissenschaftlerin stand für mich immer fest: Mein Essen ist mein Heilmittel, nicht mein Feind. Ich bin diesen langen Weg des Ausprobierens und Hinterfragens gegangen, bis hin zur vollständigen Arztbesuch- und medikamentenfreien Zeit.
Mit diesem Ratgeber möchte ich dir Impulse und köstliche Rezepte auf den Weg geben, die deine Verdauung wieder optimal regulieren und deinen Darm gesund erhalten – ob bei Nahrungsmittelunverträglichkeiten, Allergien, chronisch-entzündlichen Darmerkrankungen oder alltäglichen Problemen wie Verstopfung und Blähungen. Die Ideen und Erfahrungen habe ich über Jahre hinweg gesammelt und möchte sie mit dir teilen. Viel Spaß beim Stöbern!

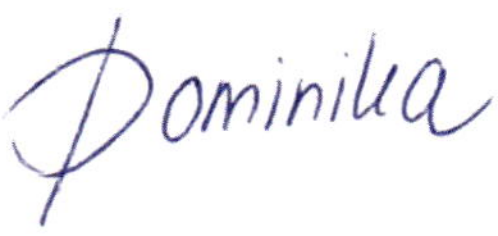

Dominika Králová

Noch mehr Infos unter www.bauchgeschichten.com.

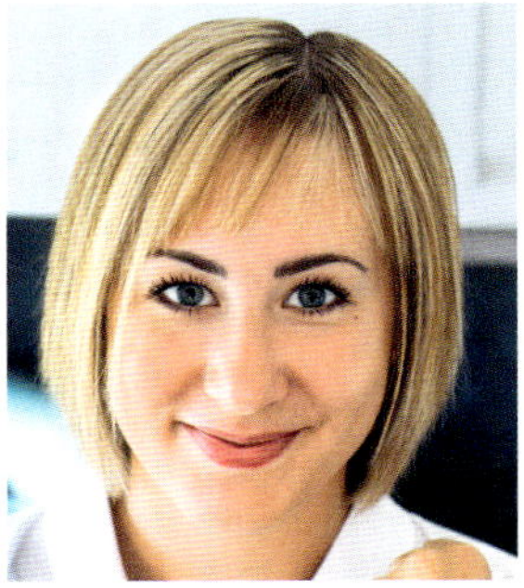

VORWORT VON PROF. DR. MICHAELA AXT-GADERMANN

Ich freue mich sehr, dass ich gebeten wurde, ein Vorwort für dieses wunderbare Buch zu schreiben, denn es wird vielen Betroffenen helfen, mögliche Ursachen ihrer Probleme zu finden und neue Lebensfreude zu gewinnen.

Immer mehr Menschen klagen nämlich über einen „sensiblen Bauch" – und der macht ihnen den Alltag oft ganz schön schwer. Hinter einem sensiblen Bauch kann sich alles Mögliche verbergen: Nahrungsmittelallergien oder -unverträglichkeiten, eine Störung der Darmflora, Probleme mit der Verdauung oder eine Entzündung der Darmschleimhaut. Trotz moderner Diagnosemöglichkeiten gleicht die Fahndung nach den Gründen für Schmerzen, Blähungen oder Unwohlsein oft der Suche nach der berühmten Stecknadel im Heuhaufen. Und Betroffene klagen zu Recht darüber, dass der Genuss und die Freude am Essen mit der Zeit auf der Strecke bleiben.
Doch sind die Probleme mit dem „täglich Brot" vielleicht nur Einbildung? Sind „sensible Bäuche" heute tatsächlich häufiger oder sind viele Menschen einfach überempfindlich, wenn es mal zwickt und kneift? Sicher haben wir heute ein stärkeres Bewusstsein für die Belange unseres Verdauungstrakts und hören aufmerksamer in unseren Körper hinein. Aber auch real werden Darmerkrankungen, Nahrungsmittelallergien und -intoleranzen sowie eine zunehmende Verarmung der Darmflora heute häufiger diagnostiziert. „Was kann ich denn überhaupt noch essen?", fragen die Besitzer sensibler Bäuche dann oft zu Recht.
Hier ist kompetenter Rat gefragt, und den gibt es in diesem Buch.
Die Autorin, Ernährungswissenschaftlerin und erfolgreiche Foodbloggerin Dominika Králová schließt mit dem Buch eine ganz wichtige Lücke. Mit hilfreichen und gut verständlichen Informationen zu Ernährung und Verdauung, Checklisten, Selbsttests und vor allem alltagstauglichen Tipps kann jeder herausfinden, was ihm guttut und was ihm weniger bekommt.
Und die fantastischen Rezepte – übrigens alle von der Autorin selbst entwickelt und fotografiert (!) – sind auch für Menschen mit robusten Bäuchen ein Genuss. Also ich liebe ja besonders den Vanille-Macadamia-Schlupfkuchen mit Aprikosen, aber auch die vegetarische Tom Kha, die Quarkknödel mit Pflaumenkompott … ach, am besten, du probierst die leckeren Gerichte einfach mal selber aus.

Viel Spaß beim Lesen und Genießen
wünscht dir

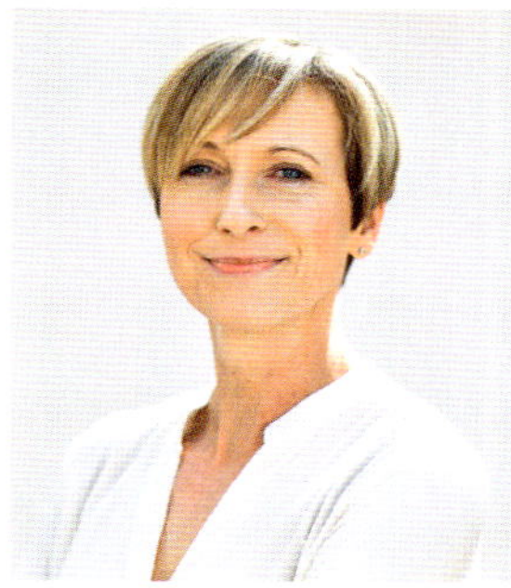

Michaela Axt-Gadermann
Petersberg im April 2019

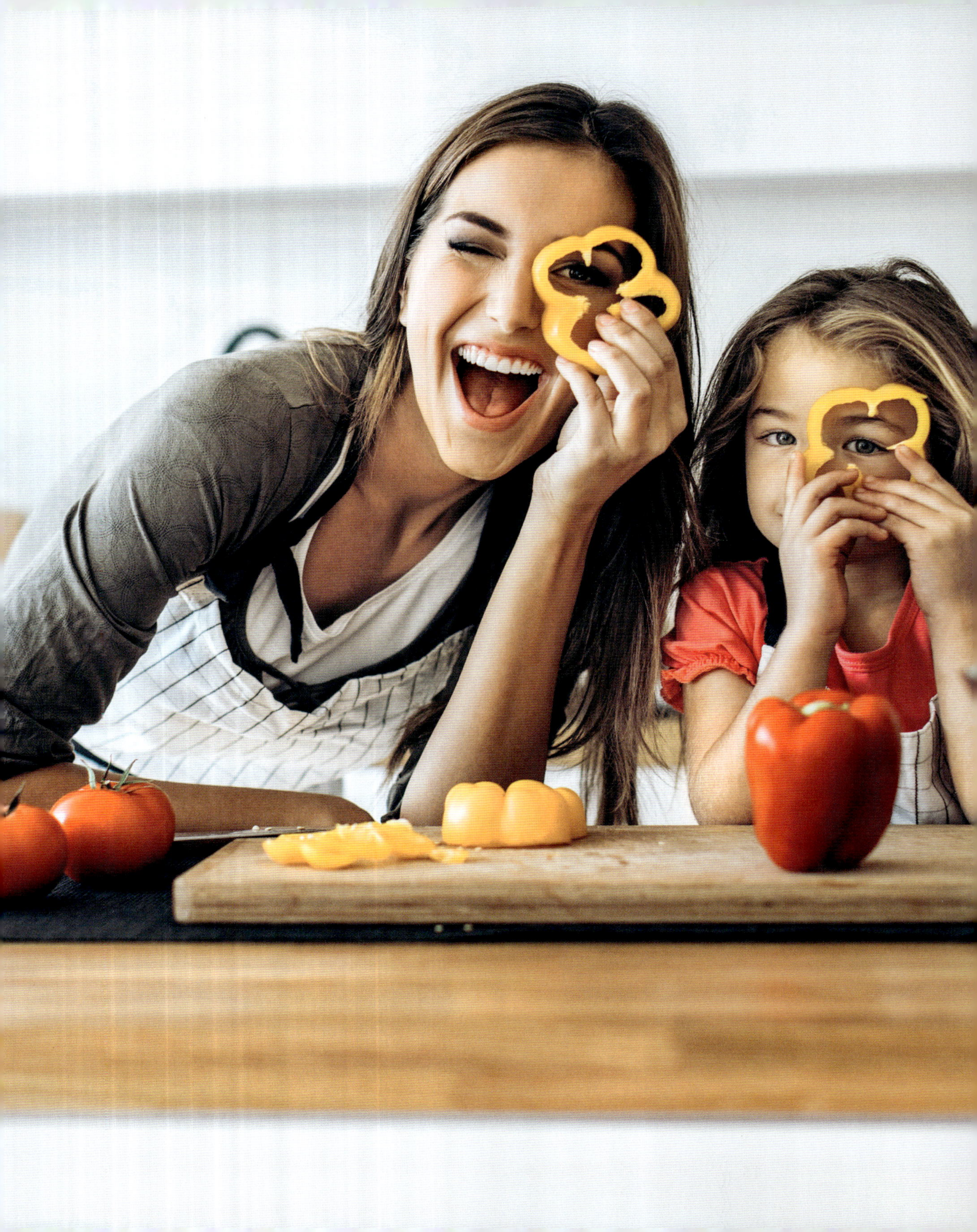

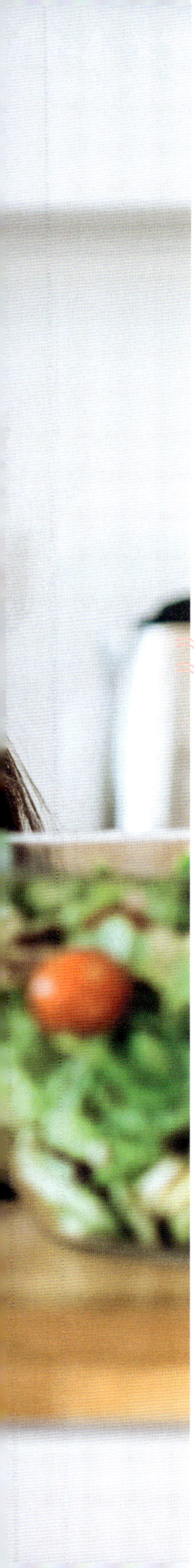

Hinter den Kulissen – wie die Darmflora unsere Gesundheit beeinflusst

Die Verdauung wird wie ein meisterhaftes Opernstück in mehrere Akte gegliedert, an denen verschiedene Stars, egal ob in Neben- oder Hauptrolle, beteiligt sind. Diese Stars rotieren täglich auf Hochleistung, um das Bestmögliche für unseren Körper zu extrahieren. Daher ist es so wichtig, ihnen das richtige Futter zu geben, sie gesund zu erhalten und sie zu fördern. Die Aufführung beginnt mit einer Ouvertüre unserer Backenzähne und endet mit einem dramatischen Epilog.
Wie das alles im Detail funktioniert, kannst du nach und nach in den folgenden Kapiteln nachlesen. Ich wünsche dir von Herzen viele neue Erkenntnisse und Spaß beim Ausprobieren!

HOCH LEBE DER DARM! WAS DIE VERDAUUNG TÄGLICH FÜR UNS LEISTET

Egal, was wir essen oder trinken, die Nahrung passiert mehrere Etappen unseres Verdauungstraktes. Währenddessen werden daraus die wichtigsten Grundbausteine für unseren Organismus extrahiert und für lebenswichtige Funktionen bereitgestellt. Wie Puzzleteile können sie zusammengefügt werden: Zuckermoleküle, Aminosäuren und Fette.

Die Verdauung beginnt, sobald die Nahrung mit unserem Speichel in Kontakt tritt, danach geht die Fahrt wie auf einer Achterbahn durch die Windungen unseres Verdauungstraktes links und rechts abenteuerlich weiter.

GUT GEKAUT IST HALB VERDAUT!

Durch das Kauen nehmen wir den Geschmack des Essens wahr, dabei wird gleichzeitig die Speichelbildung angeregt. Schon hier beginnt die Verdauung, denn der Speichel enthält Enzyme, die bereits komplexe Kohlenhydrate spalten. Nachdem die Nahrung mit dem Speichel gründlich vermischt wurde, kann der Brei durch die Speiseröhre weitertransportiert werden. Der Transport ist allerdings keine Wasserrutschen-Fahrt, denn die Nahrung wird durch wellenartige Impulse portionsweise in den Magen gedrückt.

DER MAGEN, EIN ROTIERENDER MUSKEL

Die Verdauung der Kohlenhydrate, die bereits im Mund angefangen hat, ruht zunächst im Magen. Doch die Proteine werden hier aufgespalten. Die Konsistenz und die Zusammensetzung des Speisebreis entscheiden zudem über die Verweildauer im Magen, bevor es weiter in den Dünndarm geht. So bleiben zum Beispiel kohlenhydratreiche Mahlzeiten kürzer im Magen als eiweiß- und fettreiche. Bis zu drei Liter Magensaft werden hier täglich gebildet und sorgen für das Abtöten der Bakterien, um unseren Körper und Darm zu schützen.

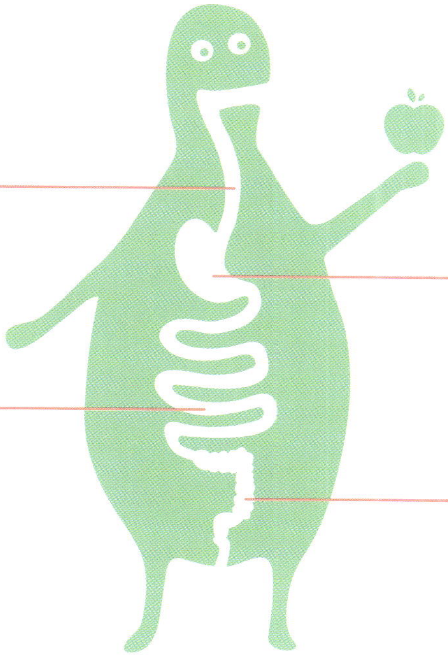

NÄHRSTOFFPARTY IM DÜNNDARM

Die wichtigste Phase unserer Verdauung findet im Dünndarm statt, denn hier werden die Nährstoffe aufgenommen. Hier entscheidet sich, ob wir das, was wir essen, vertragen oder ob Intoleranzen und Allergien hervorgerufen werden. Auch hier zerlegen die Verdauungsenzyme sowie Verdauungssäfte der Galle und der Bauchspeicheldrüse die Bestandteile bis in die kleinsten Einzelteilchen, die von unseren Körperzellen aufgenommen und verwendet werden.

Die Verdauung läuft nicht bei allen Lebensmitteln gleich schnell. Haushaltszucker wird vergleichsweise viel schneller verdaut und ins Blut transportiert als komplexe Kohlenhydrate aus Vollkorn. Zucker ist ein wichtiger Rohstoff und Energielieferant, der bei übermäßigem Konsum als Glykogen in der Leber oder als Fett im Fettdepot gespeichert werden kann.

Auch Eiweiße und Fette werden im Dünndarm gespalten und resorbiert. Auch wenn Fette lange Zeit verpönt waren, sind sie dennoch wichtige und effiziente Stoffe. Eine Einheit Fett kann pro Gramm doppelt so viel Energie aufnehmen als eine Einheit Zucker oder Protein. Auch sind sie wichtig bei der Bildung von Hormonen. Fette werden über die Lymphe ins Blut transportiert.

Die Proteine werden im Dünndarm ähnlich wie Zucker in die kleinsten Teilchen, die Aminosäuren, aufgespalten. Der Körper verwendet dann die für sich nützlichen Bausteine.

DAS GROSSE FINALE IM DICKDARM

Die unverdauten Bestandteile der Nahrung, wie zum Beispiel die löslichen Ballaststoffe, werden hier teilweise durch die Darmbakterien verstoffwechselt und als Nahrung genutzt. Der Dickdarm dickt den übrig gebliebenen Speisebrei ein – das bedeutet, dass ihm das Wasser entzogen wird –, und befördert ihn anschließend zum Ausgang.

DIE GEBURTSSTUNDE DER DARMFLORA

Als Babys wachsen wir wohlbehütet in der Gebärmutter heran, abgeschottet von Viren, Bakterien oder anderen schädlichen Umweltfaktoren. Alles, was zu uns als Nahrung oder Sauerstoff gelangt, wird von unserer Mutter gefiltert.

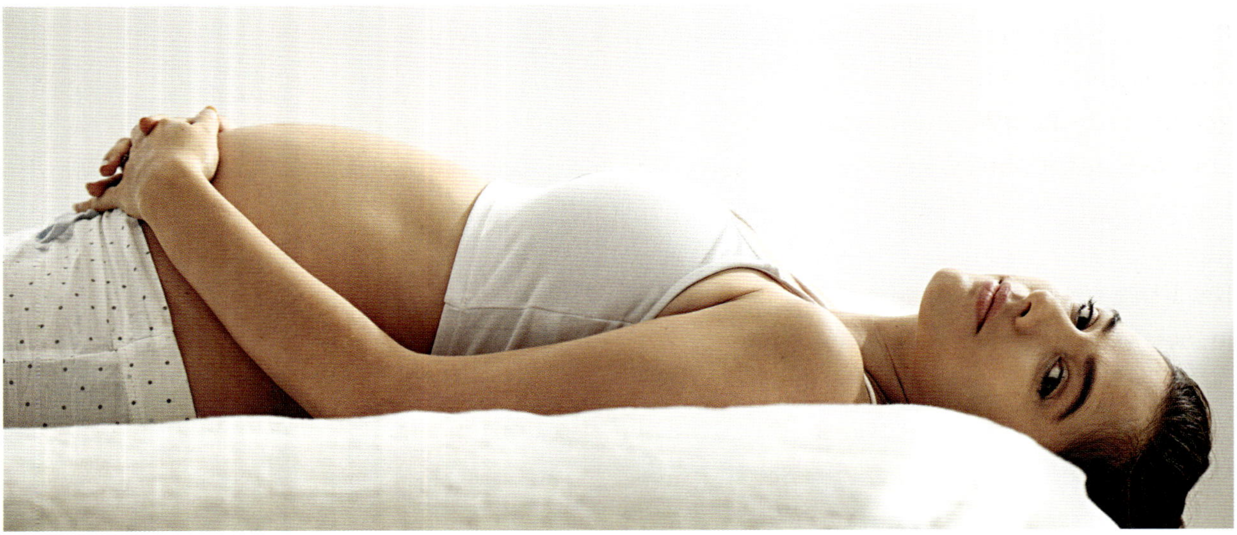

DAS STARTERSET ERHALTEN BABYS BEREITS VOR DER GEBURT

Noch vor kurzer Zeit galten das ungeborene Baby, die Fruchtblase und die Plazenta als keimfrei, doch neuerdings fanden die Forscher heraus, dass das Kind bereits vor der Geburt mit einem plazentaren Mikrobiom, das der Mundflora ähnelt, in Kontakt kommt und es somit mit einer Erstausstattung an Mikroorganismen versorgt wird.

WICHTIGE GRUNDBAUSTEINE FÜR DIE ZUKUNFT WERDEN WÄHREND DER GEBURT GELEGT

Nichtsdestotrotz ist die Geburt sowie der Erstkontakt mit der Mutter für die Erstbesiedlung entscheidend. Wenn sich das Kind durch den Geburtskanal schiebt, kommt es mit der Vaginal- und Darmflora der Mutter, Hautkeimen und auch Keimen des Krankenhauses in Kontakt und wird so mit nützlichen Bakterienpopulationen ausgestattet: Manche schützen vor Infektionen, manche schulen das Immunsystem und wieder andere dienen der Verdauung von Muttermilch.

DIE ENTWICKLUNG DER DARMFLORA – ABHÄNGIG VON VERSCHIEDENEN FAKTOREN

Es dauert insgesamt drei Jahre, bis sich die Darmflora vollständig entwickelt hat und wir ein Arsenal von Hunderten Bakteriensorten bilden. In dieser Zeit spielen verschiedene Faktoren eine Rolle, darunter zum Beispiel, wie wir auf die Welt gekommen sind (natürliche Geburt oder per Kaiserschnitt), ob und wie lange wir gestillt wurden, mit welchen Menschen wir in Kontakt gekommen sind, die Ernährung, unser Lebensstil, Krankheiten und Hobbys. All diese Faktoren entscheiden letztlich darüber, welche Bakterien sich durchsetzen und welche nicht.

DIE DARMFLORA, DER INDIVIDUELLE FINGERABDRUCK

Natürlich spielen auch Gene eine Rolle bei der Gesundheit und der Konstitution unseres Körpers, jedoch haben sie nach den bisherigen Erkenntnissen nichts mit der Bakterienzusammensetzung in unserem Darm zu tun. Das wird an eineiigen Zwillingen deutlich, die zwar dieselben Gene aufweisen, aber keine identische Mikrobiota. Jeder Mensch hat seinen ganz persönlichen bakteriellen „Fingerabdruck".

WANN ENTWICKELN WIR UNVERTRÄGLICHKEITEN UND ALLERGIEN? ERSTE BEOBACHTUNGEN

Schon während der Schwangerschaft und im Säuglingsalter werden wir auf Unverträglichkeiten, Allergien, chronische Erkrankungen und auch deren Folgebeschwerden programmiert. Die ersten empirischen Beobachtungen wurden erst in den letzten Jahren wissenschaftlich untermauert, weitere Studien sind jedoch notwendig, um das komplizierte Konstrukt verstehen zu können.

DIE HÜTERIN UNSERER GESUNDHEIT – UNSERE MUTTER

Vieles wird uns von unserer Mutter während und nach der Schwangerschaft mitgegeben, denn so eng sind wir mit keinem anderen Menschen verbunden. Kein anderer Mensch prägt uns so wie unsere Mama. So beeinflussen ihr Gesundheitszustand, Stress oder andere Umwelteinflüsse, denen sie ausgeliefert ist, auch das heranwachsende Kind. Bereits im Mutterleib können die Grundlagen für Erkrankungen wie Adipositas, Herzerkrankungen oder Nahrungsmittelintoleranzen für das spätere Alter gelegt werden. Dabei spielen die Ernährung und Hormone der Mutter eine entscheidende Rolle. Eine Vielzahl von Befunden verdeutlicht beispielsweise, dass eine zu hohe Energiezufuhr der Mutter während der Schwangerschaft einen Einfluss auf das Geburtsgewicht des Kindes hat und in der Folge das Risiko für Übergewicht und Diabetes im späteren Leben erhöht. Daher ist Prävention nicht nur im Kindesalter wichtig, sondern beginnt bereits im Mutterleib und in den ersten Lebenswochen.

BESONDERE OBACHT BEI KAISERSCHNITTBABYS

Aktuell kommen circa 30 Prozent der Kinder in Deutschland per Kaiserschnitt auf die Welt. Das bedeutet: kein direkter Kontakt mit der Vaginal- und der Darmflora der Mutter. Zwar wird zumindest der Kontakt zu Hautkeimen der Mutter hergestellt, indem das Baby in die Arme der Mutter gereicht wird, allerdings haben schon vorher auch Krankenhauskeime und das Krankenhauspersonal Einfluss. Bei Kaiserschnittbabys dauert es gerade deshalb länger, eine normale Darmflora zu bilden. Das Risiko, krankenhausspezifische Keime einzufangen oder Allergien, Unverträglichkeiten, Asthma, Adipositas oder sogar Diabetes und multiple Sklerose zu entwickeln, ist höher als bei natürlich entbundenen Kindern. Natürlich hat man nicht immer die Entscheidung gegen eine Kaiserschnittgeburt in der Hand, und deshalb sollte man im Hinterkopf behalten, das Kind präventiv mikrobiologisch (zum Beispiel mit dem Einnehmen von Probiotika) oder je nach dem Ergebnis einer Stuhlanalyse individuell zu behandeln, um mögliche Risiken für spätere Intoleranzen und Allergien zu minimieren.

AUCH DAS STILLEN BEEINFLUSST DIE AUSBILDUNG UNSERER DARMWELT

Muttermilch kann so viel, sie hat all die wichtigen Nährstoffe und versorgt das Kind mit Bakterien und den ersten Immunzellen, die uns vor den bösen Bakterien und Viren beschützen. Sie kann das Gleichgewicht der Bakterien wiederherstellen und zum Positiven verschieben, sodass das Risiko für beispielsweise Unverträglichkeiten gesenkt werden kann. Ähnlichen Einfluss haben auch die Bifidobakterien der Muttermilch. Sie überleben das saure Milieu des Magens und siedeln sich im Dickdarm an, wo sie sich rasch vermehren. Sie sind insbesondere an der Entwicklung des Immunsystems und des Stoffwechsels beteiligt. Wenn ein Säugling zu wenig Bifidobakterien im Darm hat, kann laut Studien das Risiko für Übergewicht steigen. Bereits nach wenigen Wochen des Stillens kann man anhand der Stoffwechselprodukte der Darmbakterien feststellen, ob das Risiko für Allergien, Neurodermitis oder Asthma erhöht ist.

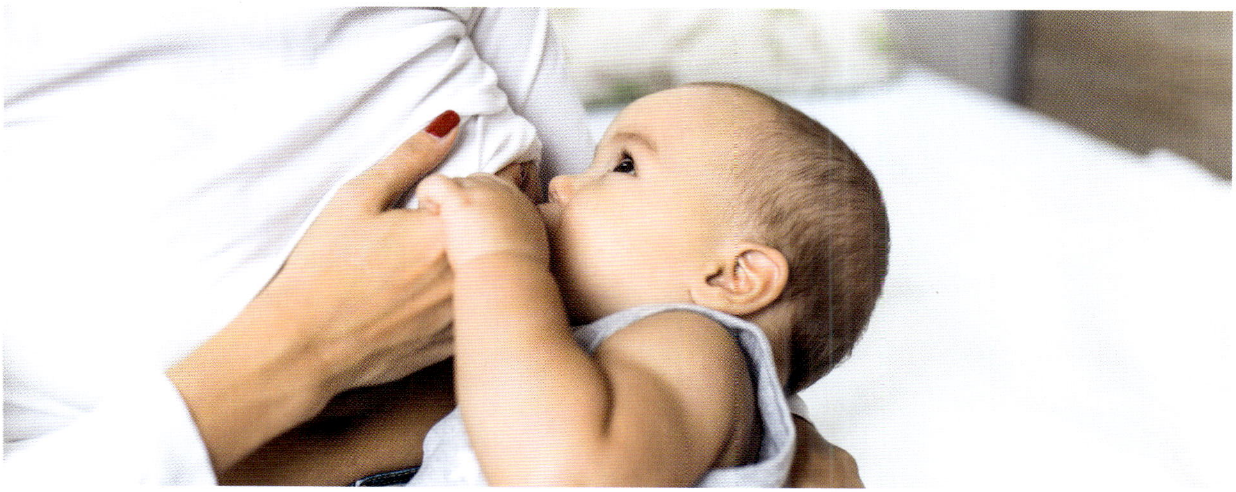

DIE MIKROBIOTA UND DIE ENTWICKLUNG VON ALLERGIEN, INTOLERANZEN UND ENTZÜNDLICHEN ERKRANKUNGEN

Neben diesen Einflüssen, mit denen das Baby schon frühzeitig konfrontiert wird, sind auch weitere Auslöser wie schlechte Ernährung, zu viel Sauberkeit, Antibiotikabehandlungen oder Magen-Darm-Infekte als Faktoren für die Entwicklung von Allergien und Intoleranzen bekannt. All die genannten Faktoren und die verfügbaren Daten deuten darauf hin, dass in den Zeitabschnitten vor und nach der Geburt die prägenden Grundlagen und Weichen für die spätere Entwicklung von Allergien, Intoleranzen sowie chronisch-entzündlichen Erkrankungen gestellt werden. Weitere Studien sind allerdings erforderlich, um vollständige Ableitungen treffen zu können.

Positive und negative Einflüsse, die zur Entwicklung von Allergien und Intoleranzen im Kindesalter beitragen können

Lebensphase	Positive Einflüsse	Negative Einflüsse
Vorgeburtliche Phase	allgemeiner Gesundheitszustand und Mikrobiota der Mutter abhängig von Lebensstil (z. B. regelmäßige Bewegung), Ernährungsweise (ausgewogene Ernährung, reich an Gemüse und Ballaststoffen), Umweltfaktoren	Krankheiten der Mutter und genetische Prädispositionen (antibiotische oder andere medikamentöse Behandlung, Infektionen, Autoimmunerkrankungen, Leaky-Gut-Syndrom), negativer Lebensstil der Mutter (z. B. Alkoholgenuss, Zigarettenkonsum, mangelnde Bewegung), Fehlernährung, psychische Belastung der Mutter (z. B. Stress)
Geburt	ausgetragenes Neugeborenes, natürliche Geburt und damit die Ermöglichung der Erstbesiedlung mit vaginaler Mikrobiota, außerklinische Geburt (z. B. Hausgeburt)	Frühgeburt, Kaiserschnitt, klinische Geburt
Säuglingsalter	weitere mikrobielle Besiedlung mit Bifidobakterien und Laktobazillen – optimalerweise durch ein Jahr Stillen (Teil-	Ernährung mit Kuhmilch oder kuhmilchbasierter Formulanahrung, übertriebene Hygiene, häufige Krankenhausaufenthalte,

Lebensphase	Positive Einflüsse	Negative Einflüsse
Säuglingsalter	stillen ebenfalls wertvoll, d. h. ergänzend mit Säuglingsmilchnahrung; Beikost frühestens ab dem fünften Monat mit begleitendem Stillen), Geschwister, Haustiere, keine übertriebene Hygiene, Einnahme von Probiotika	antibiotische Behandlung
Kleinkindalter	vollständige Reifung der Mikrobiota durch entsprechende Ernährung, biologische, vielseitige, gemüsehaltige und nicht industriell verarbeitete Nahrungsmittel	einseitige Ernährung mit industriell hergestellten Produkten, Einnahme von Arzneimitteln (z. B. Antibiotika), zu frühe Impfungen

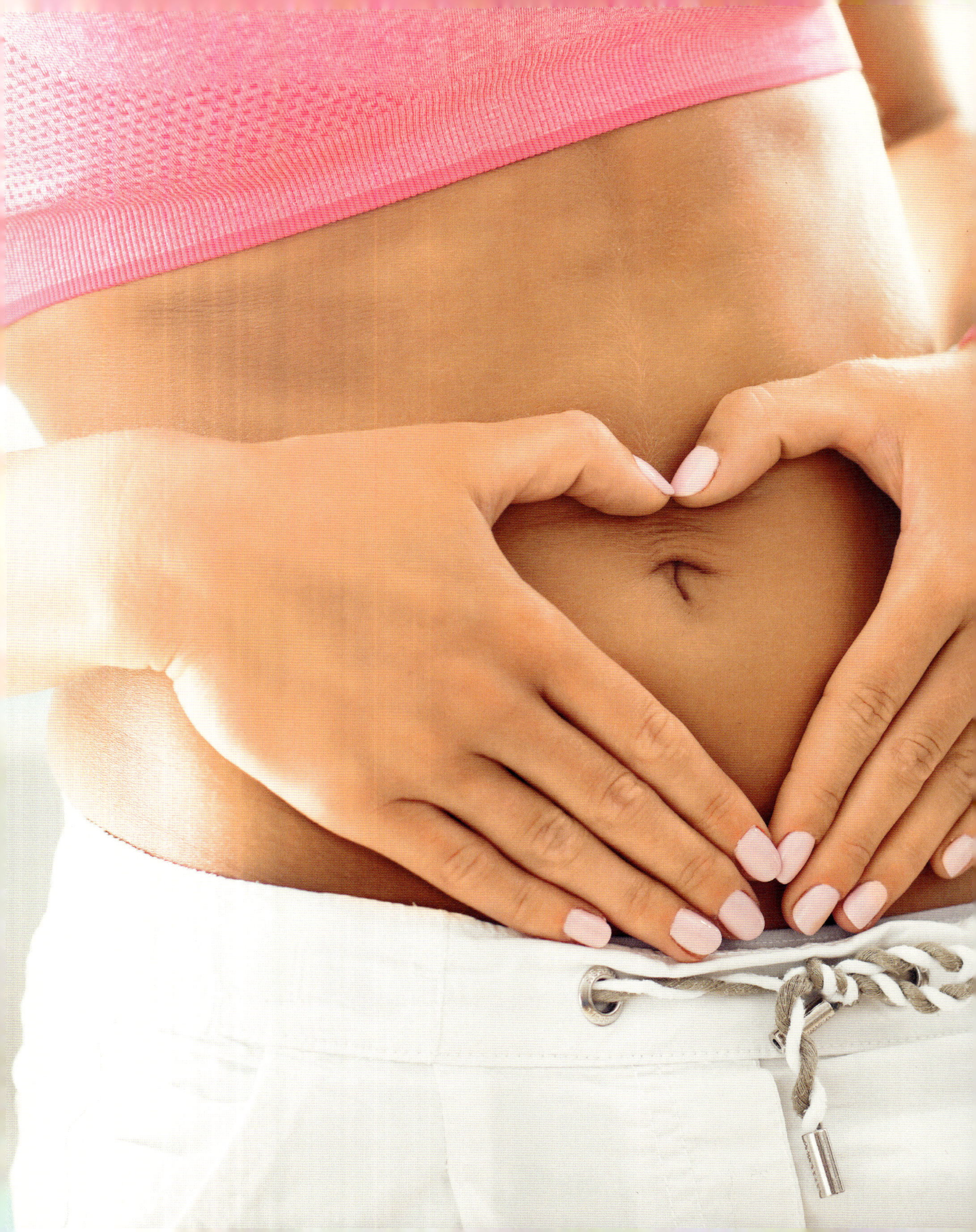

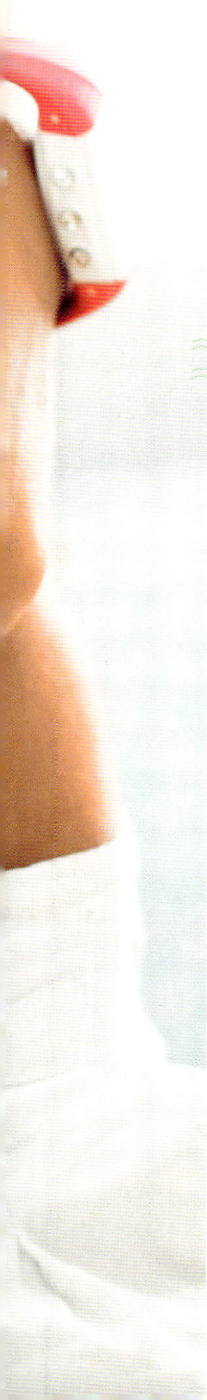

Wenn es im Bauch rumort – alles rund um Nahrungsmittelintoleranzen

Kaum hast du etwas gegessen, fängt es an, in dir zu rumoren. Vielleicht dauert es eine ganze Weile, bis du den Zusammenhang mit der Ernährung erkennst. Und anfängst, zu beobachten, woran es liegt, was genau es ist, was dir und deiner Verdauung solche Probleme bereitet. Zahlreiche Lebensmittel kommen infrage – und es ist in jedem Fall hilfreich, sich von einem Ernährungsberater unterstützen und von einem Arzt begleiten zu lassen, um dem Übeltäter (oder gleich mehreren) auf die Spur zu kommen. Welche Unverträglichkeiten, Intoleranzen und Allergien am häufigsten sind, stelle ich hier in den nächsten Kapiteln vor. Und ich gebe dir zahlreiche Tipps, wie du damit umgehen kannst, wie du den Verursachern deiner Beschwerden aus dem Weg gehst oder sie gar überlistest und wie du deine Ernährung neu zusammenstellen kannst, sodass Essen endlich wieder zum Genuss wird – dauerhaft!

LEBENSMITTELALLERGIE IST NICHT GLEICH LEBENSMITTELINTOLERANZ

Magen-Darm-Beschwerden könnten sowohl auf eine Lebensmittelallergie als auch auf eine Lebensmittelintoleranz hindeuten. Im allgemeinen Sprachgebrauch werden sie nur selten voneinander getrennt. Die Symptome könnten nicht ähnlicher sein, und doch verbergen sich dahinter zwei völlig verschiedene Körperreaktionen.

LEBENSMITTELALLERGIE IST EINE FEHLREAKTION DES IMMUNSYSTEMS

Das Immunsystem nimmt bestimmte Nahrungsmittelbestandteile als Feind wahr und versucht, diese zu bekämpfen. Das sind in den meisten Fällen Proteine, beispielsweise Proteine in Milch oder Fisch. Während der Abwehr bildet unser Immunsystem Antikörper, die im Blut nachweisbar sind und die zu typischen Symptomen einer Allergie führen. Zu den Symptomen müssen nicht nur Darmbeschwerden gehören, sondern es können auch Hautreaktionen bis hin zur Atemnot sowie Versagen des Kreislaufs, im Fachjargon anaphylaktischer Schock, auftreten. Im Vergleich zu einer Nahrungsmittelunverträglichkeit kann eine Allergie lebensbedrohlich sein. Es reichen zudem schon die kleinsten Mengen von allergenen Stoffen, um eine Allergie auszulösen. Deshalb wird empfohlen, auf Nahrungsmittel, die Allergene enthalten, gänzlich – ohne Wenn und Aber – zu verzichten. Neben einem Bluttest kann auch der Prick-Test Aufschluss über die Allergie geben.

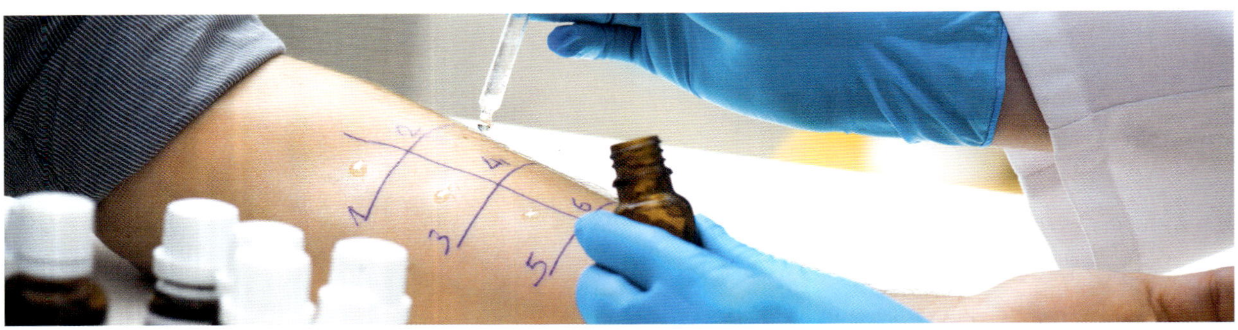

Der Prick-Test ist ein Testverfahren, das zum Nachweis von Allergien des Soforttyps genutzt wird. Während des Tests werden allergenhaltige Lösungen auf die Haut aufgetragen, um zu sehen, welche Allergene beim Betroffenen eine Reaktion auslösen. Diese führen zu Hautrötungen, Quaddelbildung oder auch Juckreiz. Zu Allergien des Soforttyps zählen beispielsweise Pollenallergie, Tierhaarallergie und Allergien auf Nahrungsmittel wie Milch, Weizen oder Nüsse.

LEBENSMITTELINTOLERANZ - GESTÖRTE STOFFWECHSEL-PROZESSE IM DARM

Bei einer Lebensmittelintoleranz ist der Körper nicht dazu in der Lage, bestimmte Bestandteile der Nahrung zu verdauen. Dies ist auf fehlende Enzyme und Transportstoffe im Darm zurückzuführen, der Verdauungsvorgang ist gestört. Die Symptome sind daher in den meisten Fällen auf den Verdauungstrakt beschränkt, haben aber im Vergleich zu einer Allergie keine lebensbedrohlichen Folgen. Eine Intoleranz ist einer Empfindlichkeit gleichzusetzen. Das bedeutet, dass die Betroffenen das entsprechende Nahrungsmittel in gewissem Ausmaß vertragen können, sie müssen jedoch nach einer Karenzphase ihre individuelle Toleranzgrenze geduldig austesten. Eine Lebensmittelintoleranz kann man mittels verschiedener Nachweisverfahren diagnostizieren, einer der bekanntesten Tests ist der Wasserstoff- beziehungsweise H2-Atemtest, mit dem man beispielsweise eine Laktose- oder Fruktoseintoleranz feststellen kann.

EIN BEISPIEL - DIE MILCH

Anhand von Milch lässt sich der Unterschied zwischen einer Nahrungsmittelintoleranz und einer Lebensmittelallergie gut verdeutlichen.

Eine Intoleranz ist nämlich in diesem Fall auf das mangelnde oder gar fehlende Enzym Laktase zurückzuführen. Ohne Laktase landet der Milchzucker unverdaut im Dickdarm und verursacht dort Beschwerden, die zu Symptomen wie beispielsweise Durchfall oder Blähungen führen können. Der Patient kann nach der Diagnose seine individuelle Toleranzgrenze testen – also ermitteln, wie viel Milch er zu sich nehmen kann, ohne dass es zu Problemen kommt – oder das Lebens-

mittel meiden. In Ausnahmefällen kann er eine synthetisch hergestellte Laktase (zum Beispiel in Form von Tabletten) einnehmen, die ihm hilft, Milch(produkte) zu verdauen.
Im Fall einer Milcheiweißallergie reagiert der Körper mit einer Abwehrreaktion des Immunsystems auf bestimmte Eiweiße der Milch. Die Antikörperbildung wird umgehend ausgelöst und kann je nach Ausprägung bis hin zum anaphylaktischen Schock führen. Nach der Diagnose mittels Bluttest sollte der Patient milcheiweißhaltige Lebensmittel strikt aus dem Ernährungsplan streichen, denn schon kleinste Mengen können Beschwerden auslösen.

URSACHEN FÜR HISTAMININTOLERANZ

Histaminintoleranz ist ein weitestgehend ungeklärtes Krankheitsbild. Die Bezeichnung „Histaminintoleranz" deutet auf die Klassifizierung einer Unverträglichkeit hin. Dennoch wird diskutiert, dass ein Mastzellaktivierungssyndrom und demnach eine Immunreaktion die Ursache sein könnte. Bei einem Mastzellaktivierungssyndrom kommt es in der Regel zu einer krankhaften Anreicherung von daueraktiven Mastzellen. Mastzellen gehören zu der Gruppe der weißen Blutzellen und sie sind die ersten Zellen des Immunsystems, die Botenstoffe (zum Beispiel Histamin) ausschütten und uns dadurch vor Bakterien, Viren oder Giften schützen. Sie kommen überall im Körper vor: auf der Haut, in Schleimhäuten und im Verdauungstrakt. Die Ursachen für das Mastzellaktivierungssyndrom können unausgewogene Ernährung, Stress oder Medikamente sein. Die Symptome können von Verdauungsbeschwerden über Gelenkprobleme bis hin zu Schlaflosigkeit reichen. Weitere wissenschaftliche Studien sind jedoch notwendig, um die Ursachen abzuklären und eine entsprechende Therapie zu entwickeln. Patienten fühlen sich mit einer histaminarmen Ernährung gut aufgehoben (mehr zur histaminarmen Ernährung findest du ab Seite 54).

Intoleranzen und Allergien im Überblick

	Intoleranzen	Allergien
Ursache	mangelndes oder fehlendes Enzym/ Transportstoff im Verdauungstrakt	Immunabwehr gegen Allergene

	Intoleranzen	Allergien
Auslöser	individuelle Mengen von bestimmten Lebensmittelgruppen, z. B. laktosehaltige Produkte	kleinste Mengen an allergenen Stoffen, z. B. Proteine in Milch oder Fisch
Symptome	Verdauungsbeschwerden, Erschöpfung, Depressionen	Verdauungsbeschwerden, Hautreaktionen, anaphylaktischer Schock
Diagnose	H2-Atemtest, Bluttest	Bluttest, Prick-Test
Therapie	entsprechende Nahrungsmittel werden im bestimmten Ausmaß vertragen; ein Ernährungstagebuch hilft, die individuelle Toleranzgrenze zu bestimmen	allergenhaltige Lebensmittel müssen vollständig aus der Ernährung gestrichen werden
Beispiel	Laktoseintoleranz	Milcheiweißallergie

WEIZENSENSITIVITÄT, WEIZENALLERGIE UND ZÖLIAKIE – WENN DAS KLEBEREIWEISS KRANK MACHT

Bauchbeschwerden, Abgeschlagenheit, allgemeines Krankheitsgefühl und Nährstoffmangel – das sind Symptome, die nach dem Weizenverzehr für Furore im Darm sorgen können. Das kann auf eine Weizensensitivität, Weizenallergie oder Zöliakie zurückzuführen sein. Die Ursache dafür ist das Klebereiweiß Gluten. Gluten kann im menschlichen Darm teilweise unverdaut durch die Zellen wandern, die Darmschleimhaut schädigen und Immunreaktionen auslösen. In Deutschland haben ungefähr 800.000 Menschen eine autoimmun gesteuerte

Glutenunverträglichkeit (Zöliakie) und deutlich mehr Menschen leiden unter einer Weizensensitivität.

GLUTEN ALS AUSLÖSER

Gluten wird auch „Kleber" oder „Klebereiweiß" genannt, da es beim Backen den Teig besonders elastisch und locker macht. Gluten kommt in vielen Getreidesorten vor und je nach Getreide setzt es sich aus unterschiedlichen Eiweißen zusammen. So sind es im Weizen hauptsächlich Gliadin und Glutenin. Die meisten Menschen verdauen Gluten unproblematisch, manche wiederum vertragen es nicht und fühlen sich nach dem Verzehr krank.

WEIZENSENSITIVITÄT

Weizensensitivität, auch „Nicht-Zöliakie-Weizensensitivität" genannt, verursacht ähnliche Symptome wie Zöliakie oder Weizenallergie. Leider gibt es aktuell keine validen Daten oder Empfehlungen für dieses Krankheitsbild, denn aus dem medizinischen Blickwinkel gibt es noch keine eindeutig geklärten Ursachen. Als Trigger stehen bestimmte Eiweiße namens Amylase-Trypsin-Inhibitoren im Mittelpunkt der Forschung, die ebenfalls im Gluten vorkommen. Sie werden gezielt hochgezüchtet, um die Insektenabwehr der Pflanze zu verbessern. Welche Reaktionen sie im Körper auslösen, ist derzeit noch unklar. Ernähren sich Patienten mit einer Weizensensitivität aber glutenfrei, klingen die Symptome schnell ab. Da es sich um eine Sensitivität handelt, reicht oft ein nur vorübergehender oder gemäßigter Verzicht.

STRENGE GLUTENFREIE KOST IST NICHT IMMER DIE LÖSUNG

Der Arzt findet keine passende Diagnose für deine Beschwerden? Zöliakie sowie Weizenallergie wurden ausgeschlossen? Patienten neigen oft dazu, auf eigene Faust Gluten zu meiden, und das, obwohl der Verdacht auf Zöliakie nicht bestätigt wurde. Eine streng glutenfreie Diät ist aber in jedem Fall zu hinterfragen. Denn glutenfreie Kost kann sich auch nachteilig auswirken und unerwartet zu unerwünschten Krämpfen und Blähungen führen, und auch die Nährstoffversorgung kann darunter leiden! Meist bringt bereits eine reduzierte gluten-, zucker- und stärkehaltige Kost den Bauch zur Ruhe. Es geht oft darum, das richtige Maß zu finden. Lass dich daher von einem qualifizierten Ernährungstherapeuten beraten!

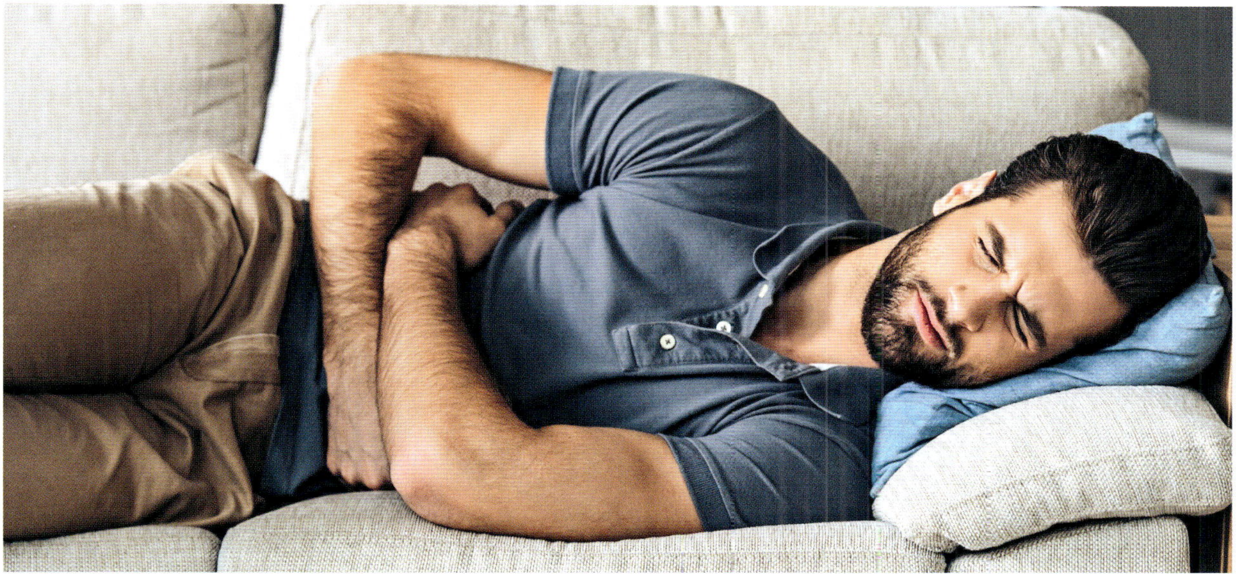

WEIZENALLERGIE

Ähnlich wie bei der Zöliakie wird auch bei der Weizenallergie eine Immunreaktion auf eigentlich harmlose Nahrungsmittelbestandteile, hier im Genaueren die Getreideeiweiße, ausgelöst. Weizenallergiker reagieren aber nicht nur auf das Gluten, sondern auch auf andere Eiweiße (zum Beispiel Albumin) im Weizen. Schätzungen zufolge sind ein bis fünf von 1.000 Menschen in Deutschland von einer Weizenallergie betroffen. Die Beschwerden können auch schon nach dem Einatmen von Mehlstaub auftreten und lösen allergietypische Symptome wie beispielsweise Juckreiz, geschwollene Schleimhäute und Magen-Darm-Beschwerden wie Übelkeit, Blähungen und Durchfall aus. Hat ein Allergologe eine Weizenallergie mittels Bluttest oder Prick-Test festgestellt, muss der Patient komplett auf Weizen und weizenhaltige Produkte verzichten. Eine strenge glutenfreie Kost ist in diesem Fall aber nicht notwendig, da andere Getreide wie Roggen, Gerste und Hafer vertragen werden.

ZÖLIAKIE

Bei einer Zöliakie (auch „Glutenunverträglichkeit“ genannt) handelt es sich um eine Autoimmunerkrankung. Mittlerweile ist dieses Krankheitsbild gut erforscht. Gluten und dessen Stoffwechselprodukte lösen im Immunsystem einen falschen Alarm aus, welcher zu einer Entzündung der Dünndarmschleimhaut führt. Eine gesunde Dünndarmschleimhaut ist wie ein Haarkamm, der mit dicht aneinandergereihten Noppen, den sogenannten Darmzotten, versehen ist, die die Oberfläche für eine ausreichende Nährstoffaufnahme vergrößern. Die Entzündung schädigt jedoch diese Darmzotten, sodass sie sich unter dem Einfluss von Gluten zurückbilden. Die Oberfläche schrumpft und somit auch die Aufnahme(fähigkeit) der Nährstoffe, Vitamine und Mineralstoffe im Blut. Zöliakie kann daher häufig neben Magen-Darm-Beschwerden auch mit Osteoporose, Arthritis, Blutarmut, Migräne oder Haarausfall, die auf den Nährstoffmangel zurückzuführen sind, einhergehen. Für Zöliakie-Betroffene ist der strikte Verzicht von glutenhaltigen Lebensmitteln unerlässlich, denn schon die kleinsten Spuren des Klebereiweißes lösen eine Reaktion aus. Ein lebenslanger Verzicht ist notwendig, da Zöliakie nicht heilbar ist. Dennoch lassen sich die Beschwerden und Folgeerkrankungen durch eine entsprechende Ernährungsumstellung erfolgreich in den Griff kriegen.

GLUTENFREIE ERNÄHRUNG

BESONDERE VORSICHT BEI FERTIGPRODUKTEN

Die Lebensmittelindustrie bedient sich der Eigenschaften des Weizens und setzt ihn zahlreichen Lebensmitteln zu, wie beispielsweise Brühen, Tomatenmark, Fertigsuppen und -saucen, Wurstwaren, konservierten Produkten und Dressings. Zöliakie-Patienten sollten daher mit Vorsicht einen genaueren Blick auf die Zutatenliste der Fertigprodukte werfen.

Merkzettel für glutenfreies Einkaufen

Die Kennzeichnung von Gluten als Allergen ist seit November 2005 auf der Verpackung Pflicht. Die Übersicht zu glutenhaltigen Getreidearten findest du in dieser Tabelle. Sollte eines dieser Bestandteile in der Zutatenliste aufgeführt sein, so ist das Lebensmittel zu meiden. Verzuckerungsprodukte aus Weizen (Glukosesirup, Dextrose und Maltodextrin) sind von dieser Kennzeichnung ausgenommen, da sie kein Gluten enthalten. Die Bezeichnung für „modifizierte Stärke" deutet auf glutenfreie Stärke hin, ebenso sind auch E-Nummern glutenfrei.

glutenhaltig	glutenfrei
Bulgur, Couscous, Einkorn, Dinkel, Emmer, Gerste (Gerstenmalz, Gerstenmalzextrakt), Grünkern, Hafer, Kamut, Roggen, Seitan, Triticale, Urkorn, Weizen (Weizenstärke, Weizeneiweiß, Weizenkleber)	Amaranth, Buchweizen, Hirse, Kichererbsen (-mehl), Polenta, Quinoa, Reis, Sojamehl, Wildreis

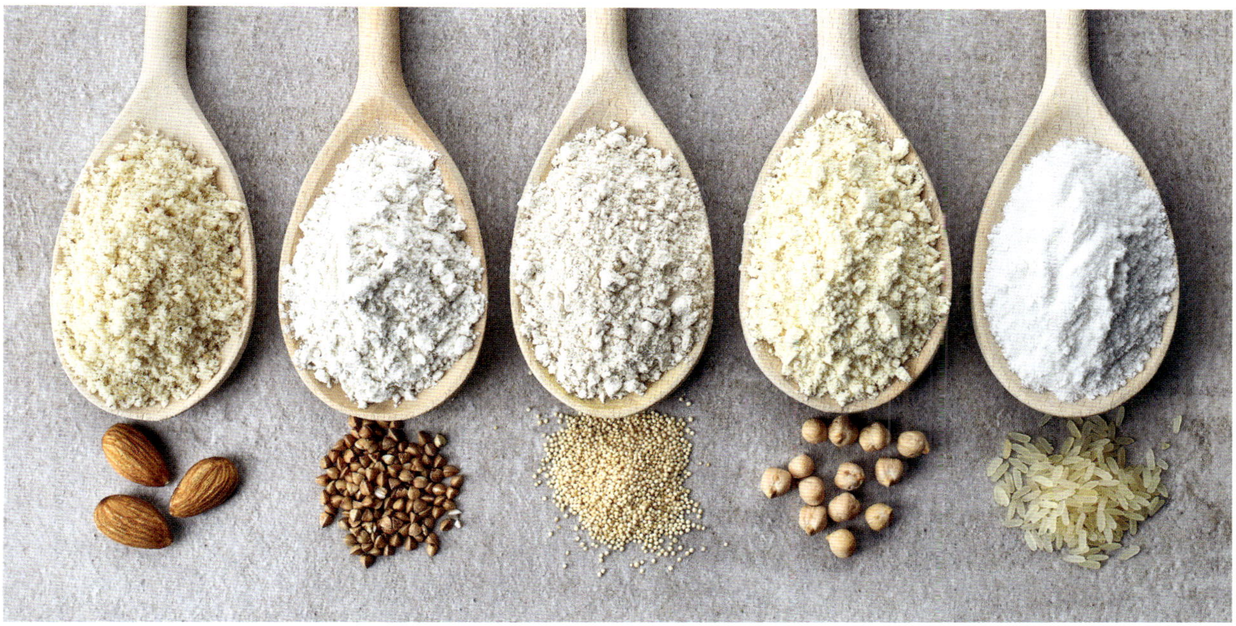

GLUTENFREIE LEBENSMITTEL IM ÜBERBLICK

Als Zöliakie-Patient solltest du stets im Hinterkopf behalten, dass bereits kleine Spuren von Gluten zu Beschwerden führen können, beispielsweise kann schon der tägliche Verzehr von 1 Gramm Weizenbrot gesundheitliche Schädigungen mit sich bringen. Außerdem empfehle ich, sich vor dem Einkaufen eine Einkaufsliste zu erstellen, das spart Zeit und unnötige Klagen.

Lebensmittelgruppe	Glutenhaltige Lebensmittel	Glutenfreie Lebensmittel	Empfehlung
Getreide/Brot und Backwaren	Bulgur, Couscous, Dinkel, Einkorn, Emmer, Gerste (Gerstenmalz, Gerstenmalzextrakt), Graupen, Grünkern, Hafer, Kamut, Kritharaki, Panko, Roggen, Urkorn, Tempuramehl, Triticale, Weizen (Weizenstärke, Weizeneiweiß, Weizenkleber)	Amaranth, Buchweizen, Hirse, Mehle aus Hülsenfrüchten (z. B. Kichererbsenmehl), nicht kontaminierter Hafer, Lupinenmehl, Mais, Mungobohnen(stärke), Nussmehle (z. B. Mandelmehl, Kokosmehl, Kastanienmehl), Polenta, Quinoa, Reis, Sojamehl, Tapioka, Traubenkernmehl, Wildreis	Bitte halte dich, wenn möglich, beim Einkaufen an das spezielle „glutenfrei"-Symbol. Dieses Symbol ist eine Sicherheitsgarantie für dich. Denn bei Getreide, Getreideerzeugnissen und Pseudogetreide ist besondere Vorsicht geraten, durch die Verarbeitung besteht ein hohes Kontaminationsrisiko mit anderen Getreidesorten. Um das Risiko zu senken, empfehle ich, nur ganze Körner zu kaufen und diese auf Fremdbestandteile zu prüfen. Das machst du am besten so, indem du die Verpackung aufmachst, die Körner auf dem Tisch ausbreitest und diese sortierst.
Milch/Milchprodukte/Käse und Käseerzeugnisse/Eier	panierter Käse/ Käseerzeugnisse	*naturbelassene Milchprodukte:* Milch, (Frucht-)Buttermilch,	Je mehr das Produkt verarbeitet ist, umso lauter sollten die Warnsignale

Lebensmittelgruppe	Glutenhaltige Lebensmittel	Glutenfreie Lebensmittel	Empfehlung
Milch/Milchprodukte/Käse und Käseerzeugnisse/Eier		(Frucht-)Dickmilch, (Frucht-)Sauermilch, (Frucht-)Molke, (Frucht-)Joghurt, (Frucht-)Kefir, Sahne, Crème fraîche, saure Sahne, Schmand, Speisequark, Hüttenkäse, Mascarpone, Kaffeesahne; *Naturkäse:* Gouda, Edamer, Emmentaler, Parmesan; Mozzarella in Salzlake, Frischkäse, Grillkäse, Schafskäse, Ziegenkäse, Schimmelkäse, geriebener Käse; frische Eier	sein. Lightprodukte, Mischerzeugnisse mit Aromen oder aromatisierte Sahne, Pudding, Mousse und Cremespeisen sollten vor dem Kauf unter die Lupe genommen werden. Werfe einen Blick auf die Zutatenliste. Bei Käse von der Theke sollte auch auf das Kontaminationsrisiko geachtet werden (z. B. freie Arbeitsfläche von Krümeln).
Obst/Gemüse	Chips, paniertes, frittiertes Gemüse; Erzeugnisse aus Gemüse, z. B. Pommes frites, Kartoffelknödel, Knabberzeug	alle frischen Obst- und Gemüsesorten; Tiefkühlprodukte und Konserven ohne Zusätze (Zutatenliste nur mit Wasser und Zucker oder Salz); Säfte ohne Zusätze	Frisches Obst und Gemüse enthalten von Natur aus kein Gluten. Besondere Vorsicht gilt bei Trockenobst, denn bei der Abfüllung werden die Förderbänder mit Mehl bestäubt, um das Zusammenkleben zu ver-

Lebensmittelgruppe	Glutenhaltige Lebensmittel	Glutenfreie Lebensmittel	Empfehlung
Obst/Gemüse			hindern. Den Hinweis findest du auf der Verpackung. Pommes können durch das Frittieren ebenfalls Spuren von Gluten enthalten, frage am besten das Personal.
Hülsenfrüchte/Nüsse, Kerne, Saaten	Erzeugnisse aus Hülsenfrüchten, Nüssen, Kernen und Saaten, z. B. Knabberzeug, Flips, Studentenfutter, Popcorn, kandierte Erzeugnisse	alle Sorten Hülsenfrüchte, unverarbeitete Nüsse, Kerne und Saaten und die daraus hergestellten Mehle, dazu gehören Erbsen, Bohnen, Linsen, Kichererbsen, Kidneybohnen, Mandeln, Walnüsse, Haselnüsse, Sonnenblumenkerne, Kürbiskerne, Sesamsamen, Leinsamen, Mohn, Chiasamen, Pinienkerne	Studentenfutter und kandierte und/oder überzogene Nüsse können Rückstände von Gluten enthalten. Werfe einen Blick auf die Verpackung. Beide können ohne Aufwand zu Hause selbst gemischt werden, so ersparst du dir Ärger und du kannst gegebenenfalls die unliebsamen Rosinen weglassen.
Fleisch/Fisch/ Fleischersatz	panierte Erzeugnisse, Seitan, Semmelwurst, Mehlwurst	Hackfleisch, alle frischen, tiefgekühlten und unverarbeiteten Fleischsorten und Fischsorten (ohne Paniermehl und Gewürze),	Für die Herstellung von Wurstwaren werden glutenhaltige Hilfsmittel (z. B. Bindemittel, Gewürze und Geschmacksverstärker)

Lebensmittelgruppe	Glutenhaltige Lebensmittel	Glutenfreie Lebensmittel	Empfehlung
Fleisch/Fisch/ Fleischersatz		im eigenen Saft und Öl eingelegte Fischkonserven, Räucherlachs, Graved Lachs, Muscheln, Scampi, Garnelen, Austern; Tofu, Seidentofu, Tempeh, Lupineneiweiß	eingesetzt. Daher sollte auch hier der Blick auf die Zutatenliste wandern. Auch gewürzte und eingelegte Fleisch-, Fisch- und Fleischalternativen-Waren können Gluten enthalten. Sushi ist bei der Zubereitung einem hohen Kontaminationsrisiko ausgesetzt, Soja und Wasabi können Gluten enthalten.
Öle/Backmittel/ Süßungsmittel	Öle und Essige mit Gewürz- und Kräutermischungen	alle reinen Öle und Essige sind von Natur aus glutenfrei (ohne Gewürze und Kräuter), Margarine, Butter, Butterschmalz, Ghee, Schmalz, Weißweinessig, Branntwein, Rotweinessig, Balsamicoessig, Aceto balsamico, Obstessig; Frischhefe, Trockenhefe, Johannisbrotkernmehl (E 410), Gelatine, Guarkernmehl (E 412),	Backtriebmittel wie Backpulver oder Hirschhornsalz und weitere Backhilfsmittel (Kuvertüre, Glasuren, Zuckerstreusel, Geleeguss, Süßstoffe wie Stevia) können Gluten enthalten, werfe daher einen Blick auf die Zutatenliste und wähle gegebenenfalls eine Alternative.

Lebensmittelgruppe	Glutenhaltige Lebensmittel	Glutenfreie Lebensmittel	Empfehlung
Öle/Backmittel/ Süßungsmittel		Pektin (E 440), Xanthan (E 415), Flohsamenschalen, Zitronat, Orangeat, Tragant (E 413), Carrageen (E 407), Agar-Agar (E 406); alle Zuckersorten und zuckerhaltige Gemische, Vanillezucker, Vanillinzucker, Gelierzucker, Traubenzucker, Milchzucker, Fruchtzucker, Invertzucker, Zuckercouleur	

LAKTOSEINTOLERANZ

Aktuellen Schätzungen zufolge verträgt nahezu jeder sechste Deutsche keinen Milchzucker (Laktose) und demnach keine Milch und Milchprodukte. Warum eine Laktoseintoleranz entsteht, ist bisher nicht eindeutig geklärt. Aus medizinischer Sicht handelt es sich um keine Allergie, sondern um eine Unverträglichkeit, die auf einen Enzymmangel zurückzuführen ist. Die Unverträglichkeit von Milch ist bereits in der Antike bekannt gewesen, es dauerte aber bis zur Mitte des 20. Jahrhunderts, bis die entsprechende Diagnostik und Therapie vorlag.

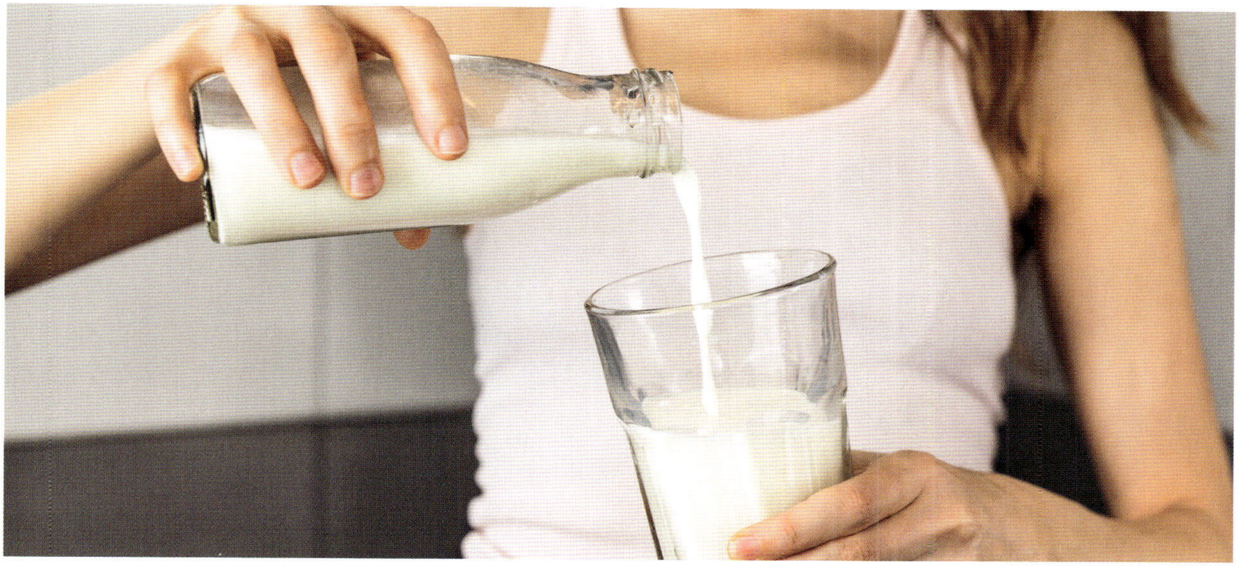

IM DÜNNDARM UNVERDAUTE LAKTOSE – BESCHWERDEN IM DICKDARM

Laktose ist die lateinische Bezeichnung für Milchzucker, der natürlicherweise in der Muttermilch sowie in allen Milchprodukten vorkommt. Der Laktosegehalt der Muttermilch ist im Durchschnitt um circa 35 Prozent höher als bei tierischer Milch, somit gilt die Muttermilch als das Lebensmittel mit dem höchsten Laktosegehalt. Laktose ist chemisch gesehen ein Zweifachzucker, der sich aus zwei Zuckerarten, nämlich dem Traubenzucker Glukose und dem Schleimzucker Galaktose, zusammensetzt. Normalerweise zerlegt das Enzym Laktase diesen Zweifachzucker im Dünndarm in seine beiden Bestandteile, wo sie aufgenommen und weiter in den Blutkreislauf transportiert werden können. Produziert der Dünndarm keine ausreichende Menge oder überhaupt keine Laktase, kann der Milchzucker nicht gespalten werden und gelangt unverdaut in den Dickdarm, wo er von den Darmbakterien in die Abbauprodukte Wasserstoff, Milchsäure, kurzkettige Fettsäuren (zum Beispiel Essigsäure), Kohlendioxid und Methan verstoffwechselt wird.

LAKTOSE BINDET WASSER – DURCHFÄLLE

Die entstehenden Gase verursachen Blähungen. Aufgrund der osmotischen Wirkung der Fettsäuren strömt vermehrt Wasser in den Dickdarm ein. Daneben fördern die sauren Abbauprodukte die Darmmotilität (Bewegung), als Folge entsteht Durchfall. Die Beschwerden einer Laktoseintoleranz können von Magen-Darm-Beschwerden über chronische Erschöpfung, Schlafmangel und Stimmungsschwankungen reichen. Bei Verdacht kann ein Atem-, Blut- oder Provokationstest Aufschluss geben.

LAKTOSEINTOLERANZ UND IHRE FOLGEBESCHWERDEN

Je früher die Intoleranz erkannt wird, desto eher kann sich der Darm beruhigen und Folgebeschwerden können vermieden werden – sie sollte also möglichst schnell behandelt werden. Auf Dauer kann eine unbehandelte Laktoseintoleranz durch die ständige Reizung des Darms zu Darmschleimhautschädigung, zu einer Veränderung der Mikrobiota und zu einer Schwächung des Immunsystems führen. Die immer wiederkehrenden chronischen Verletzungen können zudem die Allergieentstehung oder Nährstoffmangel fördern. Klingen trotz einer laktosefreien Ernährung die Beschwerden nicht ab, sollten andere Ursachen in Betracht gezogen werden.

DIE FORMEN EINER LAKTOSEINTOLERANZ

Eine Laktoseintoleranz kann auch als Folge einer Erkrankung, zum Beispiel von Zöliakie, oder als Folge der chronisch-entzündlichen Darmerkrankung Morbus Crohn entstehen. Diese Unverträglichkeit wird auch als „sekundäre Laktoseintoleranz" bezeichnet; sie kann vorübergehend oder gänzlich zur Milchzuckerunverträglichkeit führen. Neben der sekundären Form gibt es auch die primäre und die kongenitale Laktoseintoleranz. Die primäre Laktoseintoleranz entwickelt sich im Laufe des Lebens und ist auf die sinkende Menge des Enzyms Laktase zurückzuführen. Die seltener vorkommende kongenitale Laktoseintoleranz ist eine angeborene Form, sodass schon im Säuglingsalter keine Muttermilch oder tierische Milch vertragen werden.

LAKTOSEFREIE ERNÄHRUNG EINFACH IM ALLTAG UMSETZEN

Lang anhaltende Magen-Darm-Beschwerden und die damit verbundenen Folgebeschwerden können die Lebensqualität deutlich einschränken. Eine laktosefreie Ernährung ist zwar zunächst eine Umstellung, diese lässt sich jedoch gut in den Alltag einbinden. Mit den gebotenen pflanzlichen Alternativen solltest du es als eine Möglichkeit für eine abwechslungsreichere und vielseitigere Ernährung sehen. Wenn du folgende Grundlagen beherrschst, schaffst du es ohne jegliche Hindernisse:

1. Frisch kochen

Fertigprodukte wie Süßwaren, Backwaren, Instant-Erzeugnisse, Fleisch- und Wurstwaren enthalten Laktose, deshalb ist es wichtig, die Zutatenliste gründlich zu lesen. Nicht einmal Gewürzmischungen sind davon ausgeschlossen. Verwende unverarbeitete Lebensmittel und frische Kräuter.

2. Die Mischung macht's

Kleinere Mengen Milchzucker werden kombiniert mit anderen Lebensmitteln gut vertragen, denn die Mischung belastet die Verdauung weniger als isolierte Milchprodukte. Aber auch hier gilt: Die individuelle Verträglichkeit muss getestet werden. Ist der Darm beispielsweise noch nicht vollständig zur Ruhe gebracht oder wenn du noch nicht so lange beschwerdefrei bist, dann können auch kleine Mengen Laktose Probleme auslösen.

3. Nahezu laktosefreie Milchprodukte

Einige Käsesorten sind auch ohne den Spurenhinweis laktosefrei. Dabei gilt: Je länger der Käse gereift ist, desto weniger Laktose enthält er. Dazu gehören Sorten wie Gouda, Cheddar, Bergkäse oder Parmesan. Sauermilchkäse (zum Beispiel Korbkäse, Handkäse) wird während der Herstellung Molke entzogen, die Laktose enthält. Es lohnt sich daher, einen Blick auf die Zutaten zu werfen. Auch Sauermilchprodukte wie Joghurt werden in der Regel vertragen, denn die Joghurtbakterien bauen den Milchzucker ab. Je näher das Produkt am Ablaufdatum ist, umso sicherer kannst du sein, dass es nahezu laktosefrei ist.

4. Laktasepräparate nur in Ausnahmefällen

Ob beim Restaurantbesuch oder gemütlichen Abend bei Freunden, manchmal geht es eben nicht anders, als zu Laktasepräparaten zu greifen. Laktasemittel machen es möglich, laktosehaltige Mahlzeiten besser zu vertragen. Allerdings ist die Dosierung nicht immer einfach, denn man weiß nie genau, wie viel Laktose man eingenommen hat und wie viel von dem Präparat notwendig ist, um die Laktose mithilfe des künstlichen Enzyms verdauen zu können, ohne Probleme zu bekommen. Zudem sind die Laktasemittel Fremdstoffe, die in Regulationsprozesse des Körpers eingreifen, daher sollten sie nur in Ausnahmefällen eingenommen werden.

5. Auf die Aufnahme kalziumreicher und Vitamin-D_3-reicher Lebensmittel achten
Solange du auf eine abwechslungsreiche Ernährung mit frischen Lebensmitteln achtest und diese auch entsprechend schonend zubereitest, drohen keine Mangelerscheinungen. Zusätzlich solltest du darauf achten, regelmäßig kalziumreiche und Vitamin-D-reiche Lebensmittel zu dir zu nehmen. Dazu gehören beispielsweise Nüsse, Gemüse, Sojaprodukte und Fisch. Schon zwei Teelöffel schwarzer Sesam können bereits die täglich empfohlene Menge an Kalzium decken.
Eine Supplementierung ist unmittelbar nach der Diagnose empfehlenswert, insbesondere im Kindesalter.

Jeder Betroffene sollte anfänglich eine streng laktosefreie Diät durchführen, damit sich der Darm beruhigen kann und die Beschwerden abklingen. Dies dauert je nach Ausprägung zwei bis vier Wochen. Im Anschluss sollte die individuelle Toleranzgrenze getestet werden. So können nach und nach verschiedene Mengen laktosearmer Lebensmittel getestet werden. Werden diese vertragen, können auch kleinere Mengen laktosereicher Lebensmittel ausprobiert werden.

MERKZETTEL FÜRS EINKAUFEN

Die wichtigste Regel bei Intoleranzen ist, immer auf die Zutatenliste der Fertigprodukte zu schauen, so auch bei einer Laktoseintoleranz. Die Lebensmittelindustrie setzt Laktose aufgrund ihrer technologischen Eigenschaften als Bräunungsmittel, Stabilisator oder als Trägersubstanz ein. Für Laktose werden dabei verschiedene Begriffe verwendet.

Bedenklich sind vor allem Lebensmittel mit diesen Bezeichnungen: Laktose, Milchzucker, Milch, Milchpulver, Vollmilch, Vollmilchpulver, Magermilch, Magermilchpulver, Molke, Molkenpulver, Süßmolke, Süßmolkenpulver, Sauermolke, Sauermolkenpulver, Molkenerzeugnisse, entrahmte Milch, Rahm, Sahne, Sahnepulver, saure Sahne, Butter, Laktosemonohydrat, Zuckerstoffe, Käse, Käsezubereitungen.

Folgende Bezeichnungen sind unbedenklich:
Milcheiweiß, Milchsäure, Milchsäurebakterien, Laktat, Verdickungsmittel, Backmittel, Bindemittel, milchsauer vergorene Lebensmittel.

Wer neben einer Laktoseintoleranz auch an Zöliakie leidet, sollte einen Blick auf die Zutatenliste bei glutenfreien Mehlsorten werfen. Denn häufig wird Laktose zur Verbesserung der Backtriebfähigkeit verwendet!

ÜBERBLICK LAKTOSEHALTIGER UND LAKTOSEFREIER MILCHPRODUKTE

Als laktosefrei gelten Lebensmittel, die weniger als 0,1 Gramm Laktose pro 100 Gramm enthalten. Die Verträglichkeit von laktosearmen Lebensmitteln sollte individuell getestet werden.

Laktosereiche Lebensmittel	Laktosearme Lebensmittel	Laktosefreie Lebensmittel/ Alternativen
Buttermilch, Desserts (z. B. Pudding), Eiscreme, Frischkäse, Hüttenkäse, Kaffeesahne, Kefir, Kondensmilch, Milch (Kuh-, Ziegen-, Schafs-), Mascarpone, Molke, Muttermilch, Quark, Sahne, Säuglingsnahrung, Schmelzkäse	Butter, Camembert, Feta, Mozzarella, Ricotta, Sauermilchprodukte (Joghurt, Käse), reifer Schnittkäse	Margarine, Mandeldrink, Kokosdrink, Sojadrink, Haferdrink, Reisdrink, Cashewdrink, Kokosjoghurt, Brie, Cheddar, Edamer, Gorgonzola, Gouda, Parmesan, Roquefort, Schokolade mit hohem Kakaoanteil, Sojajoghurt, Sojapudding, Sojasahne

Laktose wird auch häufig in Arzneimitteln als Hilfsstoff eingesetzt. Die Menge ist jedoch in den meisten Fällen so gering, dass sie in der Regel gut vertragen werden.

FRUKTOSEMALABSORPTION – AUCH OBST KANN ZU BAUCHKLAGEN FÜHREN

Die Symptome der Fruktoseunverträglichkeit ähneln oft denen des Reizdarms, deshalb wird in manchen Fällen eine falsche Diagnose gestellt. Die Fruktoseunverträglichkeit wird im Fachjargon als „Fruktosemalabsorption" bezeichnet und damit als einzige namentlich von Intoleranzen abgegrenzt. Der Name deutet darauf hin, dass Fruktose nicht in ausreichenden Mengen über den Dünndarm ins Blut abtransportiert werden kann. Nach dem Genuss von Früchten, aber auch Fruchtsäften, Schorlen oder bestimmten Gemüsesorten kann es zu typischen Magen-Darm-Beschwerden wie Blähungen, Bauchschmerzen oder Aufstoßen kommen.

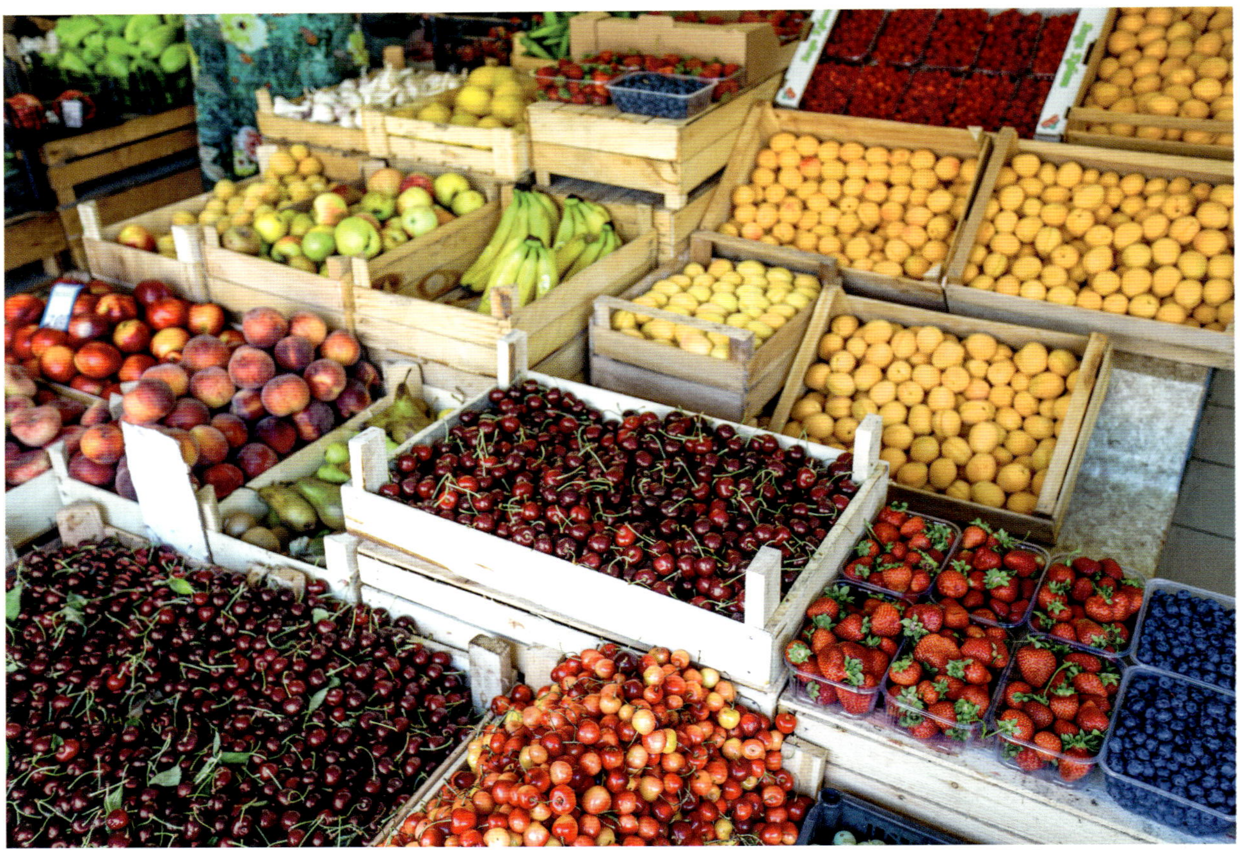

AUSLÖSER: VERRINGERTE TRANSPORTKAPAZITÄT VON GLUT-5-GLUKOSE-TRANSPORTERN

Generell ist Fruktose auf die Hilfe eines Transportsystems angewiesen, nur so kann sie durch die Darmzellen ins Blut gelangen. Funktioniert der Abtransport nicht richtig, werden die typischen Symptome ausgelöst. Diese Transportproteine werden als „GLUT-5-Transporter" bezeichnet. Bei der Fruktosemalabsorption sind sie entweder nicht in ausreichender Menge vorhanden oder weniger leistungsfähig. Die Fruktose kann damit nur eingeschränkt aufgenommen werden und gelangt in den Dickdarm, wo sie von den Darmbakterien vergärt wird.

BLÄHUNGEN AUFGRUND ÜBERSCHÜSSIGER FRUKTOSE

Durch die Vergärung entstehen verschiedene Stoffe wie Kohlenstoffdioxid, Wasserstoff, Methan und kurzkettige Fettsäuren (zum Beispiel Buttersäure). Die Gase Kohlenstoffdioxid und Methan verursachen Blähungen und Schmerzen im Unterbauch. Der Wasserstoff wird wiederum über die Lunge ausgeatmet und kann als Nachweis der Fruktosemalabsorption mittels eines H2-Atemtests dienen. Die entstandenen Fettsäuren können weichen Stuhl oder Durchfälle triggern. Übelkeit, Appetitlosigkeit und Krämpfe sind weitere Symptome der Fruktoseintoleranz.

FRUKTOSEMALABSORPTION – URSACHE ODER FOLGE?

Man unterscheidet zwei Formen von Fruktosemalabsorption. Die primäre oder auch isolierte Fruktosemalabsorption, die sich im Laufe des Lebens entwickeln oder gar angeboren sein kann, und die sekundäre Fruktosemalabsorption, die eine Folge anderer gesundheitlicher Störungen sein kann. Das GLUT-5-Transportsystem kann nämlich auch durch verschiedene Gesundheitsstörungen verändert sein, wie zum Beispiel aufgrund von Adipositas, Diabetes oder Bluthochdruck. Auch ist es nicht selten, dass Betroffene von einer Laktose- oder Histaminunverträglichkeit auch an Fruktoseunverträglichkeit leiden. Menschen mit Zöliakie oder den chronisch-entzündlichen Darmerkrankungen Morbus Crohn und Colitis ulcerosa können aufgrund der Schleimhautschädigung ebenfalls eine sekundäre Fruktoseunverträglichkeit entwickeln. Wird die Grunderkrankung jedoch erfolgreich behandelt, verschwindet in der Regel auch die Fruktosemalabsorption. Ob angeboren oder als Folge, die konsequente Behandlung der Fruktosemalabsorption hilft, den Darm zu beruhigen und Folgebeschwerden sowie gegebenenfalls auch eine bakterielle Fehlbesiedlung zu vermeiden.

HEREDITÄRE FRUKTOSEINTOLERANZ

Die hereditäre Fruktoseintoleranz ist eine seltene erbliche Stoffwechselerkrankung, die bereits im frühen Kindesalter diagnostiziert wird. Bei dieser Form der Fruktoseintoleranz müssen neben Fruktose auch alle Zweifachzucker, die als molekularen Bestandteil Fruktose enthalten, strikt gemieden werden. Selbst kleinste aufgenommene Mengen können lebensbedrohliche Folgen haben, weshalb den Patienten eine spezielle lebenslange Diät verordnet wird. Die im Buch enthaltenen Rezepte und Tipps beziehen sich nicht auf die hereditäre Fruktoseintoleranz.

DIE TOLERANZGRENZE INDIVIDUELL TESTEN

Eine erhöhte Aufnahme von Fruktose (circa 35 bis 50 Gramm Fruktose pro Stunde) kann auch bei Gesunden zu Beschwerden führen, denn die Absorption von Fruchtzucker ist generell begrenzt. Aus medizinischer Sicht spricht man von einer Fruktosemalabsorption, wenn der Dünndarm weniger als 25 Gramm Fruktose pro Stunde aufnehmen kann. 25 Gramm Fruktose entsprechen beispielsweise 400 Milliliter Apfelsaft. Wie in den meisten Fällen bei Intoleranzen lässt sich auch hier keine pauschale Aussage zur Verträglichkeitsgrenze treffen. Diese hängt von der Ausprägung der Fruktoseintoleranz, der vorhandenen Fruktosemenge und/oder der Leistungsfähigkeit der Transporter ab. So kann ein Betroffener beispielsweise eine kleine Portion Tomaten problemlos vertragen, während ein anderer bereits bei der kleinsten Menge über Beschwerden klagt. Daher gilt es auch hier, die individuelle Toleranzgrenze zu testen. Dabei helfen dir mein Ernährungstagebuch und die Lebensmitteltabelle mit den aufgeführten Fruktose- und Glukosegehalten (siehe Seite 51-55). Zusätzlich ist auch der Fruktose-Glukose-Quotient aufgelistet, anhand dessen sich die Verträglichkeit gut einschätzen lässt. Je kleiner der Quotient ist, desto verträglicher ist das Lebensmittel.

LEBENSMITTEL CLEVER KOMBINIEREN UND BESCHWERDEN UMGEHEN

Die Verträglichkeit hängt auch davon ab, mit welchen anderen Lebensmitteln du die fruktosehaltigen Lebensmittel kombinierst. Glukose und Galaktose können beispielsweise die Aufnahme von Fruktose erhöhen, wohingegen der Zuckeralkohol Sorbit die Aufnahme hemmt. Die Gabe von Traubenzucker kann demnach ein ungünstiges Glukose-Fruktose-Verhältnis zum Positiven hin verschieben und damit die individuelle Verträglichkeit steigern. Man sollte es jedoch nicht mit Traubenzucker übertreiben, denn es handelt sich hier ausschließlich um leere Kalorien ohne zusätzliche Nährstoffe wie Vitamine oder Spurenelemente.

Sportler empfehlen Apfelsaft oder eine Banane vor dem Training, um die Energie für die bevorstehende körperliche Belastung zu erhöhen. Doch die Verträglichkeit von Fruktose während und nach dem Training ist bei einer Fruktoseintoleranz vorübergehend herabgesetzt. Daher ist es ratsam, Fruktose vor und nach dem Sport grundsätzlich zu meiden.

FRUKTOSEARM ERNÄHREN – DER DREI-STUFEN-PLAN

Um die individuelle Verträglichkeit von Fruktose zu testen, sollten drei Stufen befolgt werden: Karenzphase, Testphase und der dauerhafte, langfristige Ernährungsplan.

Erste Stufe: Karenz

Während der Restriktion sollte der Fruchtzucker konsequent weggelassen werden, damit sich der gestresste Darm regenerieren kann. Je weniger Fruchtzucker aufgenommen wird, desto weniger wird der Darm gereizt. Dabei gilt: Je Kilogramm Körpergewicht wird eine maximale Menge von 0,04 Gramm Fruktose empfohlen. Das würde bei einem 70 Kilogramm schweren Menschen eine maximale Fruktosebelastung von 2,8 Gramm am Tag bedeuten. Das Weglassen der Fruktose sollte so lange eingehalten werden, bis der Darm sich vollständig beruhigt, in der Regel dauert das zwei bis vier Wochen. Es kann sein, dass Menschen mit Fruktosemalabsorption vorübergehend keinen Milchzucker vertragen, weshalb dieser auch in der nachfolgenden Auflistung aufgeführt wird.

Und so meidest du Fruktose:

1. Fertigprodukte und Lebensmittel mit Fruktose, Fruktose-Glukose-Sirup und Stärkesirup mit mehr als 50 Prozent Fruktose: Lies insbesondere die Zutatenlisten von Fertigprodukten wie Gemüsebrühen, Senf und weiteren Würzmitteln.

2. Süßungsmittel: Rohrzucker, Rübenzucker, Honig, Ahornsirup, Rübensirup, Dicksäfte, Invertzucker, kristalline Fruktose.

3. Obst, Trockenobst und Produkte aus Obst wie Kompott, Mus, Konfitüre, Gelee, Smoothies, Säfte, Schorlen.

4. Gemüsesorten mit hohem Fruktoseanteil (siehe die Tabelle ab Seite 51).

5. Inulinreiche Lebensmittel: manche Joghurtsorten (immer Zutatenverzeichnis beachten!), Zwiebeln, Knoblauch, Lauch, Chicorée, Topinambur, Pastinaken, Spargel.

6. Zuckeralkohole: Mannit, Xylit, Maltit, Isomalt, Laktit, Sorbit.

7. Laktosehaltige Lebensmittel: Milch und Milchprodukte.

Zweite Stufe: Testphase

Nachdem sich die Verdauung beruhigt hat, folgt nun die anspruchsvolle, aktive Testphase. Hier wird die Fruktosezufuhr langsam gesteigert, um herauszufinden, welche Fruktosemengen beschwerdefrei vertragen werden. Diese Phase dauert in der Regel sechs bis acht Wochen. An folgenden Grundpfeilern solltest du dich weiterhin halten:

1. Meide weiterhin Fertigprodukte mit den Zutaten Fruktose und Fruktose-Glukose-Sirup, kristalline Fruktose und Sorbit. Achte auf die Zutatenlisten der Fertigprodukte.

2. Iss täglich zwei Portionen Obst über den Tag verteilt, am besten nie auf leeren Magen. Kombiniere diese mit einem fetthaltigen Lebensmittel wie beispielsweise Kokosjoghurt oder Quark. Auch die Konsistenz ist für die Verträglichkeit ausschlaggebend, denn püriertes Obst und Gemüse haben eine kürzere Verweildauer im Magen als ganze Stücke und können daher zu Beschwerden führen.

3. Nimm anfangs Obst mit maximal 2,5 Gramm Fruktose pro Portion und einem günstigen Glukose-Fruktose-Verhältnis. Wie viel Fruktose in deinem Obst enthalten ist, kannst du der Tabelle auf Seite 51f. entnehmen. Nach diesem Test können auch fruktosereiche Obstsorten in kleinen Mengen (halbe Teetasse) verzehrt werden.

4. Wenn du merkst, dass du die fruktosereiche Obstsorten nicht verträgst, teste den Zusatz von reiner Glukose (Traubenzucker), um das Fruktose-Glukose-Verhältnis zum Positiven hin zu verschieben. Füge so viel Glukose hinzu, bis das Verhältnis zur Fruktose von 1 : 1 erreicht ist. Auch hier hilft dir die Auflistung ab Seite 51.

5. Teste die verträglichen Mengen an Süßungsmitteln wie zum Beispiel Ahornsirup, Kandiszucker, Rohrzucker, Vanillezucker und Vanillinzucker. Verwende Süßungsmittel allerdings immer mit Bedacht, denn meist sind es leere Kalorien ohne wertvolle Nährstoffe.

6. Verwende zu Beginn der Einführung von Fruktose laktosefreie Milchprodukte. Nachdem du die zwei Portionen ausgetestet hast und dir sicher bist, dass du sie auch gut verträgst, kannst du langsam wieder auf laktosehaltige Lebensmittel umsteigen.

7. Jetzt kannst du dich an Lebensmittel herantrauen, die du früher nicht vertragen hast. Teste sie in kleinen Mengen, wie zum Beispiel 50 Milliliter Fruchtsaft, verdünnt mit 200 Milliliter Wasser.

Führe insbesondere während der Testphase ein Ernährungstagebuch und gehe dabei ganz systematisch vor. Fange mit kleinen Mengen an und steigere diese langsam. Schreibe die Art des Lebensmittels, die Mengen sowie dein Empfinden auf. Notiere sowohl unverträgliche als auch verträgliche Lebensmittel. Nur so wirst du deine individuelle Lebensmittelliste finden.

Dritte Stufe: Der langfristige Ernährungsplan

Wenn du genügend Erfahrungen gesammelt und ein Grundgefühl entwickelt hast, welches Maß für dich verträglich ist, kannst du diese Lebensmittel regelmäßig in deinen Ernährungsplan aufnehmen. Damit stellst du sicher, dass du trotz der Fruktosemalabsorption genügend Gemüse und

Obst aufnimmst und somit eine ausreichende Nährstoffversorgung sicherstellst. Allerdings sollte hier weiterhin das Austesten im Mittelpunkt stehen. Traue dich ruhig, die zuvor nicht vertragenen Lebensmittel immer wieder auf den Prüfstand zu stellen, um deine Toleranzgrenze auf ein Maximum auszuweiten. Auch sollten regelmäßig Nährstoffe wie zum Beispiel Folsäure, Zink, Kalzium oder Vitamin D_3 gemessen werden.

DAS LEBEN RICHTIG VERSÜSSEN – EINFACHE KNIFFE FÜR DEN ALLTAG

1. Süße und reife Obstsorten enthalten entsprechend viel Fruktose. Greife daher bevorzugt zu sauren oder unreifen Sorten. Beispielsweise enthalten grüne Bananen weniger Fruchtzucker als reife und sind für gewöhnlich verträglicher.

2. Iss grundsätzlich kleine Portionen Obst verteilt über den Tag. Ein Smoothie am Morgen wäre also nicht die richtige Wahl für dich.

3. Obst als Nachspeise direkt nach einer Mahlzeit ist verträglicher als auf leeren Magen. Durch die fett- und eiweißreiche Mahlzeit wird die Passagezeit im Dünndarm verlängert.

4. Die Zugabe von Traubenzucker zu Obst erhöht die Verträglichkeit von Fruktose. Es sollte aber die Ausnahme (Restaurant, Dienstreise) bleiben, denn Traubenzucker enthält nur leere Kalorien ohne weitere Nährstoffe.

5. Meide Trockenobst und Fertigprodukte aus dem Supermarkt (wie Saft, Schorlen), denn sie enthalten viel Fruktose und Zuckeralkohole. Werfe zuerst einen Blick auf die Zutatenliste!

6. Bevorzuge zum Süßen von Speisen grundsätzlich Glukose, Reissirup, Dinkelsirup oder Stevia. Die meisten Rezepte im Buch wurden mit Reissirup kreiert, der Reissirup lässt sich aber auch je nach Geschmack ersetzen.

LEBENSMITTELLISTE: EINSCHÄTZUNG FRUKTOSEHALTIGER LEBENSMITTEL

Während der Karenzphase ist es empfehlenswert, die Fruktose strikt wegzulassen. Dabei gilt eine maximale Aufnahme von 0,04 Gramm Fruktose je Kilo Körpergewicht am Tag. In der Testphase kann die individuelle Verträglichkeit der fruktosehaltigen Lebensmittel getestet werden, die Toleranzgrenzen sind je nach Ausprägung unterschiedlich.

In der folgenden Tabelle sind Fruktose- und Glukosegehalte aufgeführt. Liegt ein Verhältnis von < 1 vor, bedeutet es, dass weniger Fruktose im Lebensmittel enthalten und somit verträglicher ist. Merke, dass eine dauerhaft strenge fruktosearme Diät kontraproduktiv ist, denn das kann zusätzlich zu einer Verarmung von GLUT-5-Transportern führen.

Obst (je 100 g)	Fruktose in g	Glukose in g	Fruktose : Glukose
Ananas	2,44	2,13	1,15
Apfel	5,74	2,04	2,82
Aprikose	0,87	1,73	0,50
Banane	3,64	3,79	0,96
Birne	6,75	1,67	4,04
Brombeere	1,35	1,28	1,05
Dattel	31,33	33,61	0,93
Erdbeere	2,28	2,16	1,06
Feige	5,51	6,99	0,79
Grapefruit	2,10	2,38	0,88
Granatapfel	7,37	9,05	0,81
Hagebutte	8,69	8,70	1,00
Heidelbeere	4,07	3,00	1,36
Himbeere	2,04	1,77	1,15
Honigmelone	0,56	0,68	0,82
Johannisbeere, rot	3,80	3,07	1,24

Obst (je 100 g)	Fruktose in g	Glukose in g	Fruktose : Glukose
Johannisbeere, schwarz	5,18	3,96	1,31
Johannisbeere, weiß	4,13	4,27	0,97
Kaki	8,00	7,04	1,14
Kirsche, sauer	4,77	5,76	0,83
Kirsche, süß	6,16	6,94	0,89
Kiwi	4,41	4,71	0,94
Limette	0,80	0,80	1,00
Litschi	3,40	5,10	0,67
Mandarine	1,30	1,70	0,76
Mango	2,73	0,64	4,27
Maulbeere	4,30	3,79	1,13
Mirabelle	4,30	5,10	0,84
Nektarine	1,79	1,79	1,00
Orange	2,87	2,53	1,13
Papaya	0,34	1,03	0,33
Maracuja	3,97	5,13	0,77
Pfirsich	1,24	1,04	1,19
Pflaume	2,02	3,38	0,60
Physalis	4,66	4,66	1,00
Preiselbeere	3,34	3,46	0,97
Quitte	4,29	2,67	1,61
Sanddorn	2,22	2,53	0,88
Stachelbeere	4,01	3,63	1,10
Wassermelone	2,90	2,90	1,00
Weinbeere	7,63	7,33	1,04
Zitrone	3,45	3,58	0,96

Gemüse (je 100 g)	Fruktose in g	Glukose in g	Fruktose : Glukose
Aubergine	1,12	1,12	1,00
Avocado	0,02	0,06	0,33
Blumenkohl	0,91	1,01	0,90
Brokkoli	0,90	1,00	0,90
Champignons	0,03	0,07	0,43
Chicorée	0,73	1,38	0,53
Fenchel	1,14	1,34	0,85
Fleischtomate	1,30	1,11	1,17
Grünkohl	0,99	0,81	1,22
Gurke	0,88	0,79	1,11
Kartoffel	0,15	0,22	0,68
Kichererbsen	0,19	0,19	1,00
Knollensellerie	0,09	0,05	1,80
Kürbis	1,56	1,33	1,17
Mangold	0,64	1,54	0,42
Möhren	1,32	1,63	0,81
Pak Choi	0,43	0,42	1,02
Paprika, gelb	2,17	2,65	0,82
Paprika, rot	3,74	2,34	1,60
Paprika, grün	1,19	1,46	0,82
Pastinake	0,12	0,15	0,80
Porree (Lauch)	1,16	0,90	1,23
Radieschen	0,64	1,38	0,46
Rote Bete	0,34	0,34	1,00
Shiitakepilze	0,62	1,48	0,42
Spinat	0,11	0,14	0,79
Süßkartoffel	0,36	1,08	0,33

Gemüse (je 100 g)	Fruktose in g	Glukose in g	Fruktose : Glukose
Tomate	1,30	1,12	1,16
Zucchini	0,70	0,60	1,17
Zuckermais	0,16	0,47	0,34

Getränke (je 100 ml)	Fruktose in g	Glukose in g	Fruktose : Glukose
Apfelsaft	6,40	2,40	2,67
Orangensaft	2,47	2,61	0,95
Rote-Bete-Saft	0,28	0,28	1,00
Möhrensaft	1,10	1,36	0,81
Tomatensaft	1,05	0,89	1,18
Traubensaft	6,95	6,68	1,04
Rotwein	0,25	0,31	0,81
Weißwein	0,41	0,38	1,08

HISTAMININTOLERANZ – DER SONDERLING UNTER DEN NAHRUNGSMITTELINTOLERANZEN

Die Histaminintoleranz nimmt unter den Nahrungsmittelunverträglichkeiten eine Sonderstellung ein. Aufgrund eines Ungleichgewichtes im Histaminstoffwechsel bringt sie eine breite Palette an Beschwerden mit sich, die von Verdauungsproblemen bis hin zur Anaphylaxie – eine akute, schockartige allergische Reaktion – reichen, die normalerweise bei Allergien auftritt. Die Histaminintoleranz wird in der Literatur als „nahrungsmittelinduzierte Histaminose" bezeichnet und wird unter anderem als Pseudoallergie eingestuft.

HISTAMIN – EIN BIOGENES AMIN MIT VIELSEITIGEN FUNKTIONEN

Histamin zählt zu der Gruppe der sogenannten biogenen Amine und kommt natürlicherweise in nahezu allen Lebensmitteln vor. Die biogenen Amine sind Stoffwechselprodukte, die beim Um- und Abbau von Eiweißen entstehen. So können sie sich bei der Lagerung, Reifung und Zubereitung von Lebensmitteln bilden. Histamin ist zudem eine körpereigene Substanz, die im Körper verschiedene Funktionen als Gewebshormon und Neurotransmitter übernimmt. Histamin wird nicht nur während einer allergischen Reaktion aus den Mastzellen freigesetzt, es beeinflusst auch die Magensaftbildung, den Schlaf-wach-Rhythmus, das Hunger- und das Durstgefühl, den Blutdruck und die Körpertemperatur. Gerade deshalb kann ein gestörter Histaminabbau letztlich zu vielseitigen Beschwerden führen.

Symptome der Histaminintoleranz

Betroffenes Organ	Symptome
Verdauungstrakt	Durchfall, Bauchkrämpfe, Blähungen
Nervensystem	Kopfschmerzen, Übelkeit, Erbrechen
Herz-Kreislauf-System	Niedriger Blutdruck, Schwindel, Herzrhythmusstörung, Anaphylaxie
Haut	Juckreiz, Nesselsucht, Rötungen, Ekzeme
Sonstige	Starke Menstruationsbeschwerden, Atembeschwerden

URSACHEN FÜR HISTAMININTOLERANZ

Die Ursachen der Entstehung einer Histaminintoleranz sind zurzeit nicht eindeutig zu beantworten. Analog zur Fruktose- oder Laktoseintoleranz nimmt man an, dass sowohl primäre als auch sekundäre Formen auftreten können. Bei der primären Histaminintoleranz wird vermutet, dass der Auslöser für die Veränderung des Gens auf das histaminabbauende Enzym Diaminoxidase zurückzuführen sei. Diese Genmutation führt zur verminderten Aktivität des Enzyms und folglich zur Ansammlung des Histamins im Körper. Auch gerät das Enzym Histamin-N-Methyltransferase als Auslöser immer mehr ins Blickfeld, denn dieses spielt im Histaminstoffwechsel ebenfalls eine Rolle. Aktuell wird außerdem diskutiert, ob ein Mastzellaktivierungssyndrom und demnach eine Immunreaktion die Ursache sein könnte. Bei einem Mastzellaktivierungssyndrom kommt es in der Regel zu einer Anreicherung von daueraktiven Mastzellen, die Histamin ausschütten. Die sekundäre Histaminintoleranz kann aufgrund der Entzündungsaktivität im Darm auch als Folge einer Erkrankung (zum Beispiel Morbus Crohn) entstehen und somit den Aktivitätsverlust des Enzyms auslösen.

PSEUDOALLERGISCHE REAKTION UND HISTAMINLIBERATOREN

Wie oben erwähnt, wird die Histaminintoleranz auch als Pseudoallergie eingestuft. Bei einer Pseudoallergie handelt es sich um eine Unverträglichkeitsreaktion auf einen Stoff, bei der die Ausschüttung von Histamin aus Mastzellen getriggert wird. Im Vergleich zu einer Allergie ist es jedoch keine IgE-vermittelte Reaktion, sprich eine Sofortreaktion auf Allergene (wie bei Heuschnupfen oder Haustierallergie), sodass keine Antigen-Antikörper-Reaktion stattfindet. Die Beschwerden wiederum gleichen denen einer Allergie. Insbesondere Geschmacksverstärker, Konservierungsstoffe und künstliche Antioxidantien (zum Beispiel Propylgallat) können pseudoallergische Reaktionen hervorrufen. Diese und auch die sogenannten Histaminliberatoren sollten während der Karenzphase gemieden werden. Histaminliberatoren sind Substanzen, die ebenfalls eine Pseudoallergie hervorrufen und zur Ausschüttung von Histamin aus den Mastzellen führen. Hierzu gehören nicht nur Lebensmittel (zum Beispiel Zitrusfrüchte, Schokolade), sondern auch Arzneimittel mit den Wirkstoffen Diclofenac, Naproxen oder Acetylsalicylsäure. In der Lebensmitteltabelle sind Histaminliberatoren bereits mit einbezogen. Die Einnahme oder Absetzung von Medikamenten sollte immer mit dem behandelnden Arzt besprochen werden.

MERKZETTEL FÜRS EINKAUFEN

Meide während der Karenzphase grundsätzlich stark verarbeitete Lebensmittel, die Geschmacksverstärker, Konservierungsstoffe, künstliche Azofarbstoffe und Antioxidantien enthalten. Sie können Pseudoallergien auslösen. Auf den Verpackungen werden sie mit E-Nummern deklariert.

Geschmacksverstärker: Glutamat (E 620–E 625)
Konservierungsstoffe: Sorbinsäure, Sorbate (E 200–E 203), Benzoesäure (E 210–E 213), Benzoate, Para-Hydroxybenzoesäureester (E 214–E 219), Schwefeldioxid (E 220–E 228), Sulfite, Nitrite, Nitrate (E 249–E 252),
künstliche Azofarbstoffe: Tartrazin (E 102), Gelborange (E 110), Azorubin (E 122), Allurarot (E 129), Brillantschwarz (E 151).
Antioxidantien: Gallate (E 310–E 312), Butylhydroxyanisol (E 320), Butylhydroxytoluol (E 321)

DIAGNOSEMÖGLICHKEITEN FÜR HISTAMININTOLERANZ

Grundsätzlich gibt es verschiedene Diagnostiktools, die einen Aufschluss geben können. Es ist immer ratsam, ein Symptomtagebuch zu führen und dieses beim Arzt vorzulegen. Das kann neben einer ausführlichen Anamnese die Diagnose erleichtern. Zu den diagnostischen Verfahren zählen Ernährungsanamnese, die Bestimmung der Diaminoxidaseaktivität, die Bestimmung des Methylhistamins im Urin und ein histaminspezifischer Prick-Test. Allerdings kann die Bestimmung des Enzyms Diaminoxidase zu verfälschten Ergebnissen führen und sollte daher nicht allein zur Diagnose hergezogen werden. Der Goldstandard für die Diagnostik stellt eine Eliminationsdiät (= Ausschlussdiät) mit anschließendem Provokationstest dar. Sprich: Nachdem bestimmte Lebensmittel aus dem Speiseplan weggelassen wurden, folgt eine Phase, in der verdächtige Lebensmittel wieder eingeführt werden und jeweils eine Reaktion darauf provoziert wird. Dieser Provokationstest sollte ärztlich begleitet werden, denn im Vergleich zu anderen Nahrungsmittelintoleranzen kann die Histaminintoleranz lebensbedrohliche Folgen (zum Beispiel Anaphylaxie) haben.

IN ZEHN SCHRITTEN ZUR HISTAMINARMEN ERNÄHRUNG

Studien belegen, dass eine konsequente histaminarme Diät zur Senkung der Beschwerden und zum Anstieg der Diaminoxidasekonzentration führt. Allerdings wird empfohlen, einen weiter gefassten Fokus zu setzen und insgesamt den Gehalt von biogenen Aminen (Tyramin, Putrescin, Cadaverin) in Lebensmitteln zu berücksichtigen. Diese können das Enzym Diaminoxidase blockieren und zu Beschwerden führen. Die unten gezeigten Grundpfeiler zeigen, wie du eine histaminarme Ernährung beziehungsweise eine Ernährung, die arm an biogenen Aminen ist, weitestgehend sicherstellst. Analog zur fruktose- oder laktosearmen Diät teilt sich auch hier das Vorgehen in drei Schritte auf: Karenzphase, Testphase und die langfristige Ernährung danach, die du dann beibehalten kannst (siehe Seite ###), wobei alle drei Phasen ärztlich und ernährungstherapeutisch begleitet werden sollten.

In zehn Schritten zur histaminarmen Ernährung

1. Koche mit frischen Lebensmitteln und esse frisch zubereitete Mahlzeiten. Denn während der Lagerung oder Reifung von Lebensmitteln entstehen biogene Amine, auch bei bereits zubereiteten Mahlzeiten steigen die biogenen Amine durch den mikrobiellen Abbau rasch an.

2. Teile deine Ernährung in mehrere kleine Mahlzeiten über den Tag ein. Trinke möglichst viel und lasse dir Zeit beim Essen.

3. Entlaste innerhalb der Eliminations- und Testphase deinen Darm und meide vorübergehend blähende oder ballaststoffreiche Lebensmittel (zum Beispiel Hülsenfrüchte, Kohl- und Lauchgemüse).

4. Lagere deine Lebensmittel bei der richtigen Temperatur. Temperaturen unter 20 °C hemmen bereits die Bildung von biogenen Aminen, unterhalb von 0 °C kommt diese zum Erliegen.

5. Saure, fermentierte Produkte enthalten ebenfalls biogene Amine. Dazu gehören beispielsweise Sauerkraut, gereifte Hartkäsesorten, gereifter Schinken und Rohwursterzeugnisse, hefehaltige Produkte, Wein und Bier. Deswegen diese Produkte lieber vorübergehend meiden.

6. Die Verträglichkeit histaminhaltiger Lebensmittel bei Frauen ist zyklusabhängig, in den Tagen vor der Periode werden histaminhaltige Lebensmittel und Histaminliberatoren deutlich schlechter vertragen. Daher ist es ratsam, in diesem Zeitraum besonders behutsam zu sein und histaminarm zu essen.

7. Ermittle während der Testphase deine individuelle Toleranzgrenze. Jeder Betroffene verträgt andere Mengen des verdächtigen Lebensmittels. Lass dich nicht auf Pauschalisierungen ein.

8. Kombiniere nicht zu viele kleine Histaminquellen, die an sich einzeln gut verträglich sind. Denn auch die insgesamt zugeführte Menge ist ausschlaggebend für die Verträglichkeit, die Konzentration des Enzyms ist begrenzt.

9. Meide während der Karenzphase Zusatzstoffe.

10. Histaminliberatoren enthalten keine hohen Mengen an biogenen Aminen, können jedoch wie Pseudoallergene wirken und zur Ausschüttung von Histamin führen. Auch diese sollten anfangs konsequent gemieden werden. In der Lebensmitteltabelle sind Histaminliberatoren miteinbezogen.

LEBENSMITTELAUSWAHL FÜR EINE HISTAMINARME ERNÄHRUNG

In der Karenzphase sollten Histamin und Histaminliberatoren konsequent gemieden werden. Verwende immer frische Lebensmittel für die Zubereitung, um sicherzustellen, dass der Gehalt an biogenen Aminen gering ist. Teste anschließend während der Testphase die individuelle Verträglichkeit der histaminhaltigen Lebensmittel. Dabei solltest du immer nur ein Lebensmittel am Tag ausprobieren. Notiere und bewerte deine Verträglichkeit in deinem Ernährungstagebuch. Bei bleibenden Magen-Darm-Beschwerden solltest du deinen Arzt und Ernährungstherapeuten konsultieren. Denn es kann durchaus sein, dass parallel eine Fruktose- oder Laktoseunverträglichkeit auftritt. Diese lassen sich über einen H2-Atemtest feststellen.

Lebensmittelauswahl für eine histaminarme Ernährung

Lebensmittelgruppe	Histaminarme Lebensmittel	Histaminreiche Lebensmittel	Empfehlung
Fleisch/ Fleischerzeugnisse/ Fisch/Meeresfrüchte/ Fleischersatz	frisches Fleisch und Fisch; Tofu	gelagertes, haltbar gemachtes (konserviertes), mariniertes, geräuchertes Fleisch und ebensolcher Fisch	In der Karenzphase sollten Fisch und Meeresfrüchte sicherheitshalber gemieden werden, da sich sehr schnell Histamin bildet. In der Testphase können frisch gefangener und tiefgekühlter Fisch und Meeresfrüchte verzehrt werden. Wichtig ist, dass die Kühlkette nicht unterbrochen wird.
Gemüse	in der Regel: Blattsalate, Chicorée, Fenchel, frisches Gemüse; Gurke, Kartoffeln, Kürbis, Möhren, gelbe und rote Paprika, Pastinake, Pilze, Radieschen, Rote Bete, Sellerie, Spargel, Staudensellerie, Steckrübe, Zucchini, Zuckerschote	Aubergine, Sauerkraut, Spinat, Tomaten	Blähende Kohlsorten (z. B. Blumenkohl, Grünkohl, Rotkohl, Lauch usw.) und ballaststoffreiche Lebensmittel (z. B. Bohnen; frisch oder aus der Dose) sollten in der Karenzphase gemieden werden, um die Verdauung zu beruhigen. Individuell

Lebensmittelgruppe	Histaminarme Lebensmittel	Histaminreiche Lebensmittel	Empfehlung
Gemüse			verträgliche Mengen sollten während der Testphase ausprobiert werden.
Obst	in der Regel frisches Obst; Apfel, Aprikose, Birne, Dattel, Feige, Heidelbeere, Himbeere, Honigmelone, Johannisbeere, Kakifrucht, Kirsche, Mango, Mirabelle, Pfirsich, Pflaume, Rhabarber, Stachelbeere, Wassermelone, Weintraube	sehr reifes Obst wie z. B. Bananen	Probiere während der Testphase verträgliche Mengen von Ananas, Avocado, grünen Bananen, Clementinen, Erdbeeren, Grapefruit, Kiwi, Limette, Mandarine, Orange, Papaya und Zitrone aus.
Milch/Milchprodukte/ Käse und Käseerzeugnisse/Eier	frische Milch, Quark, Joghurt, Buttermilch, Sahne, Milchspeiseeis, Kaffeeweißer, Kaffeesahne, Kondensmilch, Pudding, Butterkäse, junger Gouda, Mozzarella, Frischkäse, Cottage-Cheese, Eier;	alter, gereifter Käse (Bergkäse, Camembert, Emmentaler, alter Gouda, Parmesan, Roquefort)	Die histaminreichen Käsesorten können in geringen Mengen innerhalb der späten Provokationsphase getetstet werden, nicht allerdings während der Eliminationsphase.

Lebensmittelgruppe	Histaminarme Lebensmittel	Histaminreiche Lebensmittel	Empfehlung
Milch/Milchprodukte/ Käse und Käseerzeugnisse/Eier	pflanzenbasierte Drinks (Soja, Reis, Hafer, Kokos, Mandel)		
Getreide/Brot und Backwaren	Getreide, Brot und andere Backwaren werden in der Regel vertragen.		In der Karenzphase sollten Vollkornbrote und Roggenbrote weggelassen werden.
Hülsenfrüchte/Nüsse, Kerne, Saaten	Kokos, Kürbiskerne, Macadamia, Mandeln, Mohn, Paranuss, Pistazien, Pinienkerne, Sesam, Sonnenblumenkerne	Erdnüsse, Haselnüsse, Walnüsse	Die Verträglichkeit von Cashewkernen sollte individuell getestet werden.
Öle/Fette, Backmittel, Süßungsmittel	Butter, Schmalz, Margarine, alle Pflanzenöle, Apfelessig, Gelatine, Hefe, Puddingpulver, Gewürze ohne Glutamat, frische Kräuter, Brühe ohne Glutamat, Agavendicksaft, Ahornsirup, Honig, Rohrzucker, Zucker	Aceto balsamico, Rotweinessig	In der Regel werden hefehaltige Brote gut vertragen, solange sie nicht zu frisch gegessen werden.

Lebensmittelgruppe	Histaminarme Lebensmittel	Histaminreiche Lebensmittel	Empfehlung
Getränke	stilles Wasser, Kräutertee, Früchtetee, grüner und schwarzer Tee, frisch aufgebrühter Kaffee, Apfel-, Birnen-, Kirsch-, Pfirsich- und Möhrensaft, zuckerfreie Limonaden, Malzbier	Rotwein, Sekt, Trinkkakao, Tomaten-, Orangen- und Multivitaminsaft	Lass innerhalb der Karenzphase den Alkohol weg, der Darm muss sich schließlich wieder regenerieren. In der Regel werden kleine Mengen Bier (Pils), Weißwein oder klare Schnäpse vertragen.

WENN BESCHWERDEN AUF KEINE URSACHE ZURÜCKZUFÜHREN SIND – REIZDARM

Wenn der Arzt sein Alphabet durchgegangen ist, aber dennoch keinen krankhaften Befund stellen kann, kann die Diagnose „Reizdarm" lauten. Bei Reizdarm handelt es sich um eine funktionelle Erkrankung des Magen-Darm-Traktes. Einige Betroffene klagen über Bauchweh, Blähungen, Verstopfung und/oder Druck- und Völlegefühl über einen längeren Zeitraum. Die organische Ursache für den Reizdarm oder Reizmagen ist bis heute nicht eindeutig geklärt.

URSACHEN: VERSTÄRKTE DARMBEWEGUNG UND EMPFINDLICHKEIT

Lange Zeit ging man davon aus, dass einzig Stress und Emotionen die Symptome auslösen können. Nach heutigem Kenntnisstand weiß man, dass die Ursachen auf die verstärkte Darmbewegung (Motilität) und eine erhöhte Empfindlichkeit im Darm (viszerale Hypersensitivität) zurückzuführen sind. Dies wiederum führt zu einer erhöhten Krampfneigung in der Darmmuskulatur, was unter anderem eine Reaktion auf verschiedene Faktoren wie Lebens- und Genussmittel, Antibiotikaeinnahme oder auch Stress sein könnte.

DIAGNOSE SCHRITT FÜR SCHRITT

Eine Diagnose erfolgt bei Reizdarm nach einem Ausschlussprinzip, in dem zunächst Blut und Stuhl untersucht werden. Der Arzt schließt mittels eines Ultraschalls und einer Endoskopie organische Ursachen aus, im Weiteren werden auch Nahrungsmittelintoleranzen untersucht. Bevor du also deine Ernährung auf eigene Faust einschränkst, solltest du dich ärztlich beraten und testen lassen, ob eine Intoleranz, Allergie, Zöliakie, chronische Darmerkrankung oder doch Reizdarm vorliegt. Eine Ernährungsumstellung kann auch den Nachweis von Zöliakie erschweren, denn eine glutenfreie Ernährung kann zu falsch-negativen Ergebnissen in der Diagnostik führen.

FERMENTIERBARE, KURZKETTIGE ZUCKER FÜHREN ZU BESCHWERDEN

Reizdarm-Betroffene scheinen sensibel auf Fruchtzucker und Sorbitol zu reagieren, zudem haben bis zu 60 Prozent der Betroffenen eine Kohlenhydratmalabsorption. Deshalb macht es in den meisten Fällen Sinn, die FODMAP-arme Diät heranzuziehen und die individuelle Verträglichkeit auf kurzkettige Zucker zu testen. Nicht alle Gruppen der FODMAP-armen Diät müssen langfristig aus dem Ernährungsplan gestrichen werden, aber diese Diät hilft, die individuellen Auslöser aufzuräumen und die Beschwerden symptomorientiert zu reduzieren. Die FODMAP-arme Diät zeigt auch bei Patienten mit Lebensmittelintoleranzen und chronisch-entzündlichen Darmerkrankungen eine deutliche Senkung der Beschwerden.

WAS GENAU VERSTECKT SICH HINTER FODMAP?

Insbesondere bei der Therapie von Reizdarm gewinnt die sogenannte FODMAP-arme Diät zunehmend an Bedeutung. Die Verbindung zu Nahrungsmittelintoleranzen besteht darin, dass die FODMAP-arme Ernährung auch zur Diagnostik von Laktose- und Fruktoseintoleranz eine Hilfestellung leisten kann. FODMAP ist ein Akronym für fermentierbare Oligo-, Di- und Monosaccharide sowie Polyole. Einfach ausgedrückt: FODMAPs sind kurzkettige, kleine Kohlenhydrate und Zuckeralkohole, die schlecht im Dünndarm aufgenommen werden. Sie kommen in unserer Ernährung entweder natürlich vor oder werden im Rahmen der Lebensmittelherstellung hinzugefügt. Zur Gruppe der kurzkettigen Kohlenhydrate gehören Laktose, Fruktose, Fruktane, Galaktane, Sorbit, Maltit, Mannit oder Xylit (siehe die folgende Tabelle für eine beispielhafte Übersicht von FODMAPs und deren Alternativen).

FODMAP-haltige Lebensmittel und deren Alternativen (Auswahl)

	Lebensmittel mit hohem FODMAP-Gehalt	Lebensmittel mit niedrigem FODMAP-Gehalt
Laktose	Milch und Milchprodukte von Kühen, Schafen, Ziegen (z. B. Joghurt, Quark, Käse, Frischkäse, Eis)	laktosefreie, pflanzliche Milchalternativen (z. B. Mandelmilch), Milchproduktalternativen wie Kokosjoghurt, Butter, Hart- und Schnittkäse, Camembert
Fruktose	Obst: Apfel, Birne, reife Banane, Wassermelone, Mango, Trockenobst und Dosenobst Süßungsmittel: Honig, Fruktose, Maissirup Fruchtsäfte, Konzentrate	Obst: feste grüne Banane, Blaubeere, Honigmelone, Orange, Kiwi Süßungsmittel: Ahornsirup, Kokosblütenzucker, Reissirup
Oligosaccharide	Gemüse: Knoblauch, Zwiebeln, Kohl Hülsenfrüchte: Kichererbsen, Kidneybohnen, Linsen Nüsse: Cashew, Pistazien, Pinienkerne Getreide: Weizen, Roggen	Gemüse: Karotte, Pastinake, Gurke, Zucchini, Kürbis Nüsse: Mandeln, Sonnenblumen- und Kürbiskerne Getreide: Mais, Quinoa, Hirse
Polyole	Süßstoffe: Sorbit, Maltit, Mannit, Xylit, Isomaltit Obst: Kirsche, Pfirsich, Nektarine	Süßungsmittel: Haushaltszucker, Traubenzucker Obst: Papaya, Passionsfrucht

FODMAPS – DAS FAST FOOD FÜR UNSERE DARMBAKTERIEN

Das Problem besteht darin, dass die kurzkettigen Zucker nicht richtig im Dünndarm aufgenommen werden und somit unverdaut in den Dickdarm gelangen. Dort werden sie von Darmbakterien als Futter verwendet, die die FODMAPs vergären und sie zu Gasen umwandeln. So entstehen letztlich bei Reizdarm-Patienten Verdauungsbeschwerden wie Blähungen, Durchfälle und zunehmende Krämpfe. Bildlich gesprochen wirken die FODMAPs wie Fast Food für unsere Darmbakterien.

DIE RICHTIGE MENGE IST AUSSCHLAGGEBEND!

Wenn der Darm allerdings rebelliert, macht es Sinn, diese Gruppen genauer unter die Lupe zu nehmen. Generell gibt es verschiedene Gründe, warum FODMAPs schlecht im Dünndarm aufgenommen werden können. Bei Fruktose oder Laktose kann es der Fall sein, wenn das passende Enzym oder der Transporter nicht in ausreichender Menge für die Aufnahme der Moleküle vorhanden ist. Daher kann auch die Menge der zugeführten Symptome auslösenden Lebensmittel ausschlaggebend sein.

FODMAP-ARM FÜR IMMER?

Eine FODMAP-Diät setzt sich aus zwei Phasen zusammen: Restriktion (Ausschluss) und Re-Exposition (Wiedereinführung). Die Restriktion von FODMAP-reichen Lebensmitteln soll allerdings nicht für immer durchgeführt werden, sie dient lediglich als ein „Frühjahrsputz", um den Darm vorerst auf null zu setzen und die Beschwerden einzudämmen. Laut der Monash University, an der diese Diät entwickelt und in Studien erforscht wurde, sollte die strenge, restriktive Phase zwischen zwei und sechs Wochen dauern, in Ausnahmefällen sogar acht Wochen. Danach beginnt die anspruchsvolle Re-Exposition, in der die Lebensmittel schrittweise wieder eingeführt werden und die Toleranzgrenze getestet wird. Auch diese Phase dauert mehrere Wochen. Wenn beide Phasen richtig durchgeführt wurden, kann am Ende dieses Zeitraums jeder Betroffene seinen Ernährungsplan individuell zusammenstellen. Ich persönlich würde dazu raten, diese beiden Phasen von einem ausgebildeten Ernährungsberater begleiten zu lassen, der das Augenmerk auch darauf legt, dass mit den ausgewählten verträglichen Nahrungsmitteln eine Versorgung mit allen wichtigen Nährstoffen gewährleistet ist.

MERKZETTEL FÜR FODMAP-ARMES EINKAUFEN

Viele industriell hergestellte Lebensmittel aus dem Supermarkt enthalten versteckte FODMAPs. Hast du mal auf die Zutatenliste bei Ketchup geschaut? Wenn du unbekannte, unaussprechbare chemische Begriffe oder Zahlen siehst, lass diese Lebensmittel lieber weg. Meide vor allem Süßstoffe wie Isomalt, Maltit, Mannitol, Polydextrose, Sorbitol und Xylitol. Auch Roggen, Weizen, Zwiebeln und Knoblauch solltest du meiden, besonders wenn ihr Gehalt im Lebensmittel hoch ist, das heißt, wenn diese unter den ersten drei Zutaten aufgeführt werden. Fruchtsäfte und Konzentrate, Inulin und Honig haben ebenfalls einen hohen Anteil an Fruktose und sind daher, zumindest während der restriktiven Phase, zu meiden.

WELCHE LEBENSMITTEL SIND FODMAP-ARM?

Diese Tabelle zeigt bewusst FODMAP-arme Lebensmittel für die Restriktionsphase auf. Abhängig von der individuellen Verträglichkeit kann diese Tabelle nach der Re-Exposition anders aussehen. Beide Phasen sollten möglichst von einem Ernährungstherapeuten begleitet werden.

Lebensmittelgruppe	FODMAP-reich	FODMAP-arm
Gemüse	Artischocken, Avocado, Bärlauch, Blumenkohl, Chicorée, Edamame, Knoblauch, Knollensellerie, Lauch, Linsen, Pilze, Porree, Rote Bete, Rosenkohl, Rotkohl, Sauerkraut, Schalotten, Spargel, Süßkartoffel, Topinambur, Wirsing, Zuckermais, Zwiebeln	Aubergine, Brokkoli, Blattsalate, Chilischote, Chinakohl, Fenchel, Grünkohl, Gurke, Ingwer, Kartoffel, Kohlrabi, Kürbis, Mangold, Möhre, Pak Choi, Pastinake, Paprika, Radieschen, Rucola, Spinat, Sojasprossen, Tomate, Zucchini
Obst	Apfel, Aprikose, reife Banane, Birne, Brombeeren, Datteln, Feigen,	Ananas, Banane (fest, grün), Blaubeeren, Cantaloupe-Melone,

Lebensmittelgruppe	FODMAP-reich	FODMAP-arm
Obst	Fruchtsäfte, Granatapfel, Johannisbeere, Kaki, Kirsche, Litschi, Mango, Mirabellen, Nashibirne, Nektarine, Pfirsich, Pflaume, Quitte, Rosinen, Stachelbeere, Trockenobst, Wassermelone, Weintrauben, Zwetschgen	Clementine, Cranberry, Drachenfrucht, Erbeeren, Grapefruit, Himbeeren, Honigmelone, Kiwi, Kokosnuss, Kumquat, Limette, Mandarine, Maracuja, Orange, Papaya, Pomelo, Rhabarber, Zitrone
Getreide	Dinkel, Gerste, Roggen, Triticale, Weizen	Amaranth, Buchweizen, Chiasamen, Haferflocken, Haferkleie, Hirse, Kartoffelmehl, Polenta, Popcorn, Quinoa, Reis, Reiskleie, Tapioka, Teff
Milchprodukte	laktosehaltige Produkte (siehe Tabelle zu Laktose auf Seite 43)	laktosefreie Alternativen (siehe Tabelle zu Laktose auf Seite 43)
Süßungsmittel	Zuckeralkohole (Isomalt, Xylit, Mannit, Sorbit, Maltit), Honig, Agavensirup, Fruktosesirup, Maissirup	in Maßen Haushaltszucker, Glukose, Ahornsirup, Reissirup, Zuckerrübensirup, Rohrzucker, Stevia
Fleisch/Fisch/Eier	gepökeltes, lang gereiftes, stark verarbeitetes Fleisch und Wurstwaren; Fischkonserven, geräucherter und marinierter Fisch; Thunfisch, Makrele, Hering, Sardinen, Muscheln, Schrimps	frisches, naturbelassenes Fleisch, tiefgekühltes Fleisch; frischer Fisch, tiefgekühlter Fisch; Dorsch, Forelle, Flussbarsch, Pangasius, Seelachs; Eier

Lebensmittelgruppe	FODMAP-reich	FODMAP-arm
Nüsse/Kerne/ Hülsenfrüchte	Bohnen, Cashew, Erbsen, Kichererbsen, Pinienkerne, Pistazien, Zuckererbsen	in Maßen: Chiasamen, Erdnuss, Flohsamen, Haselnuss, Kastanien, Kürbiskerne, Leinsamen, Linsen (in kleinen Mengen), Mohn, Paranuss, Pekannuss, Sesam, Sonnenblumenkerne, Stangenbohnen (grüne), Walnuss
Getränke	Fruchtsäfte, Limonaden, Kaffee, Früchtetee, schwarzer Tee; alkoholische Getränke; Energydrinks	Wasser, ungesüßter Kräutertee, grüner Tee, Rooibos
Sonstiges	Weinessig, Balsamico; Zusatzstoffe (Glutamat, Benzoat, Farbstoffe, Sulfite, Nitrite)	Apfelessig, Branntweinessig, Hefe

WAS FÜR EIN „TYP" BIST DU DENN? EIN DIAGNOSTIKTOOL

Diagnostische Verfahren haben einen hohen Stellenwert in der Medizin, um eine Krankheit zu diagnostizieren. Ein Messwert ist jedoch eine Momentaufnahme und liefert nicht immer einen klaren Aufschluss über die Regulationsprozesse im Körper. Eine ausführliche Anamneseerhebung ist deshalb immer notwendig.

DIE DIAGNOSTIK GEHÖRT IN DIE HÄNDE EINES FACHARZTES

Im Fall der Allergien, Intoleranzen und Autoimmunerkrankungen lässt sich schwer auf Anhieb eine differenzierte Diagnose stellen. Insbesondere Intoleranzen können eine Folge einer Schleimhaut- und Milieustörung im Darm sein, so zum Beispiel bei der chronisch-entzündlichen Darmerkrankung Morbus Crohn. Die Entzündung führt zu Schleimhautveränderungen und kann eine vorübergehende Laktoseunverträglichkeit auslösen. Und genau das macht es so schwer, auf Anhieb eine eindeutige Diagnose zu stellen. Es sollte daher optimalerweise immer ein Blick auf das große Ganze geworfen werden. Beschwerden, Krankheitsgeschichte, medikamentöse Behandlungen, Schwangerschaftsverlauf, Ernährung im Säuglings- und Kindesalter sollten ein Teil der ausführlichen Anamneseerhebung sein und Aufschluss über eine ganzheitliche Therapielösung geben. Dabei ist die Zusammenarbeit zwischen Ärzten und Ernährungstherapeuten unabdingbar und sollte zu Beginn der Diagnose und der Therapie in Anspruch genommen werden. Denn schließlich ist der Mensch ein hochkomplexes Wesen und jeder sollte individuell betrachtet werden.

SYMPTOMORIENTIERTE UND INDIVIDUELLE THERAPIE

Nach einer ausführlichen ärztlichen Diagnostik ist eine Ernährungsberatung nötig, um eine individuelle, symptomorientierte Lebensmittelauswahl für einen beschwerdefreien Genuss zu treffen. Es geht dabei also nicht darum, langfristig nach starren Vorgaben alle Lebensmittel zu meiden, sondern die individuellen Probleme aufzudecken. Dies lässt sich unter anderem auch gut mit der FODMAP-armen Ernährung umsetzen und in den Griff kriegen. Denn das gezielte, individuelle Aufräumen anhand der aktuellen physiologischen Verfassung und Ernährungsweise hilft, die Beschwerden einzudämmen.

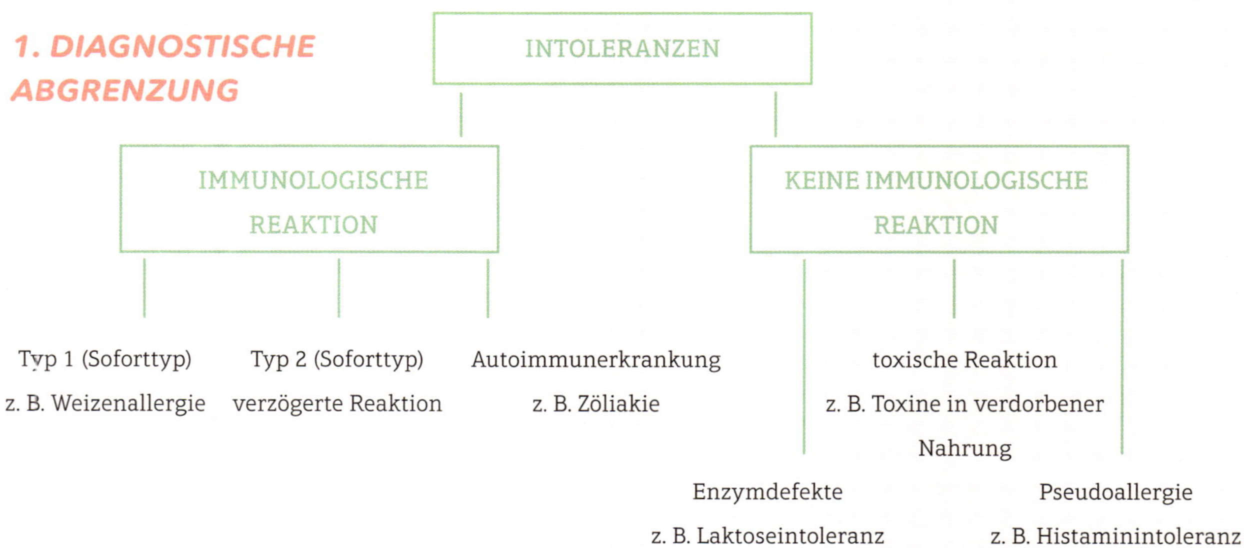

2. ÄRZTLICHE PRAXIS (HAUSARZT ODER GASTROENTEROLOGE)

AUSSCHLUSSDIAGNOSTIK

ALLERGIE	ZÖLIAKIE	FRUKTOSE- UND LAKTOSEINTOLERANZ	HISTAMININTOLERANZ
- Bluttest - Prick-Test	- IgA-Antikörpertest (Bluttest) ↓ Gewebstransglutaminase & Endomysium-Antikörper Zusätzlich: Endoskopie	- Atemtestungen (H^2-Atemtest) ↓ Wasserstoff in der Ausatemluft Alternativ: Fruktose-Belastungstest / Gentest	- Bluttest ↓ Diaminoxidasen im Blut

3. ERNÄHRUNGS-THERAPEUT

PROVOKATIONS- UND ELIMINATIONSTEST

→ Lebensmittel, die im Verdacht stehen, werden aus der Ernährung entfernt oder bewusst aufgenommen und deren Verträglichkeit beobachtet

BEISPIEL: FODMAP-PROZEDERE

Oligosaccharide, Disaccharide, Monosaccharide und Polyole meiden

Laktose, Fruktose, Fruktane, Galaktane, Zuckeralkohole gehören zu diesen Gruppen

RESTRIKTION 6–8 WOCHEN

→ Wähle eine Gruppe, z. B. Laktose, aus
→ Wähle pro Mahlzeit ein laktosehaltiges Lebensmittel aus, in kleinen Mengen
→ Gut vertragen? Teste weitere laktosehaltige Lebensmittel aus
→ Schlecht vetragen? Ernähre dich bis zum Abklingen der Beschwerden FODMAP-arm, danach kleinere Mengen austesten → TOLERANZGRENZE!

EINFÜHRUNG PRO WOCHE 1 FODMAP-REICHES LEBENSMITTEL

Selbsttest: Habe ich eine Intoleranz?

Dieser Test ersetzt keinesfalls die Diagnose eines Arztes. Er liefert lediglich eine Einschätzung zu deiner aktuellen Befindlichkeit und gibt Hinweise, ob möglicherweise eine Intoleranz vorliegt. Wenn mindestens sieben der Fragen mit „Ja" beantwortet werden, dann ist dies eine Indiz für eine Nahrungsmittelintoleranz, die man nicht außer Acht lassen sollte. Nimm diesen Fragebogen am besten mit zu deinem Haus- oder Facharzt, denn dies kann ihm einen hilfreichen Einblick in deine Beschwerden geben und die Einleitung für weitere Diagnostikschritte erleichtern. Denn es kann durchaus vorkommen, dass man das eine oder andere ausschlaggebende Detail vergisst zu erwähnen.

	JA	NEIN
Hat jemand in der Familie eine Unverträglichkeit?	☐	☐
Hast du häufiger Bauchschmerzen?	☐	☐
Ist dein Bauch häufig aufgebläht?	☐	☐
Bemerkst du häufiger plötzlichen Stuhldrang?	☐	☐
Hast du häufiger Durchfall?	☐	☐
Musst du oft aufstoßen?	☐	☐
Leidest du an Appetitlosigkeit?	☐	☐
Leidest du oft an Übelkeit?	☐	☐
Hast du Magen-Darm-Beschwerden unmittelbar oder ein bis zwei Stunden nach einer Mahlzeit?	☐	☐

	JA	NEIN
Bemerkst du Magen-Darm-Beschwerden, nachdem du bestimmte Lebensmittel gegessen oder getrunken hast?	☐	☐
Bessern sich die Beschwerden, wenn du auf die Beschwerden verursachenden Lebensmittel verzichtest?	☐	☐
Leidest du regelmäßig an Kopfschmerzen oder Migräne?	☐	☐
Fühlst du dich oft müde oder leidest du an Schlaflosigkeit?	☐	☐
Treten die Beschwerden täglich auf?	☐	☐
Bestehen die Beschwerden schon mehr als drei Monate?	☐	☐
Hast du Hautprobleme wie Juckreiz, Ausschlag oder Rötung?	☐	☐
Hast du bereits eine diagnostizierte Magen-Darm- oder eine Stoffwechselerkrankung?	☐	☐

Besteht der Verdacht auf eine Laktose- oder Fruktoseintoleranz, kannst du vor einem Arztbesuch zusätzlich einen Selbsttest durchführen. Trinke 250 Milliliter Milch (Laktoseintoleranz) oder Apfelsaft (Fruktoseintoleranz) auf leeren Magen, ohne dabei andere Lebensmittel einzunehmen. Treten in den folgenden drei Stunden Magen-Darm-Beschwerden auf, so ist es ein Indiz für das Vorliegen einer solchen Intoleranz.
Sollten keine oder nur marginale Beschwerden auftreten, so kannst du den Test mit einer höheren Menge, beispielsweise 500 Milliliter, wiederholen. Wichtig ist es, dass mehrere Tage vor dem Selbsttest eine strenge laktosefreie oder fruktosefreie Ernährung eingehalten wurde, damit der Test aussagekräftig ist.
Eine Bestätigung vom Arzt ist jedoch unumgänglich.

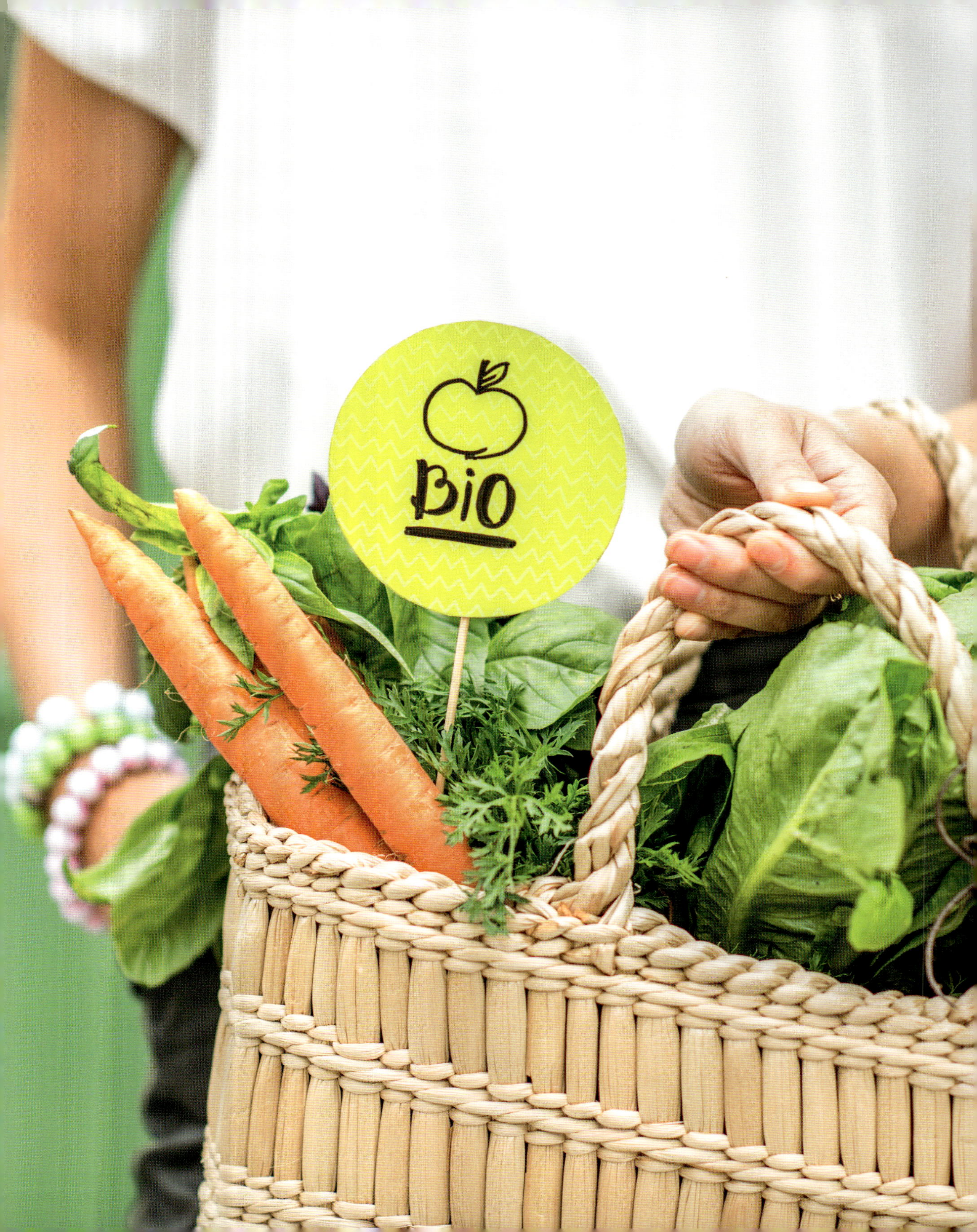
Bio

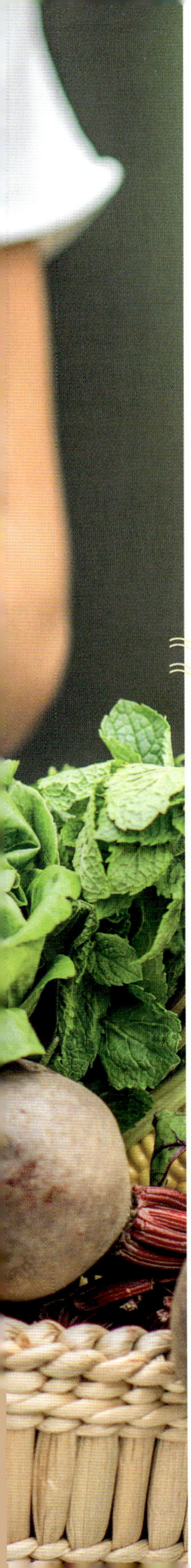

Bauchfreundlich ernähren im Alltag – ein paar Gedanken und Tipps

„Dies und das darfst du nicht essen", wie man so schön und oft hört. Aber es geht insbesondere darum, die eigenen Essgewohnheiten unter die Lupe zu nehmen. Denn Essgewohnheiten sind wie Trampelpfade, die über die Zeit immer fester werden. Isst du regelmäßig? Trinkst du ausreichend? Hörst du auf dein Bauchgefühl? Auch schlechte Essgewohnheiten können zu Problemen im Magen-Darm-Trakt führen und diesen langfristig belasten. Im Folgenden gebe ich dir ein paar Denkanstöße für den Alltag. Versuche, hin und wieder ein oder zwei Rituale in deinen Alltag einzubauen, und beobachte, wie dein Körper darauf reagiert.

JEDER DARM IST ANDERS

Erinnerst du dich, als es darum ging, dass jeder Mensch individuell anzusehen ist und einen persönlichen bakteriellen Fingerabdruck hat?
Ich hatte insbesondere während meiner aktiven Morbus-Crohn-Phase (= chronisch-entzündliche Darmerkrankung) zahlreiche Ernährungsberatungen und Gespräche mit Ärzten. Bei allen wurde ziemlich schnell klar, dass es keine einheitliche Diät gibt, die für alle Patienten gleich ist. Die Tatsache ist einfach zu erklären. Jeder Morbus Crohn und jeder Schub ist anders. Und wenn der gute Herr Crohn schläft, ist wieder alles anders. Das trifft ebenso auf Nahrungsmittelintoleranzen zu. Auch jeder gesunde Darm ist, abhängig von verschiedenen Einflüssen, anders und kann auf Lebensmittel verschieden reagieren.

UNBEKÖMMLICHE LEBENSMITTEL WEGZULASSEN IST SELBSTFÜRSORGE

Im Verlauf meiner Erkrankung habe ich für mich herausgefunden, dass es mir besser geht, wenn ich meine vorhandenen Allergien und Unverträglichkeiten so umfassend wie möglich aufdecke und in der alltäglichen Ernährung berücksichtige. Manche Menschen erledigen die Nahrungsaufnahme fast schon beiläufig, wir Betroffene müssen jedoch genauestens darauf achten, welche Lebensmittel wir zu uns nehmen. Denn mit den falschen Lebensmitteln können wir unseren Bauch und den gesamten Körper unter starken Stress setzen.

ABWECHSLUNGSREICHE ERNÄHRUNG STÄRKT DEN GESAMTEN KÖRPER

Dabei ist es wichtig, nicht sofort den Kopf in den Sand zu stecken und alle Lebensmittel vorsorglich von der Liste zu streichen. Das kann nämlich schnell zu einer einseitigen Ernährung führen, und das ist weder bei chronisch-entzündlichen Darmerkrankungen noch bei Intoleranzen für den gesamten Körper förderlich.

HÖR AUF DEIN BAUCHGEFÜHL!

Darum sollte man nicht immer pauschal Diäten befolgen, sondern individuell auf das eigene Empfinden achten. Hör auf deinen Körper und probiere aus, was dir guttut. Denn was dir gut bekommt, könnte für den anderen „Schneewittchens vergifteter Apfel" sein. Stelle dir immer die folgende Frage: Was tut mir gut? Und hör auf dein Bauchgefühl!

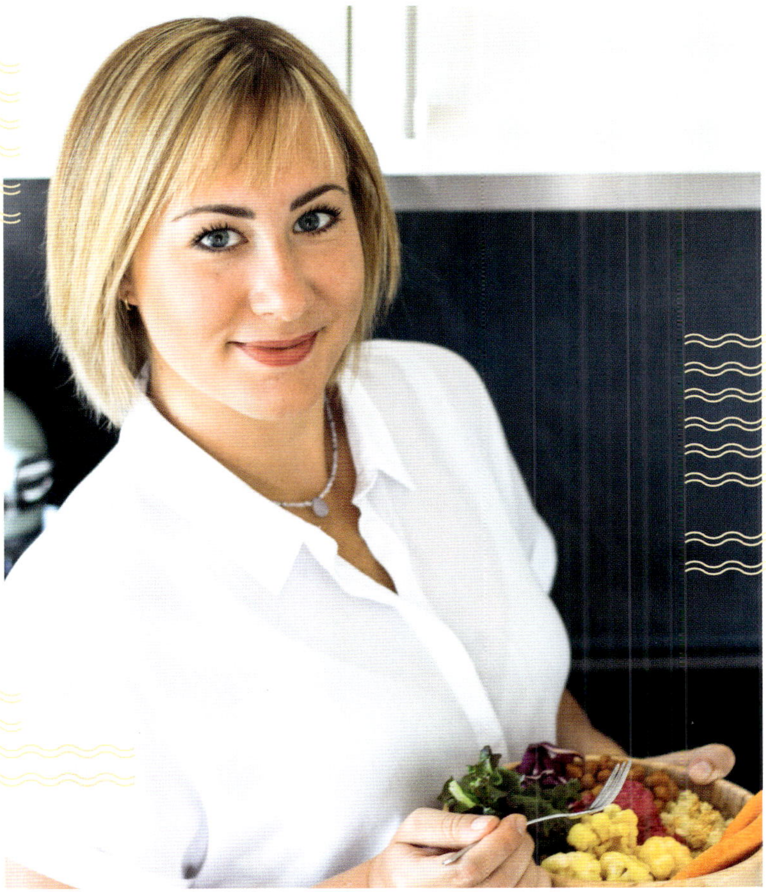

BÖSEWICHTER ENTLARVEN: DAS ERNÄHRUNGSTAGEBUCH

Die Vorlage für dieses Ernährungstagebuch kannst du dir unter www.suedwest-verlag.de/sensiblebaeuche downloaden.

Mein persönliches Bauchprojekt – mein Ernährungstagebuch

___ ___ ___

Datum

FRÜHSTÜCK ____:____ Uhr

SNACK ____:____ Uhr

Was? (Essen & Trinken)

Wie viel?

Beschwerden?

M TTAGESSEN ____:____ Uhr

ABENDESSEN ____:____ Uhr

Was? (Essen & Trinken)

Wie viel?

Beschwerden?

BEWEGUNG

GENUG GETRUNKEN?

AUS DER PRAXIS IN DEN ALLTAG – SO PFLEGST DU DEINEN DARM

Die Tipps eines Ernährungsberaters oder Arztes lassen sich nicht immer einfach im Alltag umsetzen. „Tu dies, tu das! Darauf musst du verzichten!" Zack, bum! Eine Broschüre, der Käse ist gegessen.

SETZ DEN FOKUS AUF DAS POSITIVE

Wir sind viel zu sehr damit beschäftigt, darüber nachzudenken, was wir alles nicht essen dürfen und sollten. Nur bewirken Verbote und Verzichte eher Gegenteiliges: Sie rufen Verlangen hervor. Fokussiere dich daher nicht auf das Negative, sondern versuche, den Blickwinkel auf all die Lebensmittel zu richten, die du essen darfst, die dir guttun und die dir zur Verfügung stehen. Nimm dir Zeit, in einen Supermarkt und Bioladen zu gehen, und stöbere in der großen Fülle an Lebensmitteln. Probiere aus, was dir bekommt.

Eine gute Orientierungshilfe bieten dir meine Ernährungstabellen. Sie zeigen Lebensmittel auf, die du unbesorgt essen kannst und die schonend für deinen Bauch sind. Es kann zudem sein, dass du die Lebensmittel aus der Negativliste dennoch verträgst und daher kein Verzicht notwendig ist. Die meisten Listen gelten als Orientierungshilfen. Teste deine individuellen Reaktionen und welche Lebensmittel du verträgst beziehungsweise nicht verträgst.

LEBENSMITTEL CLEVER KOMBINIEREN

Um eine gesunde Darmflora zu erhalten, ist ein bisschen von allem nötig. Der tägliche Verzehr von Gemüse, Sauermilchprodukten, gesunden Fetten und ausreichend Flüssigkeit sorgt automatisch für eine gesunde Verschiebung der Darmbakterien. Und nicht nur was du isst, sondern auch wann und wie du es isst, ist ebenso ausschlaggebend. So lassen sich die genannten Lebensmittel clever kombinieren, um den Bauch und den Körper tagsüber zu entlasten. Lebensmittel mit einem niedrigen glykämischen Index (zum Beispiel Gemüse, Milch) lassen den Blutzuckerspiegel langsamer ansteigen als Lebensmittel mit einem hohen glykämischen Index (zum Beispiel Weizenprodukte, Süßigkeiten). Eine Kombination der beiden Gruppen lässt den Blutzuckerspiegel deutlich langsamer ansteigen. Beispielsweise ist es empfehlenswert, ein Dessert gepflegt amerikanisch mit einem Glas Milch oder direkt nach einer Hauptmahlzeit einzunehmen. Die vorhandenen Fette und Eiweiße der Speise dämmen den glykämischen Index der Süßigkeit ein.

EIN PAAR ORIENTIERUNGSHILFEN AUS DEM ALLTAG – STÄRKE DEINE DARMFLORA

Die Darmbakterien lieben Gemüse und nutzen es als Waffe gegen Bauchbeschwerden. Daher empfehle ich, vorrangig mit pflanzlichen Lebensmitteln zu kochen, um den Darm in Schwung zu halten. Am besten hat sich gekochtes oder gedünstetes Gemüse bewährt, verwende hierfür frisches oder tiefgefrorenes Gemüse. Ein guter Richtwert: etwa zwei Drittel des Tellers.

Sauermilchprodukte unterstützen die Schwerstarbeit unserer Darmbewohner, denn die fermentierten Lebensmittel enthalten zusätzliche Milchsäurebakterien. Diese sind vor allem in Ayran, Buttermilch, Kefir und Quark enthalten. Nimm am besten zwei Portionen an Sauermilchprodukten täglich ein, um den gewünschten Effekt zu erreichen. Eine Portion entspricht ungefähr 150 Gramm. Stark verarbeitete Produkte, insbesondere H-Produkte, Fruchtjoghurt, Schmand oder saure Sahne haben im Gegenteil wenig Nutzen für den Darm.

Wasser ist für den Transport vieler Substanzen in unserem Körper verantwortlich. Trinkt man zu wenig, kann das zu Verdauungsbeschwerden wie zum Beispiel Blähungen führen. Das merkst du insbesondere dann, wenn du dich ballaststoffreich ernährt hast. Die Blähungen deuten auf nichts anderes hin, als dass die Darmbakterien die Ballaststoffe verarbeiten. Versuche daher, eineinhalb bis zwei Liter Wasser und ungesüßte Kräutertees am Tag zu trinken.

Ein Ungleichgewicht zwischen Omega-3- und Omega-6-Fettsäuren kann zu einem Anstieg entzündungsfördernder Stoffe im Körper führen. Dieses Wissen ist in Therapien einiger entzündlicher Erkrankungen nützlich. Omega-3-Fettsäuren zeigen beispielsweise in der Behandlung von chronisch-entzündlichen Darmerkrankungen positive Effekte auf die Entzündungsaktivität. Daher sind pflanzliche Öle und Fette – und hieraus insbesondere die Omega-3-Fettsäuren aus Leinöl, Rapsöl und geschroteten Leinsamen – unabdingbar für eine gesunde Verdauung. In Kombination mit Proteinen dienen sie als Vorsorge vor Erkrankungen und sorgen für eine angenehme Sättigung. Ein bis zwei Teelöffel Leinöl, serviert mit Quark, versorgen dich mit der empfohlenen täglichen Menge Alpha-Linolensäure (Omega-3-Fettsäure).

Sowohl für die Karenz- als auch für die Testphase gilt zusammenfassend:

1. Kombiniere die verschiedenen Lebensmittelgruppen innerhalb einer Mahlzeit (Kohlenhydrate, Fette und Proteine).

2. Stelle deinen Teller immer so zusammen, dass du ein kohlenhydratreiches Lebensmittel (zum Beispiel braunen Reis) mit einem eiweiß- und fettreichen Lebensmittel (zum Beispiel Tofu, Fisch) und Gemüse kombinierst.

3. Fetthaltige Lebensmittel erhöhen die Verweildauer im Magen und machen die Mahlzeiten besser verträglich.

4. Trinke ausreichend zu deinen Mahlzeiten.

5. Ein sensibler Bauch verträgt keine Extremtemperaturen. Dies gilt insbesondere auch bei einer Mahlzeit auf leeren Magen. Achte auf eine angenehm temperierte Mahlzeit.

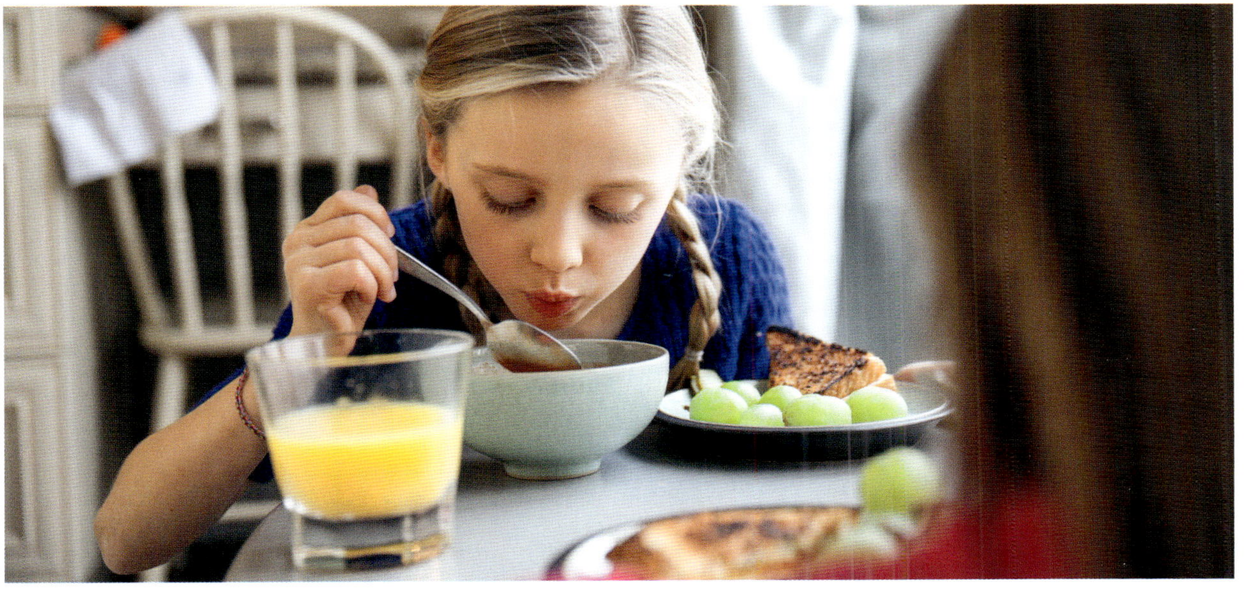

Ein Tagesplan aus dem Alltag

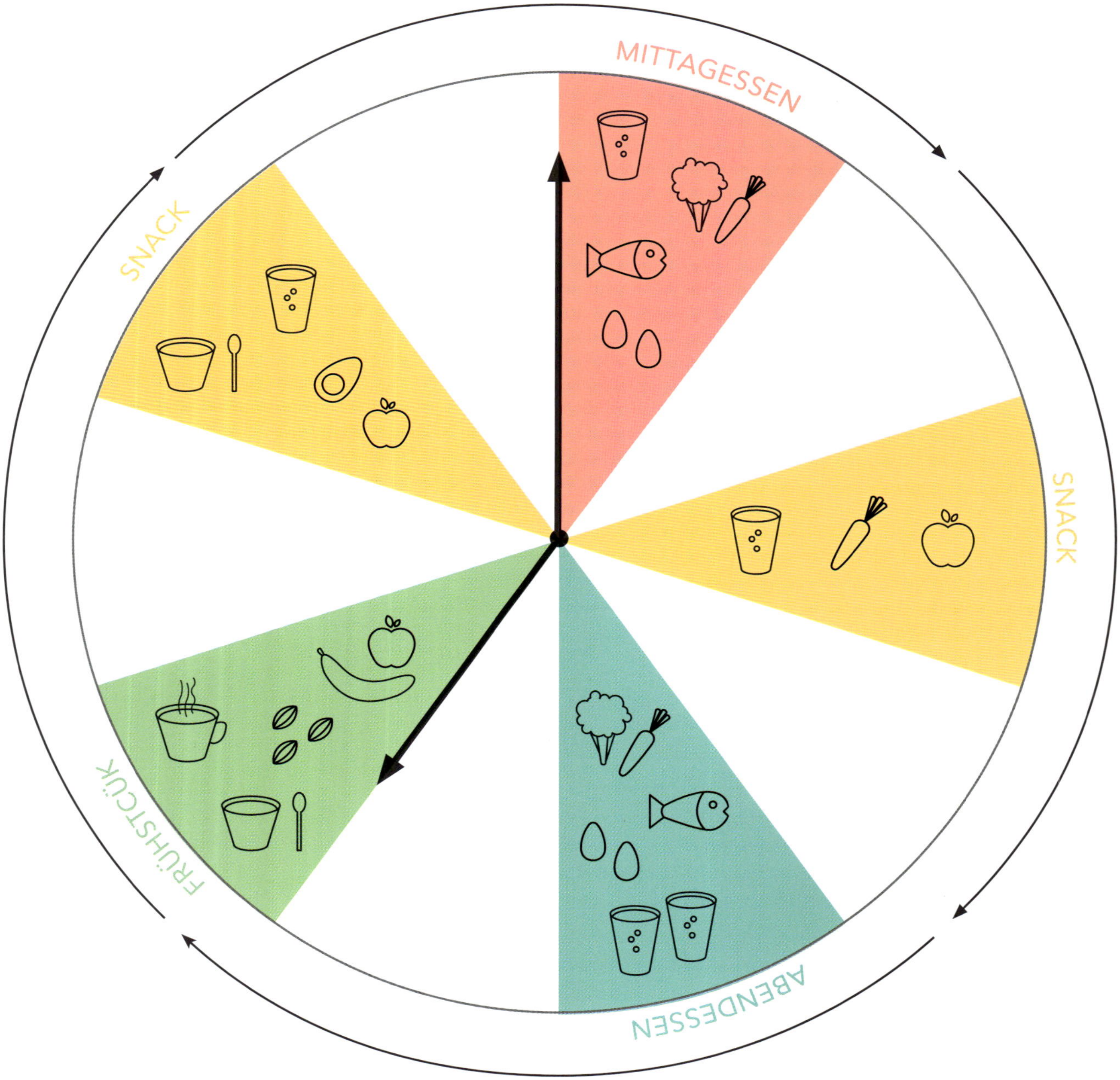

FRÜHSTÜCK

- 2 Tassen warmer Kräutertee (z. B. Ingwer mit Zitrone)
- Sauermilchprodukt (z. B. Quark)
- fetthaltige Produkte, Öle (Nüsse, Samen, Leinöl)
- Obst (z. B. Beeren, Honigmelone)

SNACK

- 1 Glas Mineralwasser
- Sauermilchprodukt (z. B. Kefir)
- Gemüse oder Obst

MITTAGESSEN

- Mineralwasser (still oder kohlensäurehaltig)
- zwei Drittel Teller Gemüse (z. B. Brokkoli, Kürbis)
- fetthaltige und eiweißhaltige Lebensmittel
- ballaststoffreiche Lebensmittel (z. B. brauner Reis, Quinoa)

SNACK

- 1 Glas Mineralwasser
- Süßigkeit (z. B. Energy Balls)
- vorzugsweise Gemüse oder Obst

ABENDESSEN

- 2 Gläser Mineralwasser
- Gemüse (gegart oder gekocht), keineswegs roh
- fetthaltige und eiweißhaltige Lebensmittel (z. B. Ei, Tofu, Fisch)

HÄUFIGE FRAGEN, HÄUFIGE KLAGEN

Frage: ***Ich habe alles ausprobiert. Am besten geht es mir, wenn ich nichts esse. Entlaste ich damit den Darm?***
Antwort: Um eine ausreichende Nährstoffzufuhr, eine reiche, vielfältige Mikrobiota sowie eine ganzheitliche Gesundheit aufzubauen und zu erhalten, ist eine regelmäßige und symptomorientierte Ernährung notwendig. Der Darm und seine Bewohner brauchen die richtige Nahrung. Lass dich auf deinem Weg professionell beraten und sei geduldig. Tausche dich darüber am besten mit deinem Ernährungsberater aus.

Frage: ***Muss man bei Nahrungsmittelintoleranzen neben der Ernährung auch noch in anderen Bereichen, wie beispielsweise Kosmetika oder Arzneien, aufpassen?***
Antwort: Auch Arzneimittel, Nahrungsergänzungsmittel, Kosmetika oder andere Pflegemittel (zum Beispiel Zahncreme, Zahnspülung) können beispielsweise Gluten oder Histamin enthalten. Daher sollte der Patient vor der Aufnahme – oder bevor das Produkt in Berührung mit den Schleimhäuten kommt – überprüfen, ob dieses gluten-, laktose-, FODMAP-, histamin- oder fruktosefrei ist. Dabei hilft schon der Blick auf die Zutatenliste des Produktes.
Produkte zur äußeren Anwendung sollten jedoch keinen negativen Einfluss auf die festgestellte Unverträglichkeit haben. Bei Probiotika lohnt es sich, zusätzlich einen Blick auf die darin enthaltenen Bakterien zu werfen, denn manche von ihnen sind Histaminbildner (zum Beispiel Escherichia coli, Prevotella intermedia, Lactobacillus fermentum).

Frage: ***Kann ich Produkte mit dem Vermerk „Kann Spuren von … enthalten" essen?***
Antwort: Bei der Produktion von Lebensmitteln kann es zu Verunreinigungen kommen, auf die im Zutatenverzeichnis mit dem Hinweis „Kann Spuren von … enthalten" hingewiesen wird. Die Lebensmittelhersteller entscheiden dabei selbst, ob das Risiko der Verunreinigung hoch ist oder nicht. Daher sollten diese Lebensmittel nach Möglichkeit gemieden werden. Gerade im Hinblick auf Gluten solltest du auf die Auslobung „glutenfrei" achten. Dies gilt insbesondere bei getreidehaltigen Produkten oder Nüssen.

Frage: ***Kann eine glutenfreie, laktosefreie, histaminarme, fruktosearme oder FODMAP-arme Ernährung zu Vitaminmangel führen? Sollte ich mit Nahrungsergänzungsmitteln nachhelfen?***
Antwort: Solange du dich ausgewogen mit Gemüse ernährst und dieses auch ausreichend mit Fetten und Proteinen kombinierst, bist du mit Mikronährstoffen optimal versorgt und musst keine Mängel befürchten. Halte dich am besten an die Empfehlungen meines Tagesplans (siehe Seite 82). Kaufe frisches Gemüse vom Bauernmarkt und koche das Gemüse möglichst kurz und schonend. Benutze außerdem frische Kräuter zum Kochen. Nach der Diagnose ist je nach der aktuellen Verfassung und je nach den Ergebnissen eine vorübergehende Supplementierung bestimmter Stoffe (zum Beispiel Kalzium, Vitamin D_3, Folsäure etc.) empfehlenswert.

Frage: ***Wie lange muss ich die Ernährungsumstellung durchführen?***
Antwort: Insbesondere bei der Fruktoseunverträglichkeit und Reizdarm solltest du dir zunächst einen Fahrplan aus drei Phasen erstellen – Karenz, Test und langfristige Ernährung. Die Karenzphase dauert in der Regel zwei bis vier Wochen. Haben sich die Beschwerden nach der Karenzphase verbessert, kann die Lebensmittelliste in der Testphase erweitert werden. Die strenge Ernährungsumstellung ist daher nicht von Dauer.

Frage: ***Bei mir wurden keine Intoleranzen festgestellt. Warum vertrage ich dennoch keine frischen Milchprodukte oder keine ballaststoffreichen Lebensmittel?***
Antwort: Frische Milchprodukte enthalten höhere Mengen an Probiotika als gewohnt, sodass diese kurzfristig zu Symptomen führen können, die an Laktoseunverträglichkeit denken lassen. Ähnlich verhält es sich auch bei ballaststoffreichen Lebensmitteln, die Präbiotika enthalten. Der Darm muss sich schlichtweg an die neue Bevölkerung gewöhnen. Entlasten kannst du deinen Bauch anfangs durch eine Kombination aus Gemüse und pflanzlichen Ölen (zum Beispiel Leinöl).

Frage: ***Kohlsorten, Bohnen oder auch Ballaststoffe blähen auf. Wie kann ich dagegen vorgehen?***
Antwort: Eine abwechslungsreiche Ernährung ist wichtig, dazu gehören auch gesunde Fette. Diese entlasten nämlich den Darm, indem sie dafür sorgen, dass die Nahrung länger im Magen verweilt. Kombiniere die Mahlzeiten daher immer mit pflanzlichen Fetten. Aber aufgepasst – auch die Menge ist wichtig. Tiefgekühltes Gemüse wie Kohl oder Bohnen blähen zudem weniger auf.

Frage: ***Hat es gesundheitliche Vorteile für Gesunde, sich glutenfrei und/oder laktosefrei zu ernähren?***
Antwort: Wenn du keine gesundheitlichen Probleme bei dem Verzehr von gluten- oder laktosehaltigen Produkten oder eine festgestellte Unverträglichkeit hast, gibt es keinen Grund, weshalb du diese Lebensmittel aus deinem Speiseplan streichen solltest. Meist enthalten gluten- oder laktosefreie Produkte mehr Zucker und Fett und daher im gleichen Zug auch mehr Kalorien, die eine Gewichtszunahme begünstigen.
Bei einer Zöliakiediagnose ist es allerdings nicht ungewöhnlich, dass auch die Möglichkeit auf eine Laktoseintoleranz besteht. Bei einer entzündeten Darmschleimhaut, wie es bei Zöliakie der Fall ist, kann das Enzym Laktase nicht in ausreichender Menge produziert werden. Die Laktoseintoleranz muss jedoch nicht von Dauer sein, sie kann nach dem Aufbau der Darmschleimhaut wieder verschwinden.

EIN PLÄDOYER GEGEN DIÄTEN: IST EIN VOLLSTÄNDIGER VERZICHT IMMER NOTWENDIG?

Es gibt immer mehr Menschen, die auf bestimmte Lebensmittel reagieren. Wer eine Nahrungsmittelintoleranz erfahren und diagnostiziert bekommen hat, wird oft übervorsichtig und streicht das Lebensmittel gänzlich aus der Ernährung. Ob es nun um Früchte, Getreide oder Milchprodukte geht, sie werden so gemieden, als ob sie giftig wären. Es werden strikte Ernährungstabellen aus dem Internet herangezogen, ausgedruckt und penibel befolgt.

DAS RICHTIGE MASS FINDEN

Dabei reagiert man oft auf das Zuviel von einem Lebensmittel. Ich rate dazu, die individuellen Toleranzgrenzen zu testen. Meist sind nicht genügend Enzyme vorhanden, um die übermäßige Zufuhr zu verarbeiten, man hätte aber genug, um kleinere Portionen gut zu verstoffwechseln. Jeder Patient ist individuell zu betrachten, denn Unverträglichkeiten lassen sich kaum pauschalisieren. Auch die Ernährungstabellen dienen lediglich als Orientierungshilfe. Eine gute Starthilfe zum Festlegen deiner Toleranzgrenzen kann dir mein Ernährungstagebuch geben. Es hilft, dir einen ersten Überblick zu verschaffen.

KURZZEITIGER VERZICHT BRINGT DEN DARM IN BALANCE

Auch gesunden Patienten wird oft geraten, auf bestimmte Lebensmittel vorsorglich zu verzichten, und das, obwohl keine handfeste Diagnose vorliegt und/oder die Situation des Patienten nicht ganzheitlich betrachtet wurde. Es ist nicht ungewöhnlich, wenn unser Bauch immer sensibler auf Lebensmittel reagiert, insbesondere wenn man einen Blick auf die Lebensmittelindustrie wirft. Ob es um neue Fertigprodukte mit Zusatzstoffen oder behandeltes Obst und Gemüse geht – es ist ganz normal, dass das unseren Darmbakterien nicht gefällt. Ein kurzzeitiger Verzicht tut gut und bringt den Darm in Balance, er ist aber nicht dauerhaft notwendig.

EINEN KURZEN BLICK AUF DAS GROSSE GANZE WERFEN

Es hilft auch oft, einen ganzheitlichen Blick auf die aktuelle Situation zu werfen. Hast du im letzten Jahr Antibiotika eingenommen? Hattest du letztens einen Magen-Darm-Infekt? Hast du aktuell Stress? Hast du dich in letzter Zeit schlecht ernährt? All das können Ursachen für eine vorübergehende Sensibilität gegenüber bestimmten Lebensmitteln sein und könnte ein Zeichen dafür sein, dass der Darm besser gepflegt sein möchte und nach einer adäquaten Lebensmittelzusammenstellung schreit. Sobald wieder Ruhe eingekehrt ist, kann sich auch ein sensibler Bauch wieder fangen und die nicht vertragenen Lebensmittel können wahrscheinlich wieder gegessen werden. Das Motto lautet stets: In Maßen, nicht in Massen!

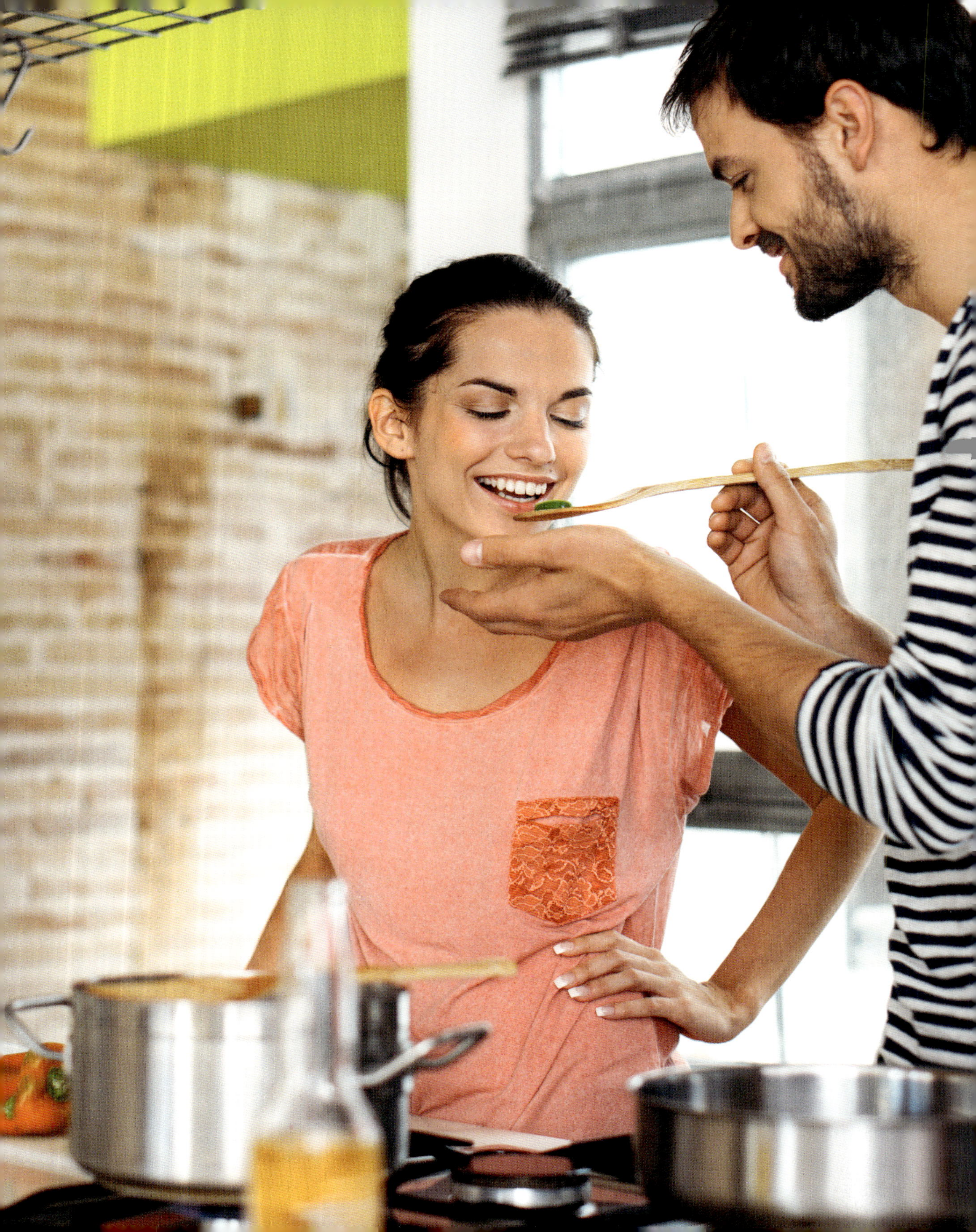

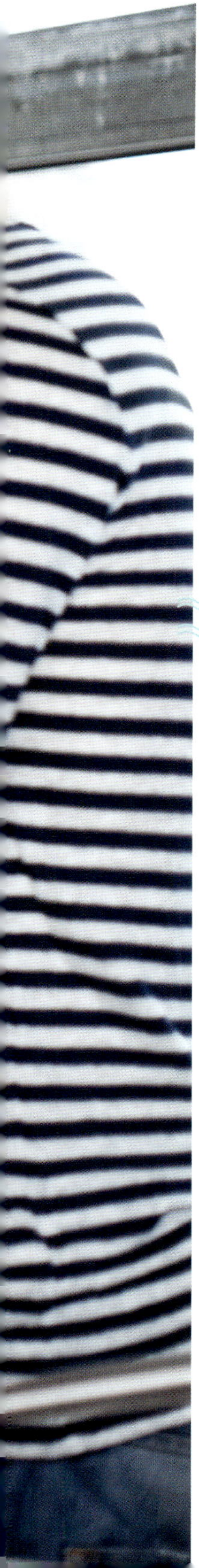

Bauchfreundliche Rezepte für einen unbeschwerten Genuss

Die Rezepte habe ich speziell entwickelt, wenn du unter einer Nahrungsmittelunverträglichkeit leidest. Ich möchte dich mit ihnen inspirieren und dich zum kreativen Kochen anregen, damit mehr Abwechslung in deinen Alltag einkehrt. In jedem Rezept sind Symbole abgebildet, die zeigen, ob das Rezept für dich und deinen Bauch verträglich ist. Auch enthalten nahezu alle Rezepte hilfreiche Tipps für sensible Bäuche, die das Verständnis von Nahrungsmittelunverträglichkeiten stärken. Sollte ein Rezept aufgrund der einen oder anderen Zutat nicht für deine Intoleranz geeignet sein, kannst du es entsprechend der Lebensmittellisten an deine Bedürfnisse anpassen. Während der Karenzphase empfehle ich dir außerdem, dass du die Rezepte anhand der Tabellen einschätzt und gegebenenfalls die erlaubten Mengen ausrechnest – dies ist hauptsächlich bei fruktosearmer Ernährung (siehe Tabelle auf Seite 51–54) sinnvoll. Viel Spaß beim Nachkochen!

PS: Weitere leckere Rezepte gibt es auf meiner Website www.bauchgeschichten.com.

glutenfrei *laktosefrei* *FODMAP-arm*
histaminarm *fruktosearm*

FRÜHSTÜCK

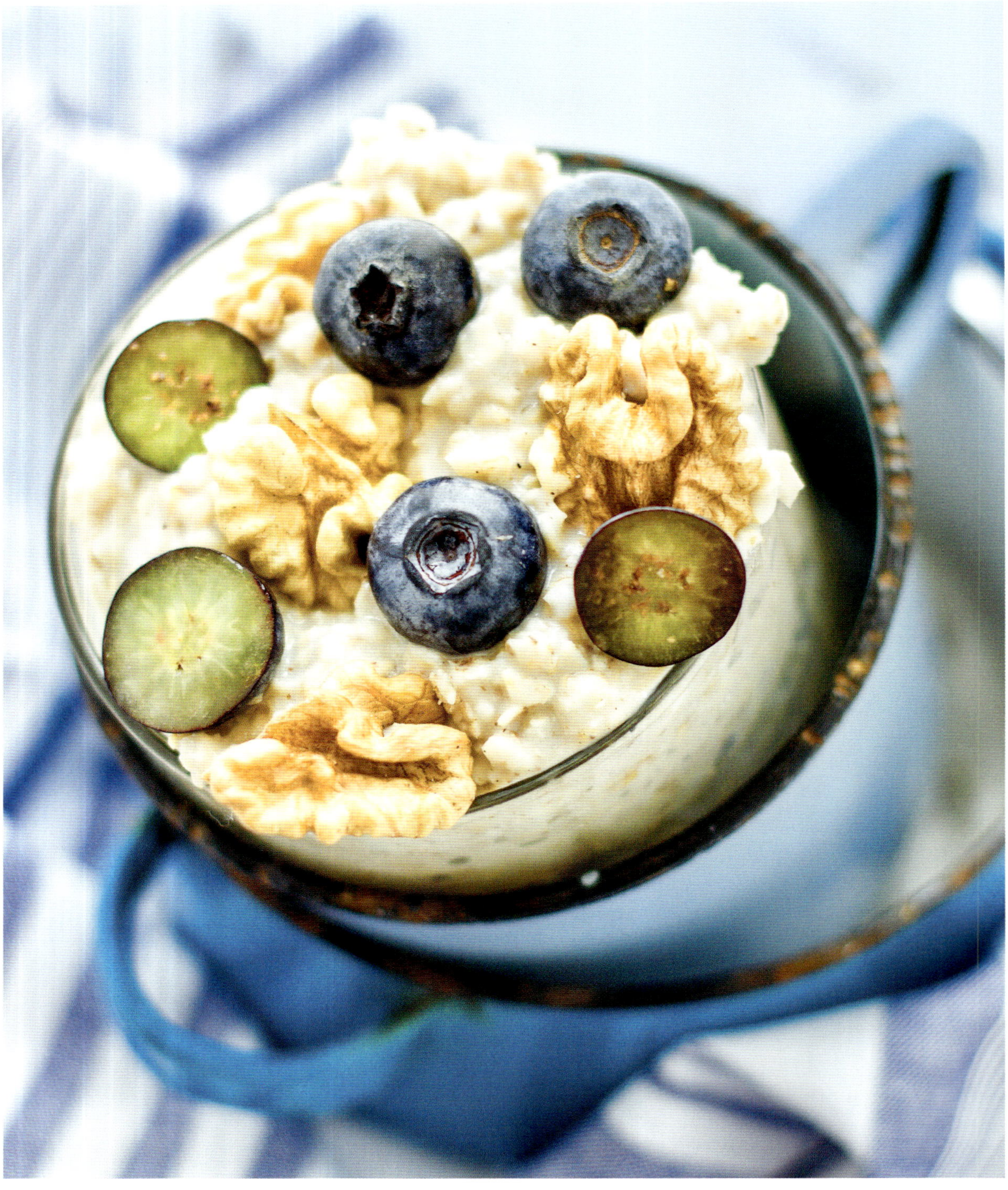

DER KLASSIKER: BLAUBEER-PORRIDGE

Zubereitungszeit: 10 Minuten
Kalorien pro Portion: 345 kcal

Zutaten (für 1 Portion)
50 g zarte Haferflocken, glutenfrei
3 g Zimt
1 Prise Salz
60 ml Hafermilch
60 ml Wasser
5 ml Ahornsirup oder 10 ml Reissirup
½ grüne Banane
5 Walnüsse
50 g frische Blaubeeren

Zubereitung
1. Die Haferflocken mit Zimt und Salz kurz in einem Topf rösten und mit Hafermilch sowie Wasser ablöschen. Direkt von der Kochstelle nehmen und circa 5 Minuten quellen lassen.
2. Ahornsirup unterrühren.
3. Die Banane mit einer Gabel zerdrücken und unter den Porridge mischen. Mit Walnüssen und Blaubeeren servieren.

Tipp für sensible Bäuche

Eine Alternative zu Haferflocken ist Hirse. Sie ist glutenfrei und daher insbesondere für alle grummelnden Bäuche bekömmlich. Lass dich beim nächsten Rezept inspirieren!

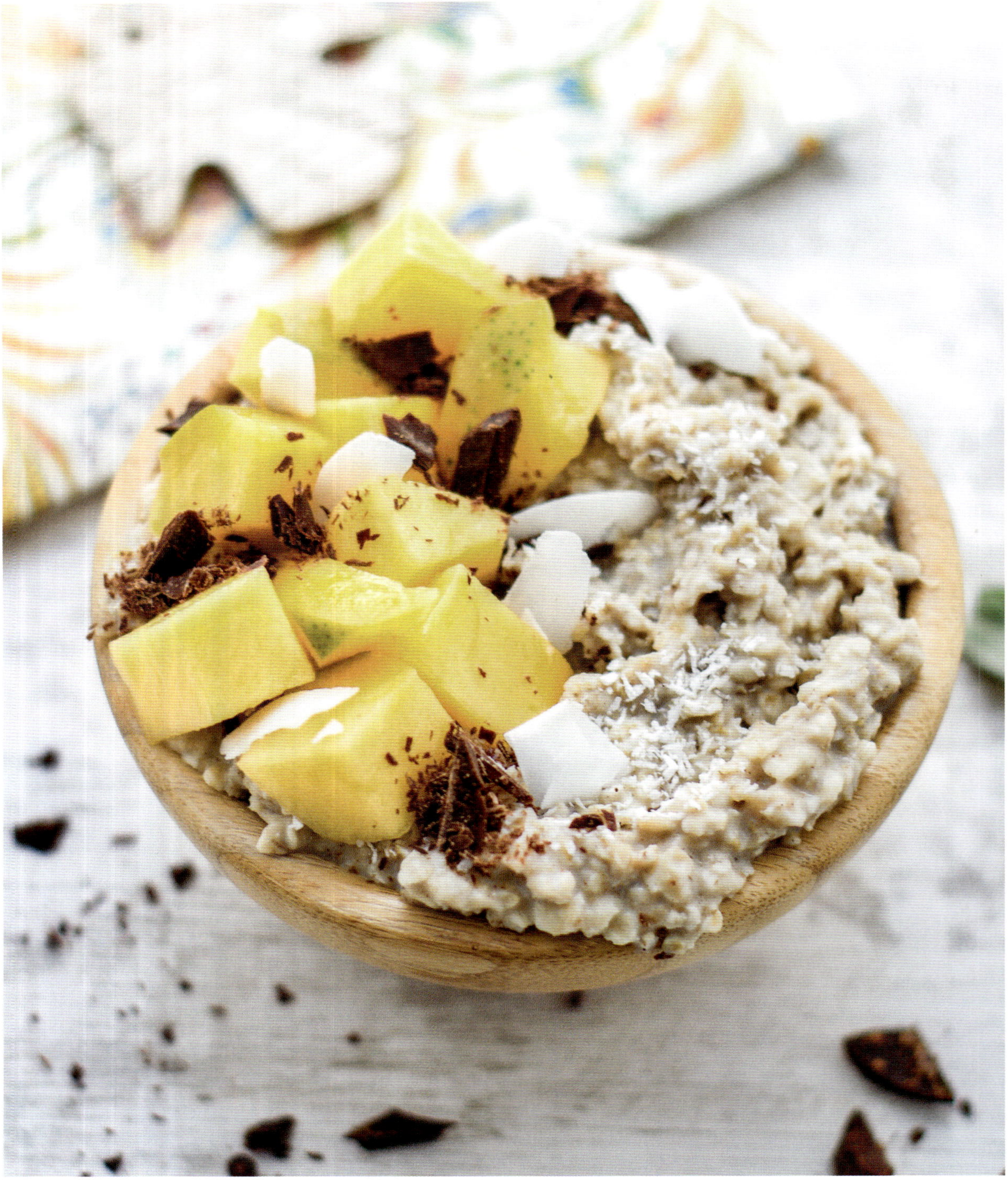

DIE ALTERNATIVE: HIRSE-PORRIDGE

Zubereitungszeit: 30 Minuten
Kalorien pro Portion: 365 kcal

Zutaten (für 1 Portion)

60 g Hirse
1 Prise Salz
100 ml Kokosmilch (alternativ: Mandelmilch)
10 g Kokosraspeln
3 g Kurkuma
5 ml Ahornsirup
½ Papaya
2 Stückchen Zartbitterschokolade

Zubereitung

1. Die Hirse unter fließendem Wasser so lange waschen, bis das Wasser klar ist. Die Hirse nach Packungsanweisung circa 25 Minuten lang im gesalzenen Wasser kochen.
2. Die Kokosmilch erwärmen und zusammen mit den Kokosraspeln, Kurkuma und Ahornsirup unter die Hirse mischen.
3. Mit Papaya und gehackter Zartbitterschokolade garnieren.

Tipp für sensible Bäuche

Wenn möglich, verwende frische Kurkuma. Bei Kurkumapulver empfehle ich zusätzlich eine Prise Pfeffer, um die Bioverfügbarkeit der gesundheitsfördernden bioaktiven Nährstoffe zu erhöhen.

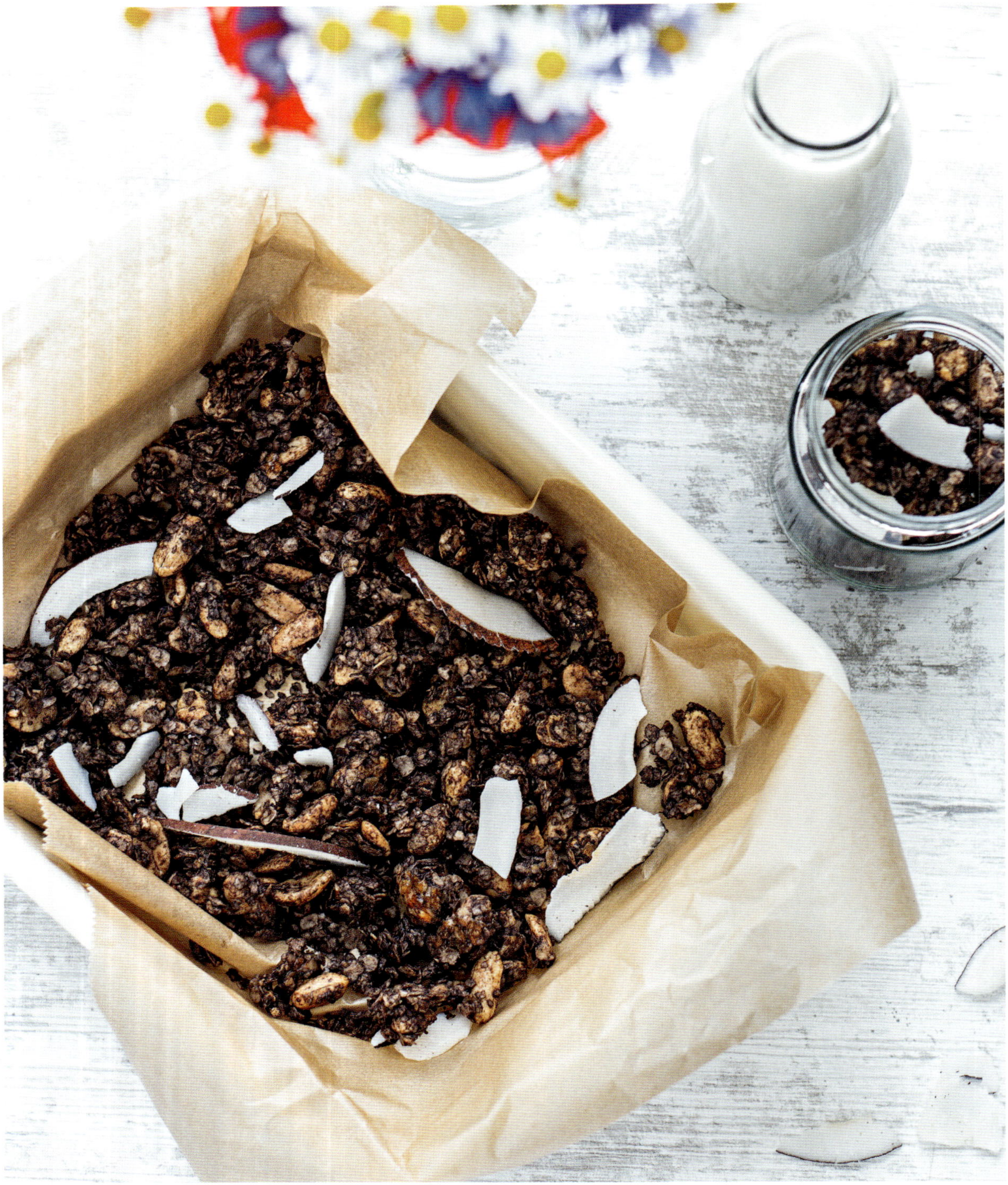

CHOCOLATE-CINNAMON-GRANOLA

Zubereitungszeit: 20 Minuten
Kalorien pro Portion: 245 kcal

Zutaten (für 7 Portionen)

200 g Dinkelflocken (glutenfrei)
40 g Sonnenblumenkerne
80 g Macadamianüsse / Pekannüsse
30 g Kokoschips
5 g roher Kakao
3 g Zimt
1 Prise Meersalz
20 ml Kokosöl
20 g Ahornsirup oder 50 g Reissirup

Zubereitung

1. Den Ofen auf 150 °C Umluft vorheizen.
2. Alle trockenen Zutaten in einer Schüssel gründlich vermengen.
3. In einem Topf Kokosöl mit Ahornsirup circa 5 Minuten bei mittlerer Hitze verrühren und erwärmen. Anschließend unter die Trockenmischung geben.
4. Ein Blech mit Backpapier auslegen und das Granola darauf gleichmäßig verteilen.
5. Das Granola circa 10–12 Minuten backen. Die letzten Minuten möglichst beobachten, damit die Nüsse nicht anbrennen (das passiert manchmal schneller als gedacht).

VON ORANGEN GEKÜSSTER ZIMT-GRANOLA

Zubereitungszeit: 20 Minuten
Kalorien pro Portion: 190 kcal

Zutaten (für 7 Portionen)

200 g kernige Haferflocken, glutenfrei
40 g Walnüsse
30 g Kokoschips
3 g Zimt
1 Prise Meersalz
etwas Kokosöl
40 g Reissirup
20 ml Orangensaft

Zubereitung

1. Den Ofen auf 150 °C Umluft vorheizen.
2. Alle trockenen Zutaten in einer Schüssel gründlich vermengen.
3. In einem Topf Kokosöl mit Sirup circa 5 Minuten bei mittlerer Hitze verrühren und erwärmen. Anschließend zusammen mit dem Orangensaft unter die Trockenmischung geben. 10 Minuten ziehen lassen.
4. Ein Blech mit Backpapier auslegen und das Granola darauf verteilen.
5. Das Granola circa 10–12 Minuten backen. Die letzten Minuten beobachten, damit die Nüsse nicht anbrennen (das passiert manchmal schneller als gedacht).

Tipp für sensible Bäuche

Müsli oder Cornflakes aus dem Supermarkt enthalten oft Unmengen an Zucker und anderen Zusätzen, die sich negativ auf die Darmgesundheit auswirken. Selbst gemachte Granola ist einfach in der Zubereitung, liefert Ballaststoffe und macht süchtig! Achte bei FODMAP-armer Ernährung auf die Dosierung. Eine Handvoll Granola zum Frühstück ist ausreichend und übersteigt die Dosis der FODMAPs nicht.

KEFIR-SHAKE MIT ZIMT

Zubereitungszeit: 10 Minuten
Kalorien pro Portion: 300 kcal

Zutaten (für ca. 250 ml)
80 g Honigmelone
200 ml Kefir
10 g Reissirup
etwas Vanillemark
1 Prise Zimt

Zubereitung
1. Das Fruchtfleisch der Honigmelone in grobe Stücke schneiden.
2. Alle Zutaten gründlich in einem Mixer bei hoher Geschwindigkeit pürieren.

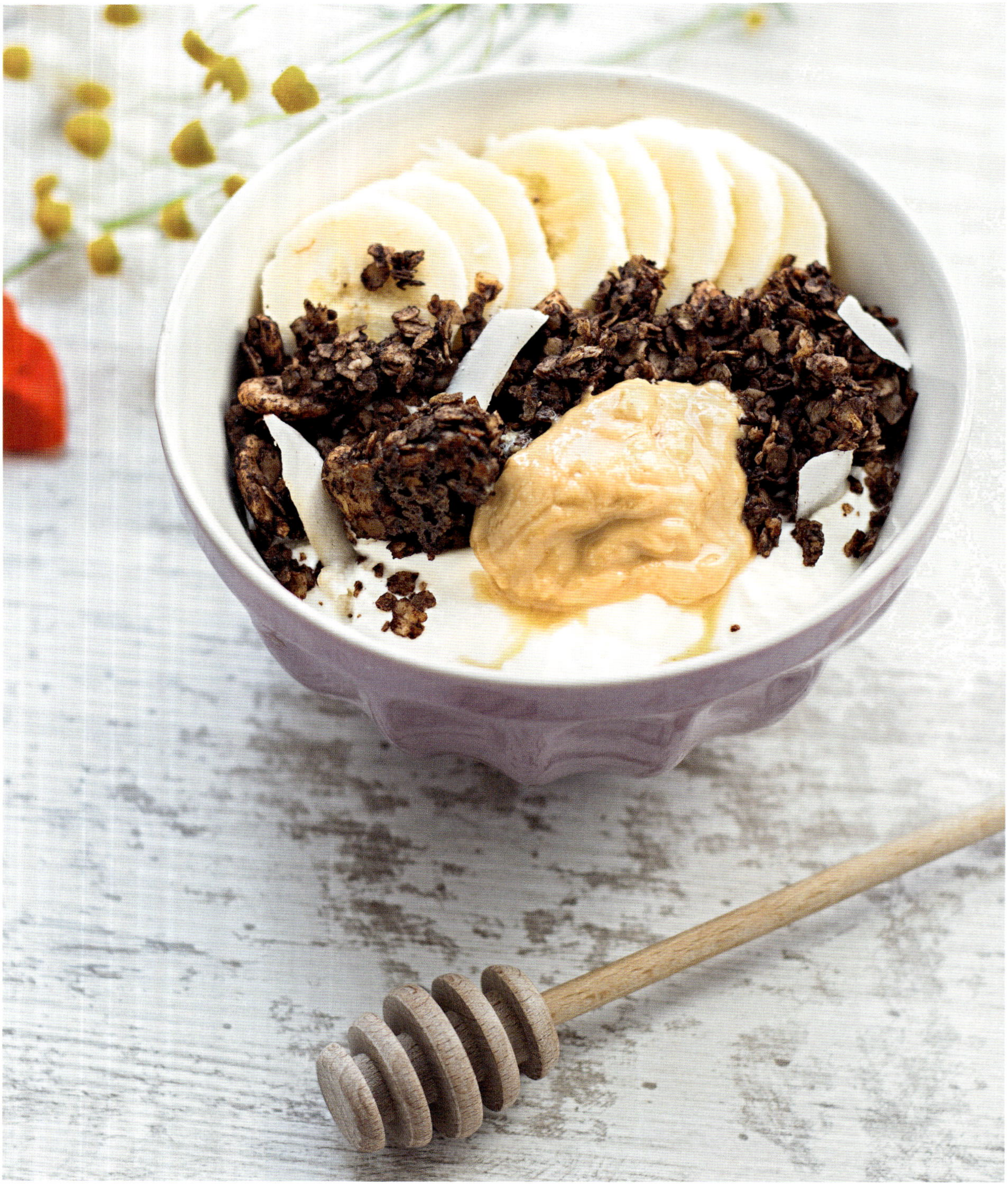

JOGHURT-BOWL MIT ERDNUSSMUS

Zubereitungszeit: 5 Minuten
Kalorien pro Portion: 410 kcal

Zutaten (für 1 Portion)

150 g Naturjoghurt, laktosefrei; 3,8 % Fett
½ Banane (grün)
50 g Homemade Chocolate-Cinnamon-Granola
10 g Erdnussmus

Zubereitung

1. Den Joghurt in eine kleine Schüssel geben. Die Banane in Scheiben schneiden und auf dem Joghurt verteilen.
2. Anschließend mit Granola (Rezept siehe Seite xxx) und dem Erdnussmus anrichten.

Tipp für sensible Bäuche

Haferflocken und grüne Bananen liefern resistente Stärke, die präbiotisch auf unsere Darmflora wirkt.

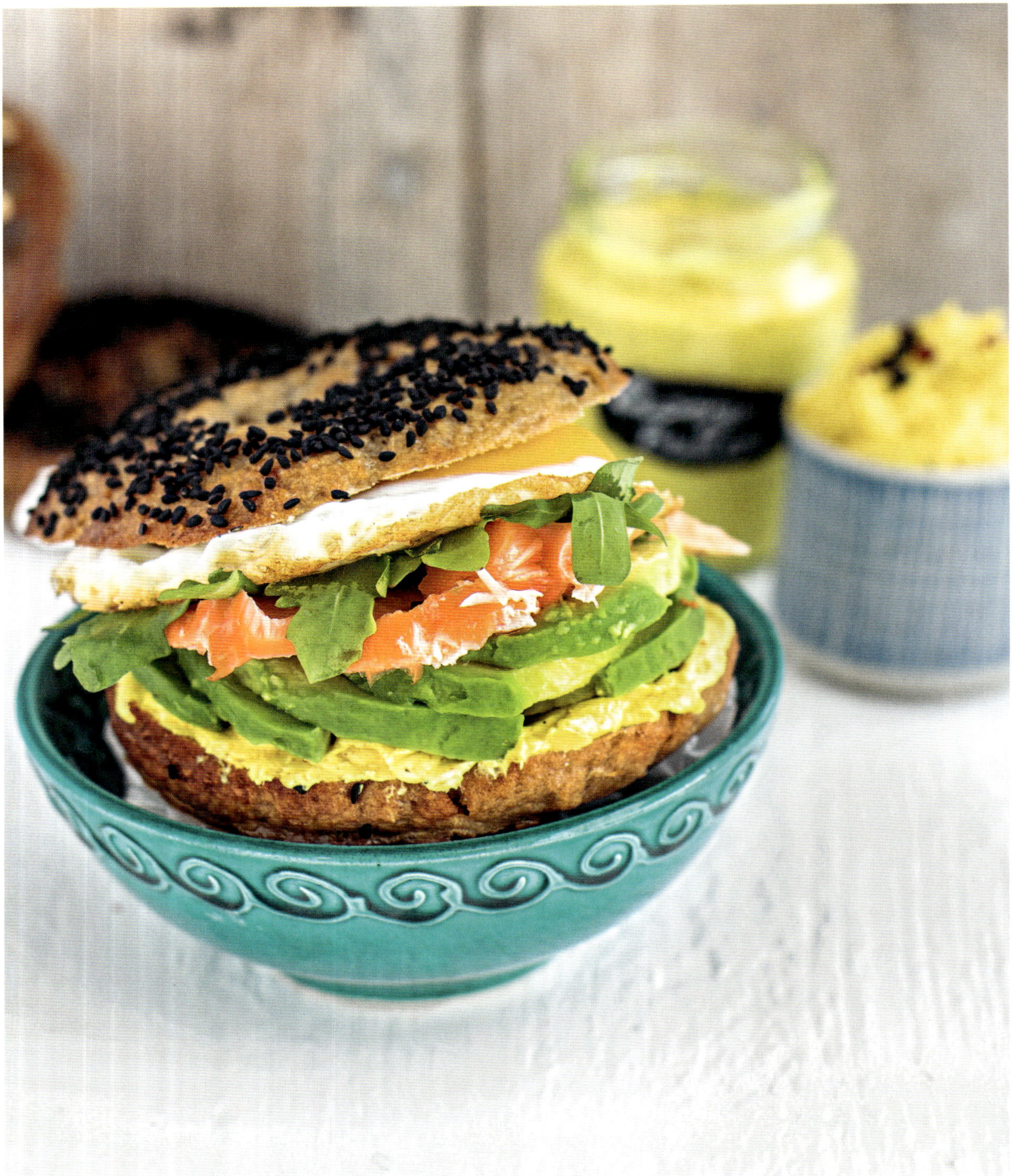

LACHS-BAGEL MIT CURRY-BUTTER

Zubereitungszeit: 20 Minuten
Kalorien pro Portion: 630 kcal

Zutaten (für 2 Bagels)

150 g Lachs, frisch
Salz
schwarzer Pfeffer aus der Mühle
2 Eier
etwas Olivenöl
1 Avocado
2 Bagels mit Schwarzkümmel
Curry-Butter
1 Handvoll Rucola

Zubereitung

1. Den Ofen auf 160 °C Ober-/Unterhitze vorheizen.
2. Den Lachs auf einem Backblech platzieren, mit Salz und Pfeffer würzen und circa 20 Minuten garen.
3. In der Zwischenzeit Spiegeleier in einer Pfanne mit Öl zubereiten. Die Avocado halbieren, entkernen und in dünne Scheiben schneiden.
4. Die Bagels waagerecht halbieren und die Schnittflächen mit der Curry-Butter (Rezept siehe Seite 233) bestreichen. Anschließend mit Avocadoscheiben, Lachsstücken, Rucola und Spiegelei belegen.

Tipp für sensible Bäuche

Fisch ist eine wertvolle Quelle für gute Fette, die Omega-3-Fettsäuren. Daher versuche ich, Fisch mindestens einmal pro Woche in meinen Speiseplan aufzunehmen. Die Omega-3-Fettsäuren haben eine entzündungshemmende Wirkung und beruhigen somit deinen Bauch.

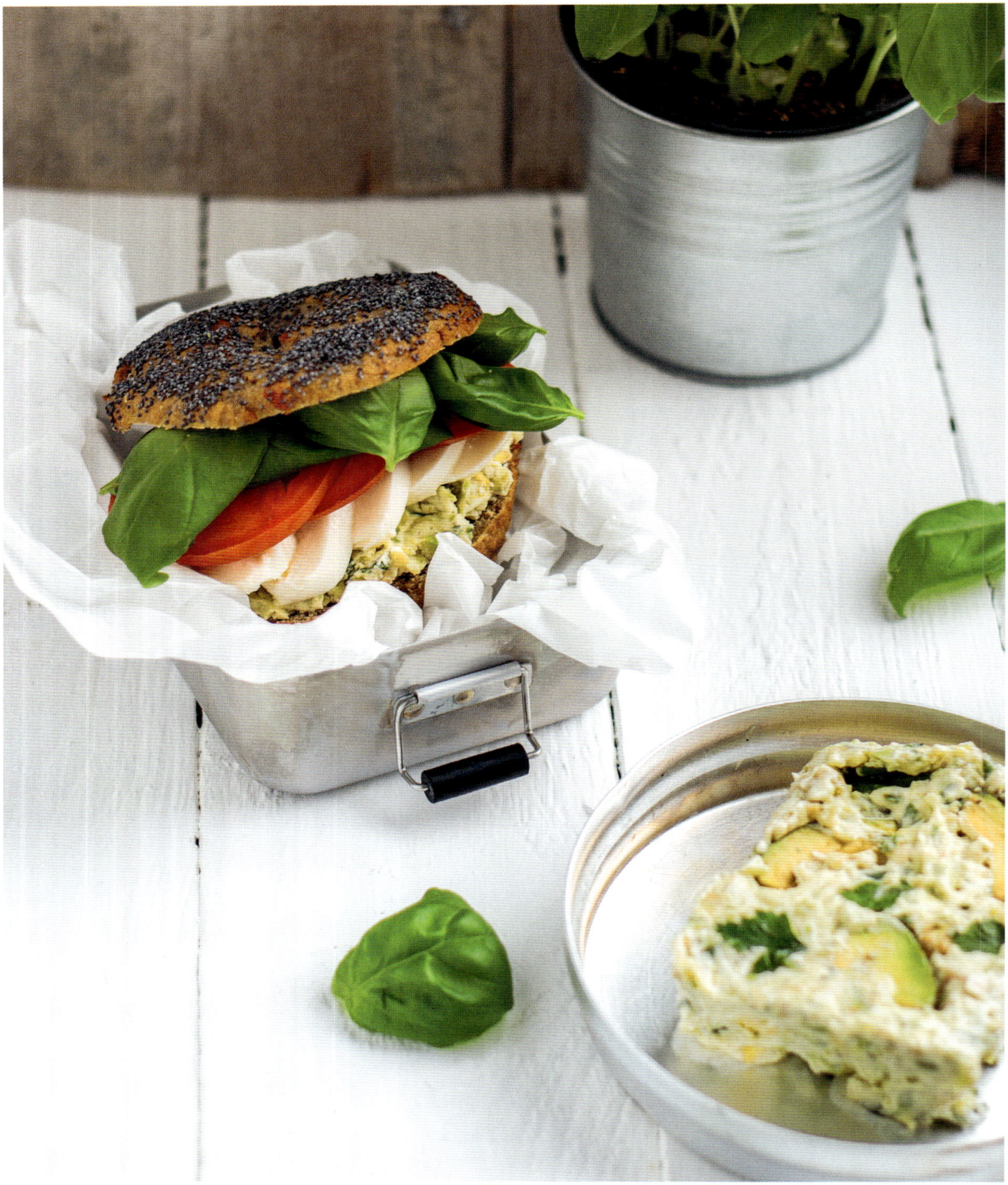

TOMATE-MOZZARELLA-BAGEL MIT AVOCADO-BUTTER

Zubereitungszeit: 5 Minuten
Kalorien pro Portion: 570 kcal

Zutaten (für 2 Bagels)

1 Tomate
125 g Mozzarella
2 Bagels mit Mohn
Avocado-Butter
1 Handvoll Basilikumblätter

Zubereitung

1. Die Tomate in dünne Scheiben schneiden, ebenso mit dem Mozzarella verfahren.
2. Bagels waagerecht halbieren und die Schnittflächen mit Avocado-Butter (Rezept siehe Seite 235) bestreichen. Anschließend mit Tomaten, Mozzarellascheiben und Basilikum belegen.

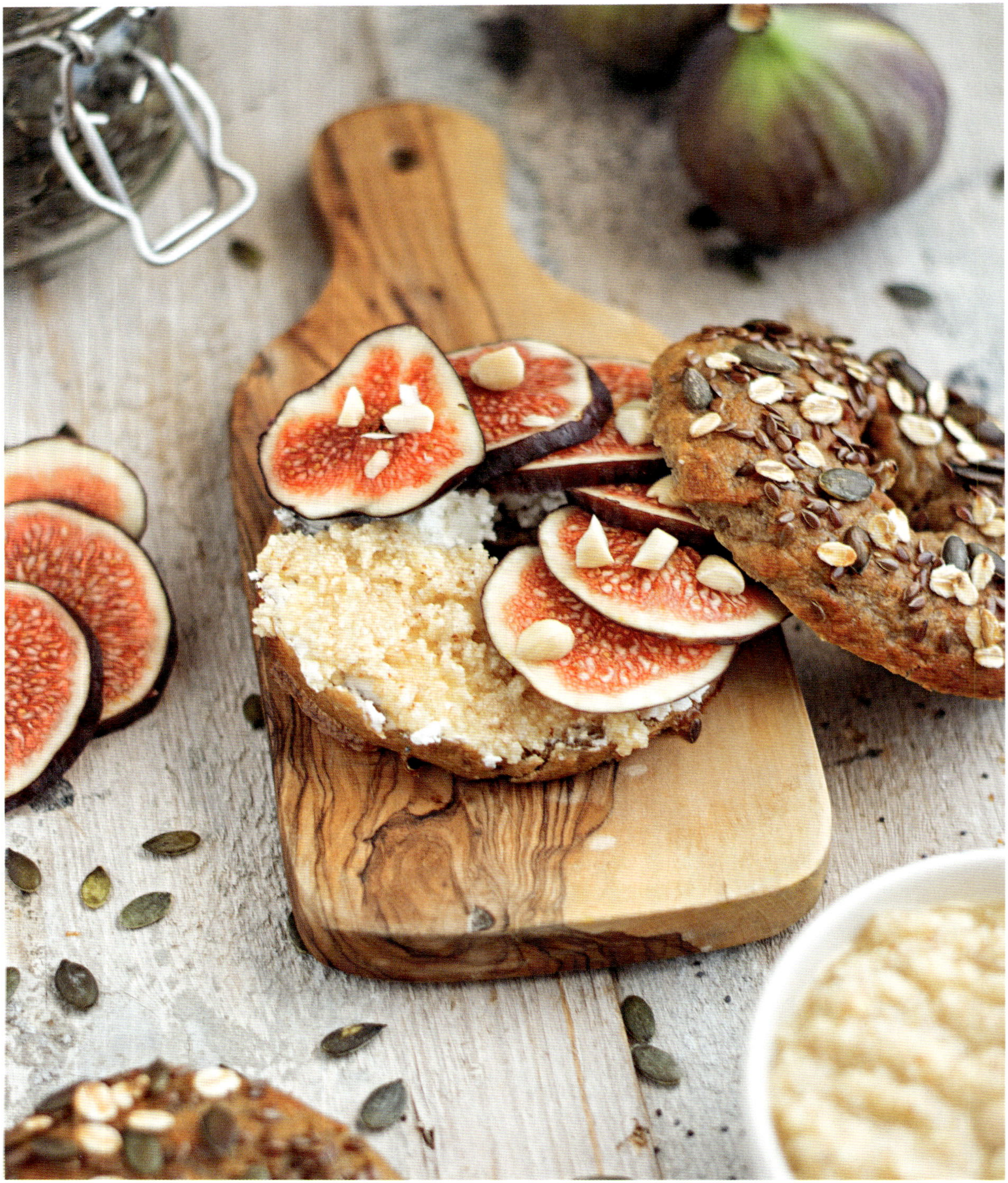

MANDEL-FEIGEN-BAGEL

Zubereitungszeit: 5 Minuten
Kalorien pro Portion: 650 kcal

Zutaten (für 2 Bagels)

2 Feigen
2 Bagels mit Müsli-Topping
30 g Frischkäse, laktosefrei
Mandel-Vanille-Aufstrich

Zubereitung

1. Die Feigen in dünne Scheiben schneiden.
2. Die Bagels waagerecht halbieren und die Schnittflächen mit Frischkäse und dem Mandel-Vanille-Aufstrich (Rezept siehe Seite 239) bestreichen. Anschließend mit der Feige belegen.

Tipp für sensible Bäuche

Einige Studien deuten darauf hin, dass der regelmäßige Verzehr von 25 Gramm Nüssen pro Tag eine schützende Wirkung vor Darmkrebs hat. Es scheint so, dass dadurch die körpereigene Abwehr von reaktiven Sauerstoffspezies aktiviert wird. Ich empfehle, einmal am Tag eine kleine Handvoll Nüsse zu essen, denn Nüsse sind auch – erwiesenermaßen – Brainfood!

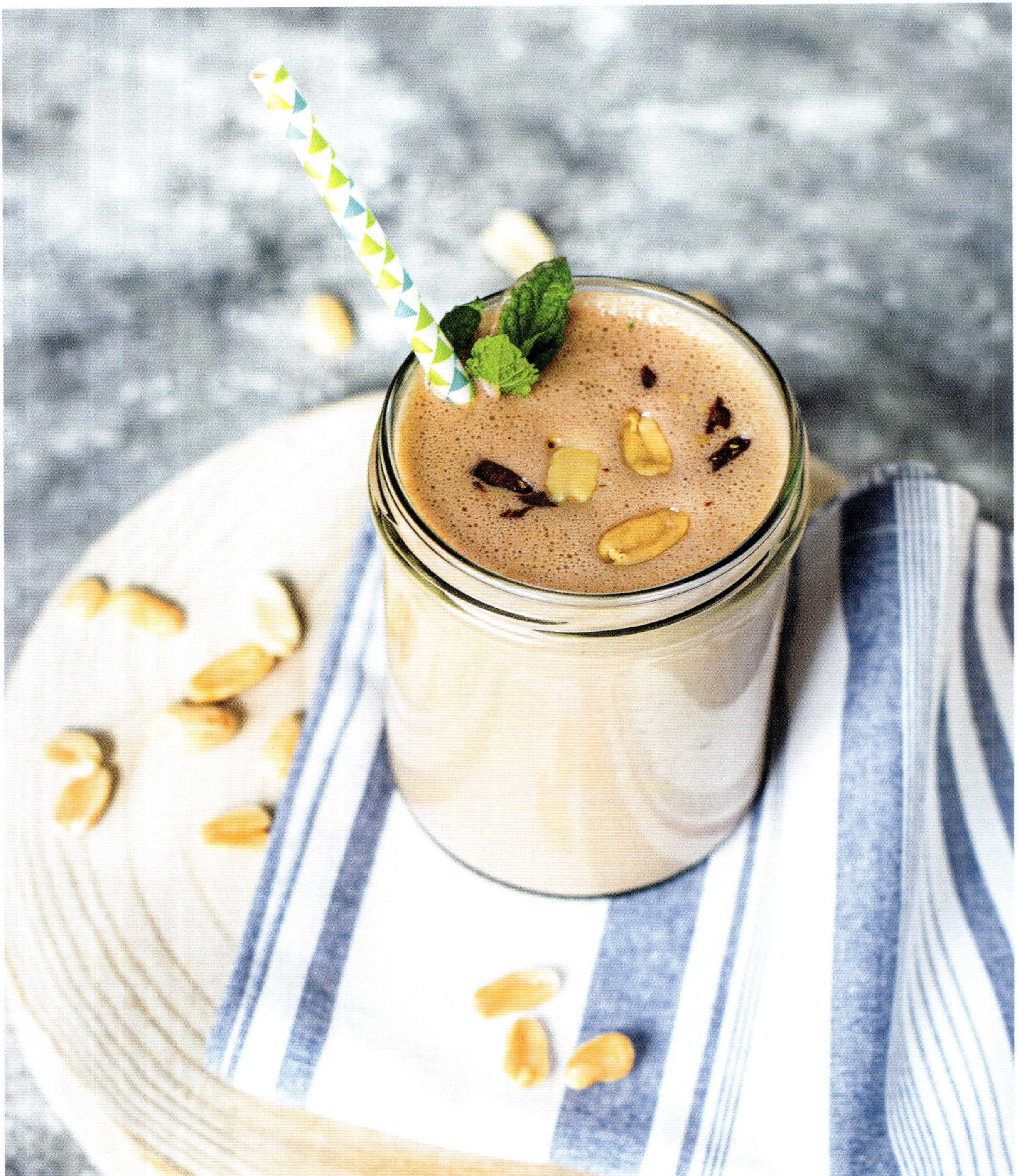

MANDEL-AVOCADO-SHAKE

Zubereitungszeit: 10 Minuten
Kalorien pro Portion: 425 kcal

Zutaten (für ca. 250 ml)

½ Avocado
½ grüne Banane
250 ml Mandelmilch, ungesüßt
10 g Erdnussbutter
10 g Reissirup
4 Eiswürfel
1 Prise Zimt
1 Prise Himalajasalz

Zubereitung

1. Die Avocado halbieren und entsteinen. Die Banane von der Schale befreien.
2. Alle Zutaten gründlich in einem Mixer bei hoher Geschwindigkeit pürieren.

Tipp für sensible Bäuche

Grüne Bananen werden bei Fruktoseintoleranz besser vertragen als reife Früchte, da der Zuckeranteil deutlich geringer ist.

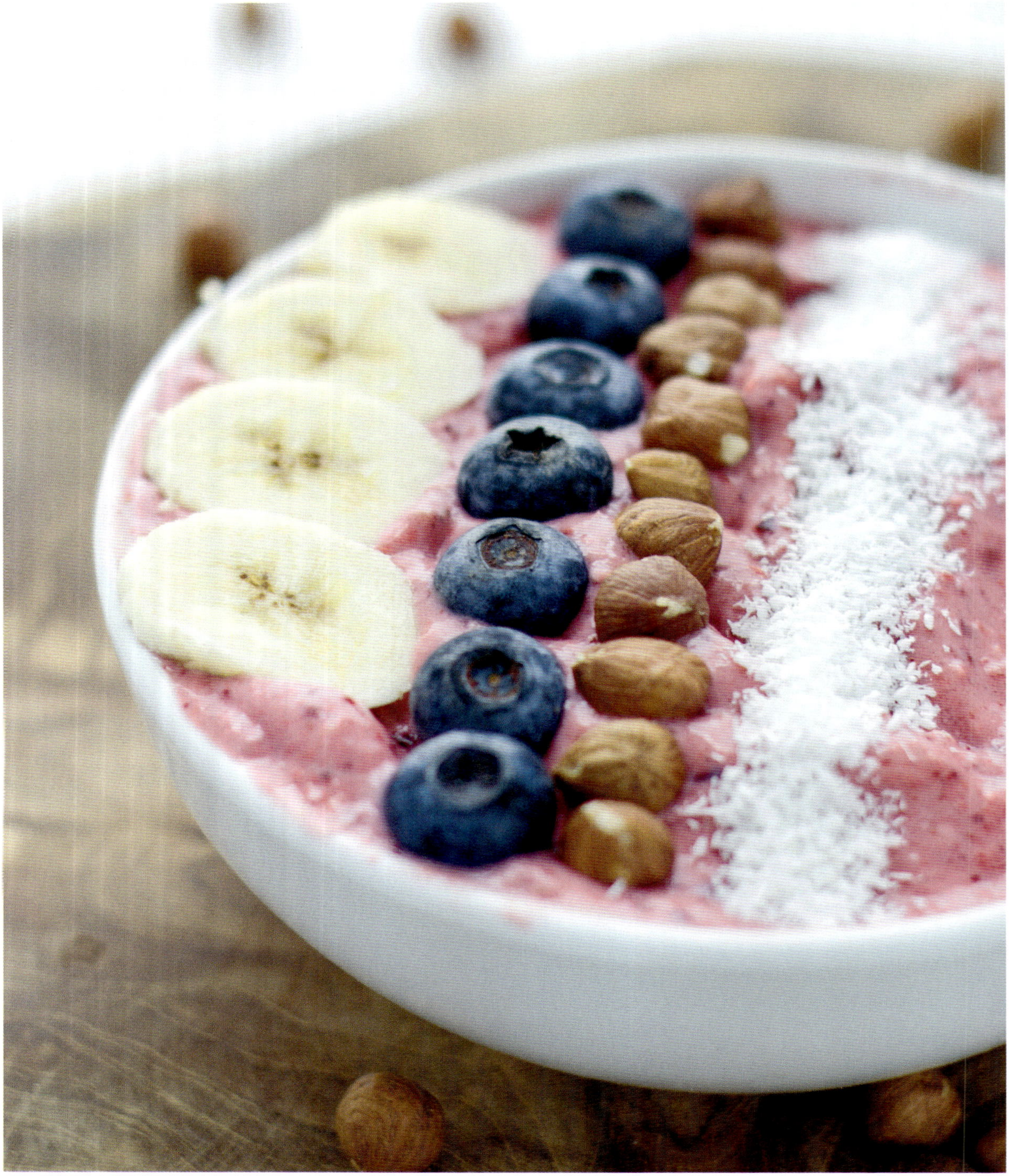

BERRY POWER SMOOTHIE BOWL

Zubereitungszeit: 5 Minuten
Kalorien pro Portion: 270 kcal

Zutaten (für 1 Portion)

50 g tiefgefrorene Blaubeeren
½ Banane (grün)
150 ml Wasser
20 g Haferflocken, glutenfrei
5 g Leinsamen
5 g Hanfsamen
Kokosraspeln zum Garnieren
Haselnüsse zum Garnieren
etwas Obst nach Wahl zum Garnieren

Zubereitung

1. Beeren, Banane, Wasser, Haferflocken, Leinsamen und Hanfsamen mit einem Pürierstab fein zu einem Smoothie pürieren.
2. Anschließend in einer Schüssel mit Kokosraspeln, Haselnüssen und Obst nach Wahl garnieren.

Tipp für sensible Bäuche

Möchtest du deinem Darm zusätzlich Gutes tun? Dann ersetze das Wasser durch Kefir und püriere das Obst nur grob. Das zusätzliche Kauen sorgt für eine angenehme Sättigung. Bei Durchfall sind Tiefkühlobst und -gemüse besonders bekömmlich.

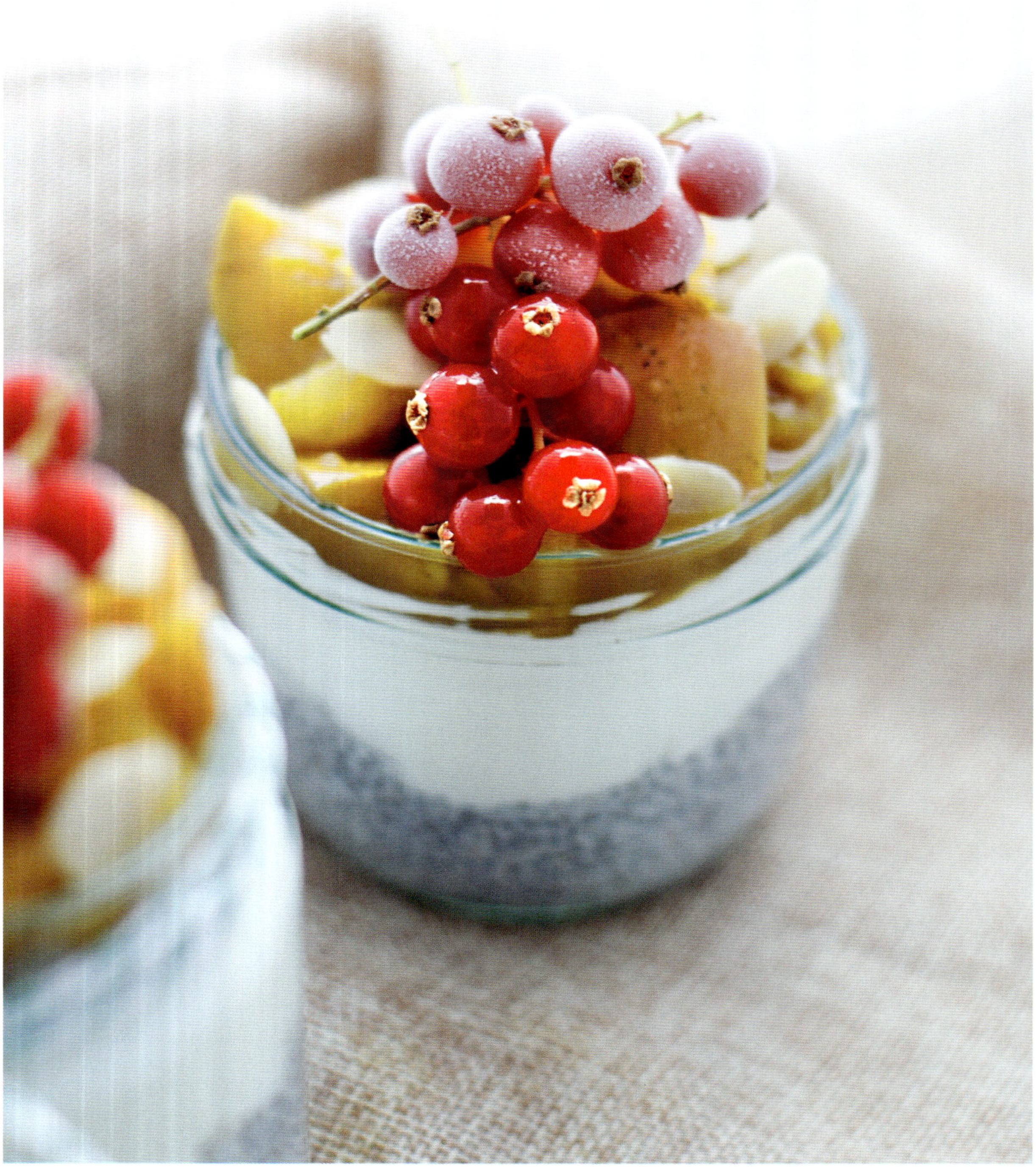

GESCHICHTETES MANGO-CHIA-DESSERT

Zubereitungszeit: 20 Minuten
Kalorien pro Portion: 245 kcal

Zutaten (für 1 Portion)

10 g Chiasamen
1 Prise Zimt
100 ml Kokosdrink, ungesüßt
5 g Butter
60 g Mango
Mandelblättchen zum Garnieren
50 g Naturjoghurt, laktosefrei; 3,8 % Fett
1 Handvoll Johannisbeeren

Zubereitung

1. Die Chiasamen mit Zimt und Kokosdrink verrühren und circa 10 Minuten im Kühlschrank quellen lassen.
2. In der Zwischenzeit die Butter im Wasserbad zerlassen, Mango und Mandelblättchen in einen Topf mit der geschmolzenen Butter geben. Bei mittlerer Hitze circa 5 Minuten köcheln lassen.
3. Den fertigen Chia-Pudding in eine Schüssel füllen, Joghurt auf den Pudding geben und mit der warmen Mango-Mandel-Mischung sowie Johannisbeeren garnieren.

Tipp für sensible Bäuche

Bei alltäglichen Problemen wie Blähungen und Verstopfung empfehle ich, die Chiasamen durch zarte Haferflocken zu ersetzen. Außerdem bitte – vor allem bei der Variante mit Chiasamen – auf eine ausreichende Flüssigkeitszufuhr achten.

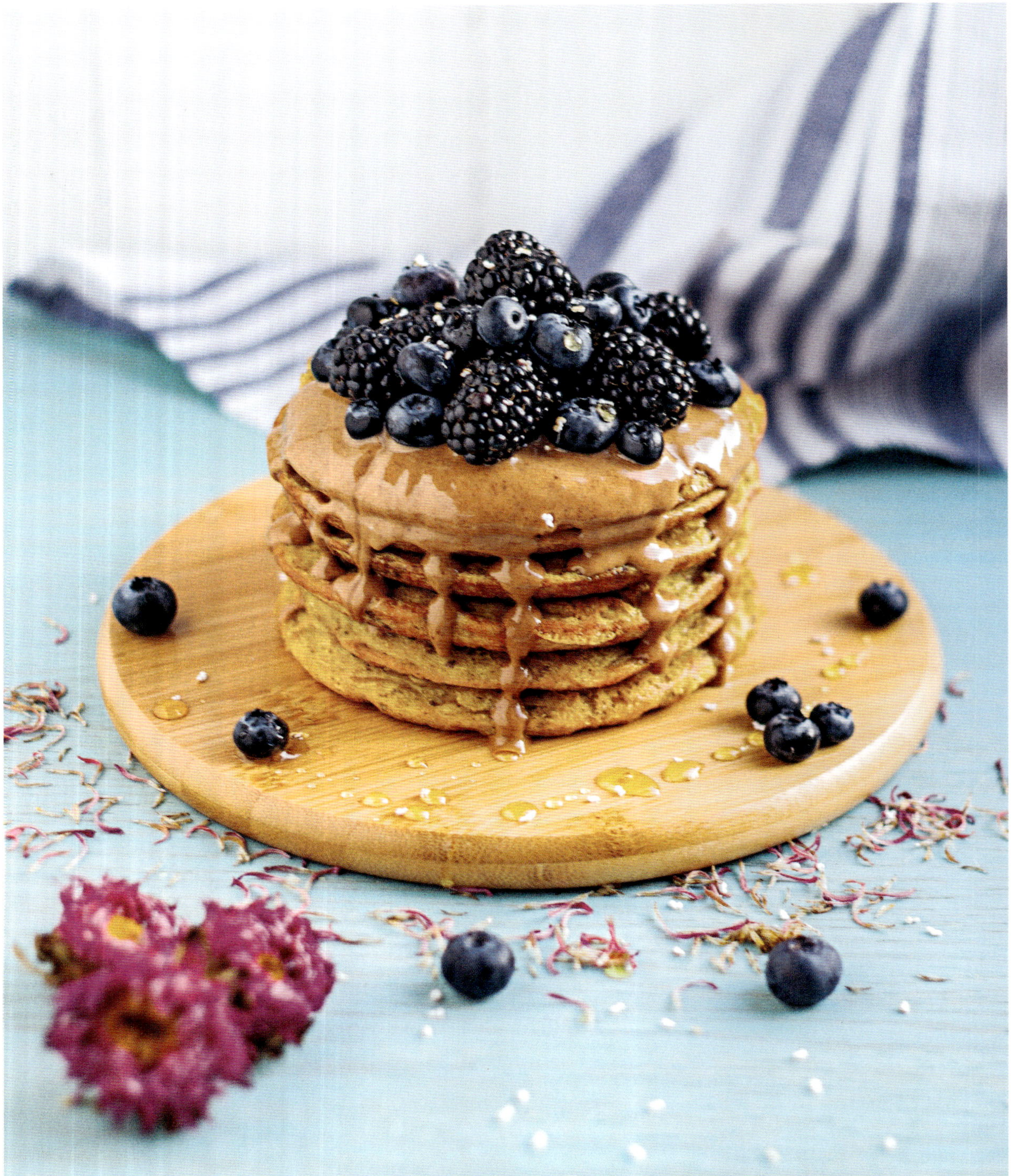

KÜRBIS-BUCHWEIZEN-PANCAKES

Zubereitungszeit: 20 Minuten
Kalorien pro Portion: 380 kcal

Zutaten (für 2 Portionen)

100 g Buchweizenmehl
50 g Quark, laktosefrei
30 g Kürbispüree
20 g Mandelmus
15 g Leinsamen
25 g Reissirup
1 Ei
1 Prise Salz
Öl zum Braten
150 g Blaubeeren
und/oder Brombeeren

Zubereitung

1. Alle Zutaten (bis auf die Beeren und das Öl) in einer Rührschüssel mit einem Schneebesen oder Handmixer gut vermengen.
2. Eine Pfanne mit etwas Öl erhitzen und mit einer Schöpfkelle den Teig in die Pfanne geben. Bei mittlerer Hitze braten lassen, bis sich Blasen an der Oberfläche bilden. Die Pancakes umdrehen und von der anderen Seite fertig braten. Damit die Pancakes warm bleiben, kannst du sie in den Backofen bei 50 °C geben oder alternativ in eine Schüssel mit Deckel.
3. Die Früchte und andere gewünschte Beilagen vorbereiten – Beeren unter fließendem Wasser abbrausen, verlesen – und mit den Pancakes servieren.

Tipp für sensible Bäuche

Das Kürbispüree liefert zusätzliche Ballaststoffe und eine natürliche Süße für die Pancakes. Außerdem sorgt der Quark dafür, dass sie schön fluffig werden

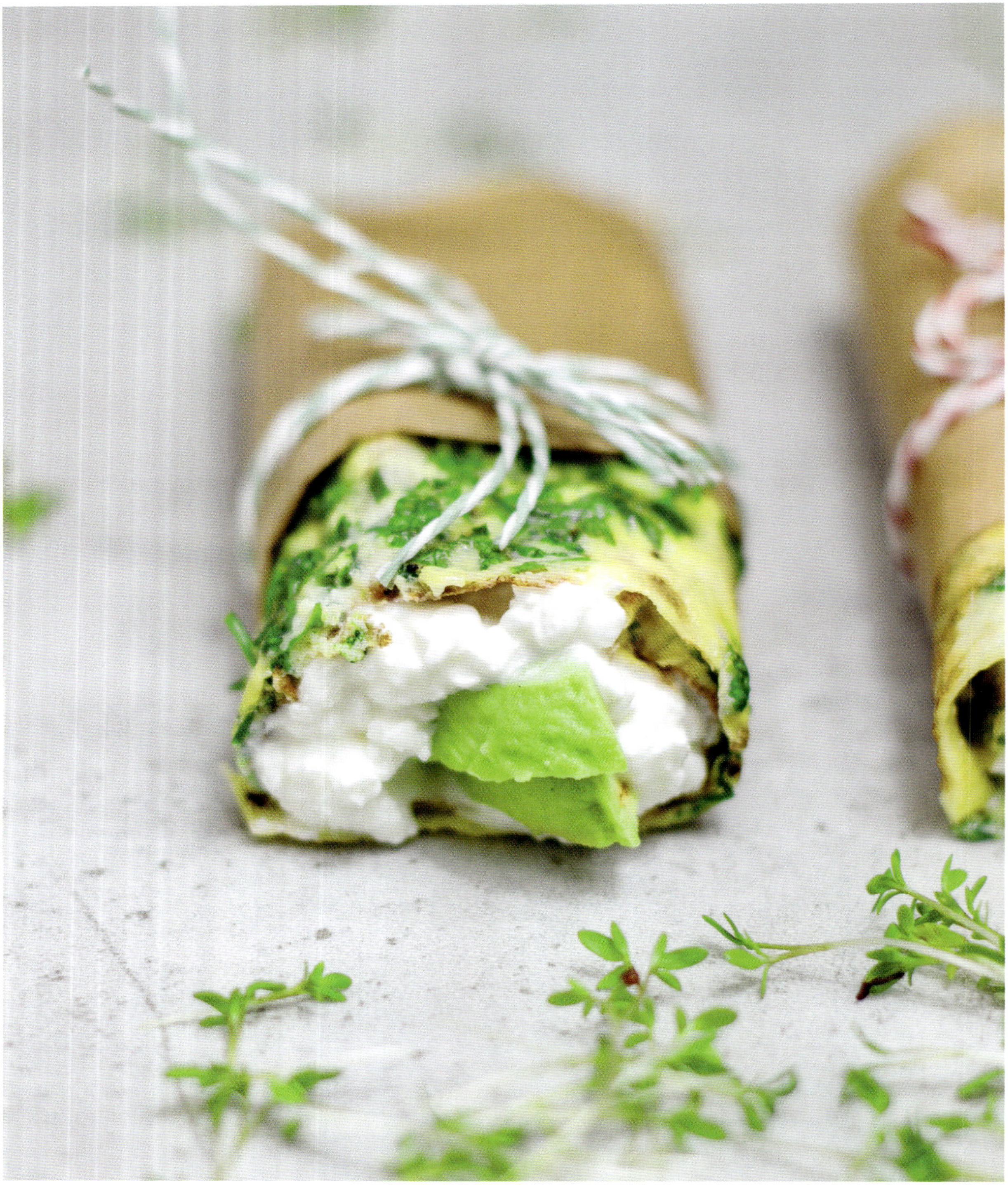

ZARTES KRÄUTEROMELETT MIT AVOCADO

Zubereitungszeit: 20 Minuten
Kalorien pro Portion: 380 kcal

Zutaten (für 2 Portionen)

1 Bund Petersilie
2 Eier
10 ml Mandelmilch
Salz
schwarzer Pfeffer aus der Mühle
etwas Olivenöl
100 g Speisequark, laktosefrei
½ Avocado
nach Belieben Gurke
frische Kresse

Zubereitung

1. Petersilie waschen, abtropfen lassen und fein hacken.
2. Eier mit Mandelmilch, Salz, Pfeffer und der Petersilie verquirlen.
3. Olivenöl in einer beschichteten Pfanne bei mittlerer Hitze erhitzen und über die gesamte Fläche verteilen. Die Hälfte der Ei-Milch-Kräuter-Mischung in die Pfanne geben und durch Schwenken gleichmäßig verteilen. So lange warten, bis die Oberfläche ebenfalls fest ist. Das Omelett vorsichtig auf einen Teller gleiten lassen.
4. Omelett mit Quark, Avocado, Gurke und frischer Kresse belegen und einrollen.

Tipp für sensible Bäuche

Mische Leinöl unter den Quark. Das Eiweiß aus dem Quark fördert die Verdaulichkeit und Verträglichkeit der Fettsäuren des Leinöls. So hast du einen perfekten Start in den Tag. Avocado wird als FODMAP-reich eingestuft, allerdings ist die Menge in diesem Rezept so gering, dass die Avocado in der Regel vertragen wird. Teste deine Toleranzgrenze aus!

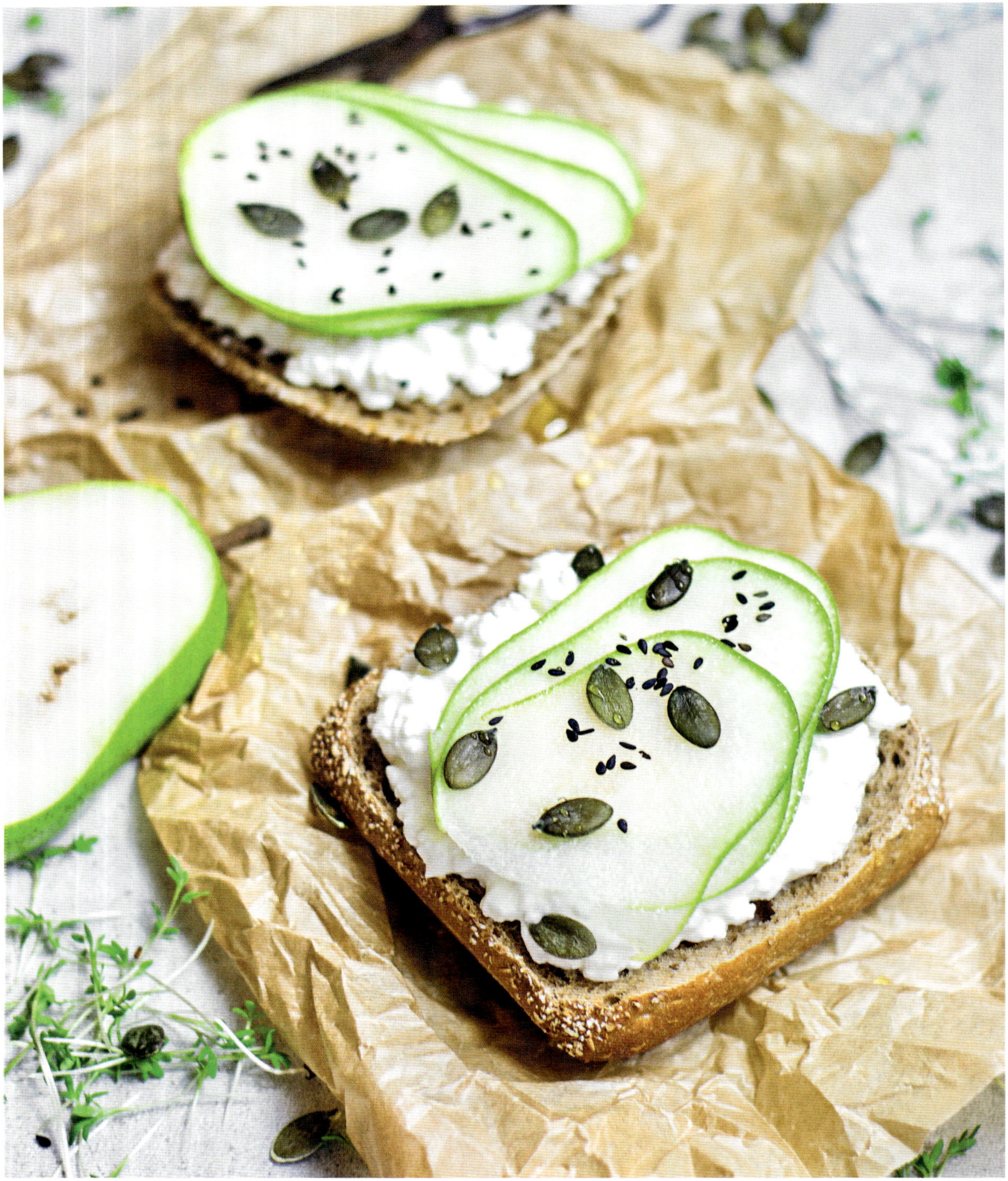

FRISCHES BIRNEN-HÜTTENKÄSE-BRÖTCHEN

Zubereitungszeit: 5 Minuten
Kalorien pro Portion: 400 kcal

Zutaten (für 1 Portion)

100 g Hüttenkäse, laktosefrei
etwas Reissirup
1 Birne
1 Brötchen, glutenfrei
10 g Kürbiskerne zum Garnieren

Zubereitung

1. Den Hüttenkäse mit Reissirup vermischen.
2. Die Birne waschen und in feine Scheiben schneiden.
3. Das Brötchen aufschneiden und mit Hüttenkäse und Birne belegen (etwa 4 Scheiben). Mit Kürbiskernen garnieren.

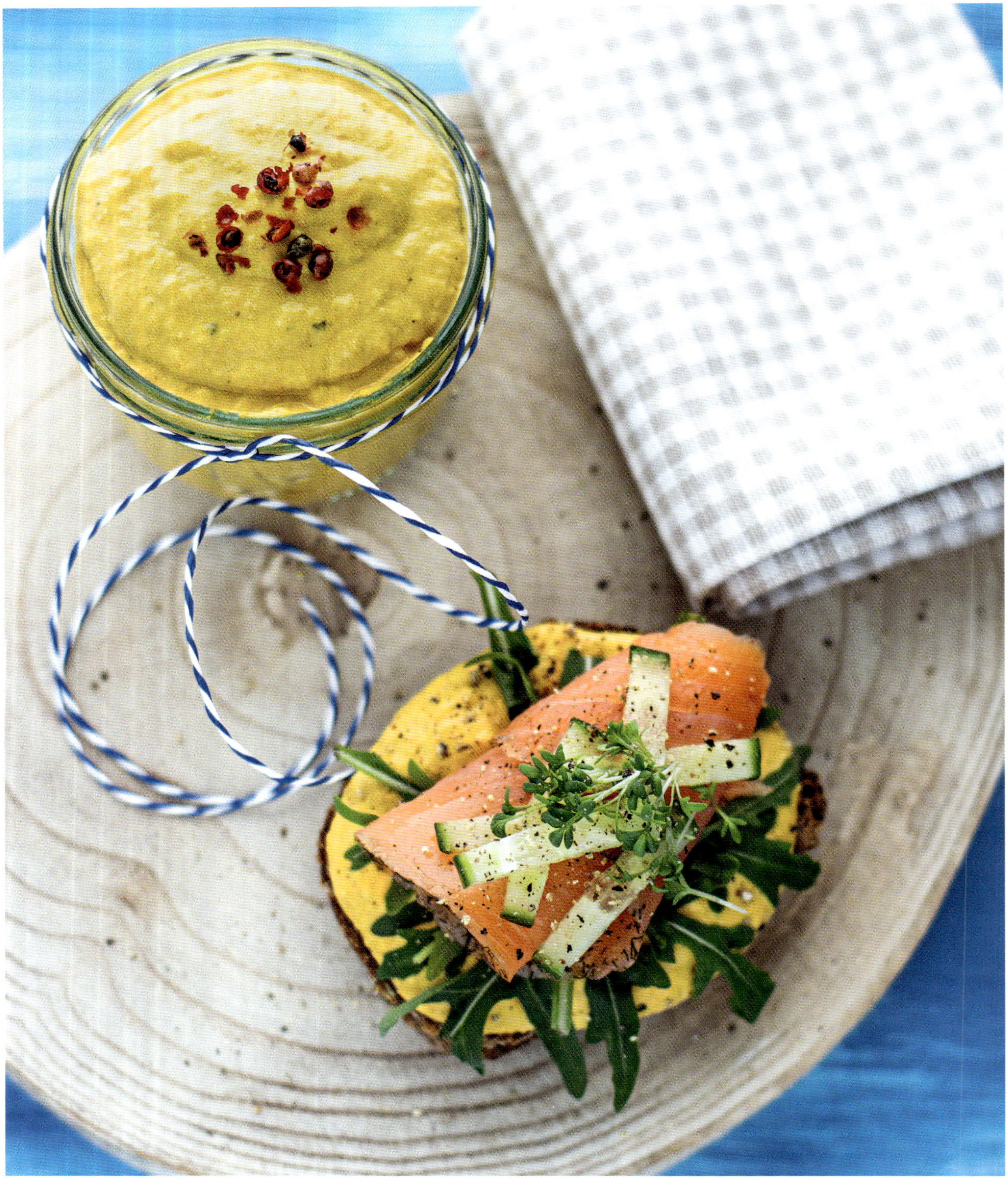

LACHSBROT MIT BABA GANOUSH

Zubereitungszeit: 5 Minuten
Kalorien pro Portion: 385 kcal

Zutaten (für 2 Brote)
2 Scheiben Brot, glutenfrei
30 g Baba Ganoush mit Karotte
1 Handvoll Rucola
2 Scheiben geräucherter Lachs
etwas geraspelte Gurke
etwas Kresse

Optional:
schwarzer Pfeffer aus der Mühle

Zubereitung
1. Die Brotscheiben mit Baba Ganoush (Rezept siehe Seite 237) bestreichen. Anschließend mit Rucola, Lachs, Gurke und Kresse belegen. Bei Bedarf mit Pfeffer würzen.

Tipp für sensible Bäuche

Geräucherter Lachs ist bei histaminarmer Ernährung tabu, da er aufgrund seines hohen Histamingehaltes als Histaminbombe eingestuft wird. Du kannst aber tiefgefrorenen Lachs nehmen, diesen mit frischen Kräutern würzen und anschließend im Ofen backen. Tiefgefrorener Lachs enthält nur geringe Mengen Histamin. Dieser Tipp gilt auch, wenn du dich FODMAP-arm ernährst.

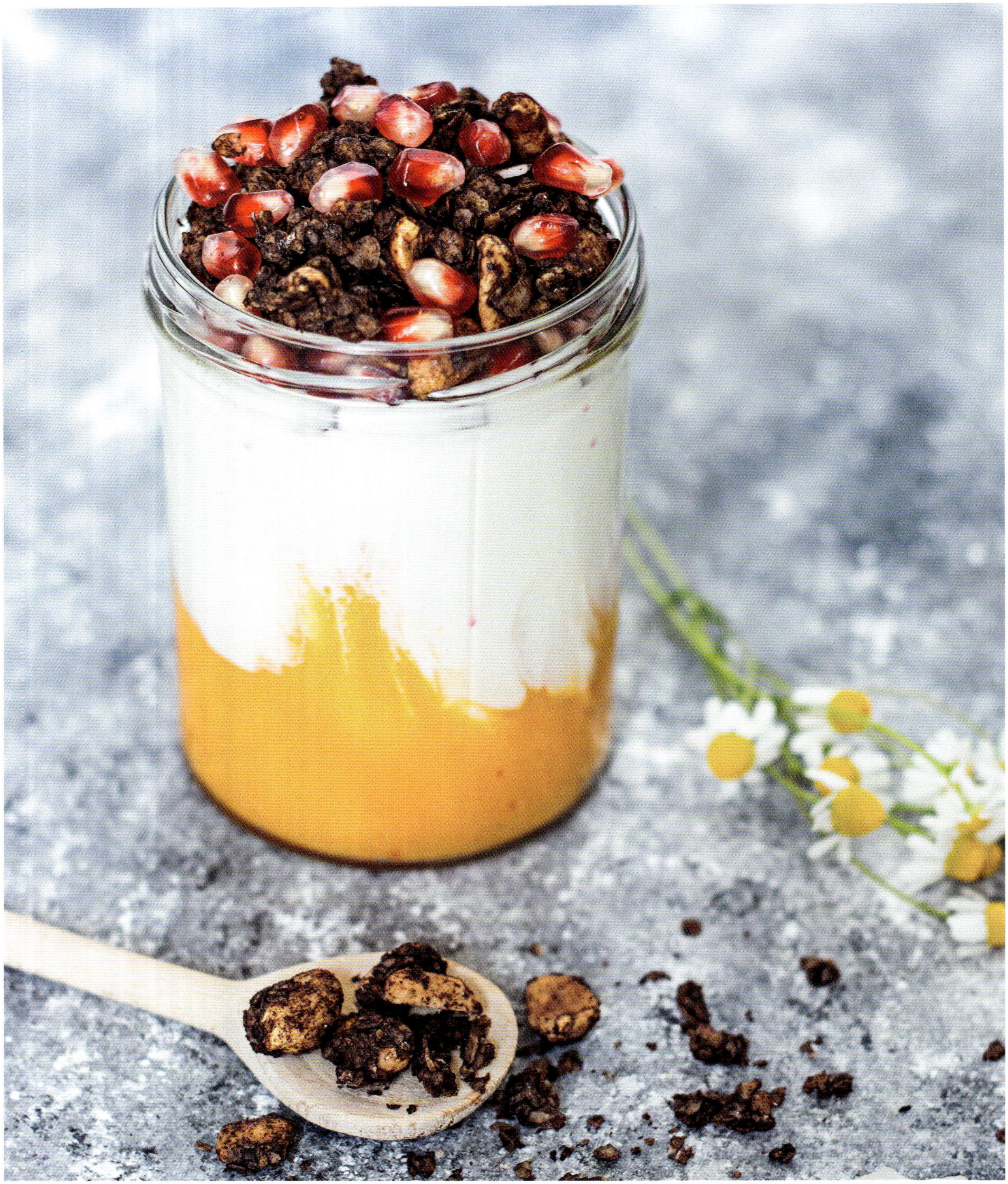

PAPAYA-JOGHURT MIT GRANOLA

Zubereitungszeit: 10 Minuten
Kalorien pro Portion: 345 kcal

Zutaten (für 1 Portion)

½ Papaya
200 g Kokosjoghurt
30 g Granola deiner Wahl
ein paar Granatapfelkerne

Zubereitung

1. Die Papaya schälen, entsteinen und in grobe Stücke schneiden. Anschließend mit einem Pürierstab fein pürieren.
2. Papaya, Kokosjoghurt, Granola und Granatapfel in einem Einmachglas oder einer Schale schichten.

Tipp für sensible Bäuche

Auch Kokosjoghurt enthält probiotische Kulturen, die deine Darmgesundheit fördern. Geschmacklich ist er eine willkommene Abwechslung zum Naturjoghurt.

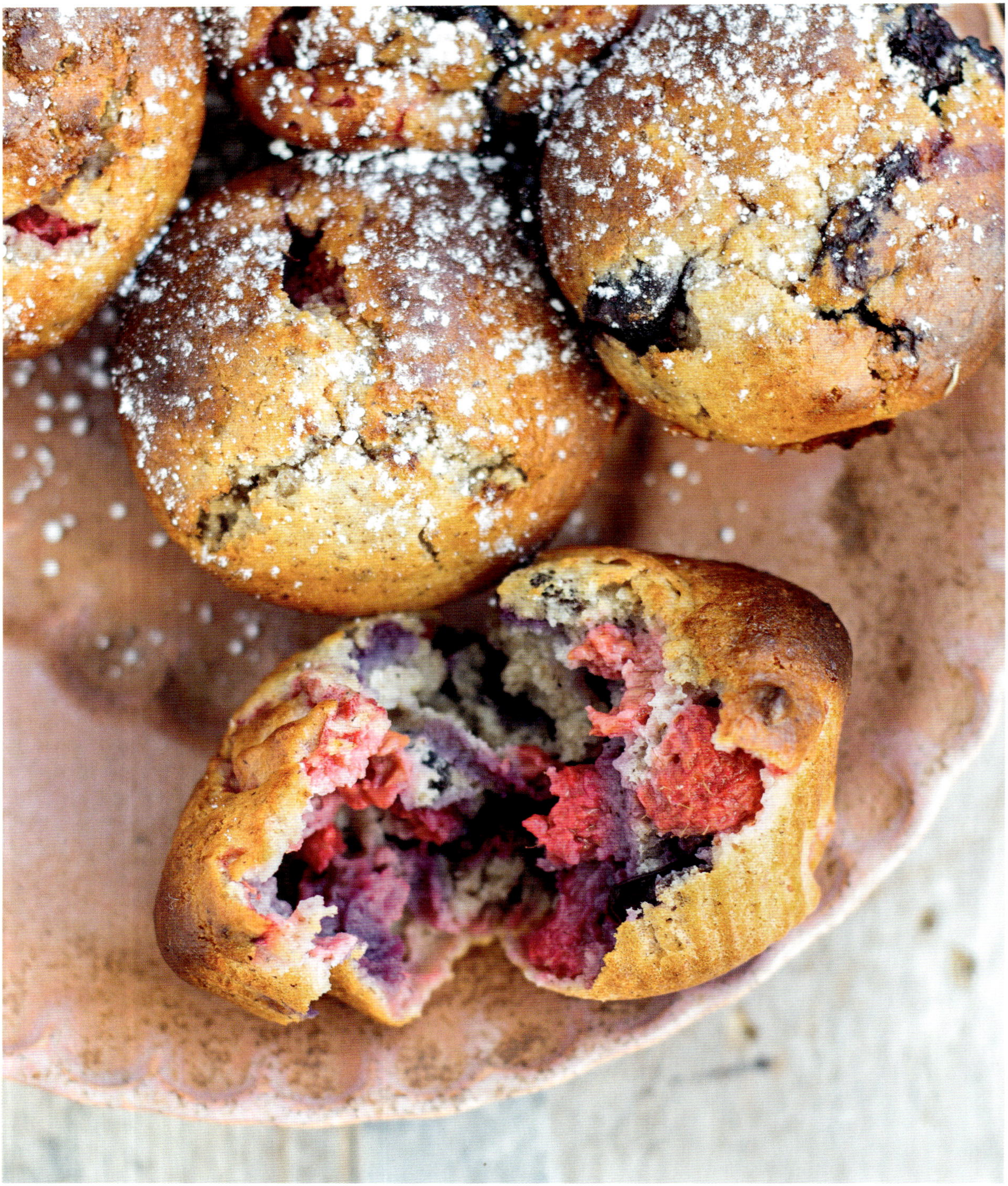

FRÜHSTÜCKSMUFFINS

Zubereitungszeit: 35 Minuten
Kalorien pro Portion: 125 kcal

Zutaten (für 12 Muffins)

180 g Buchweizenmehl
10 g Backpulver
1 Prise Salz
30 g Leinsamenschrot, glutenfrei
100 g Kokosjoghurt, laktosefrei
80 ml Kokosdrink, laktosefrei
80 g Reissirup
30 ml Sonnenblumenöl
40 g Mandelmus
2 Eier
250 g Beeren, gemischt

Außerdem:

12 Muffinförmchen

Zubereitung

1. Den Ofen auf 180 °C Ober-/Unterhitze vorheizen.
2. Alle trockenen Zutaten gründlich in einer großen Schüssel vermengen. Joghurt, Kokosdrink, Sirup, Öl, Mandelmus und Eier unterrühren, sodass ein glatter Teig entsteht. Bei Bedarf kann noch Milch hinzugefügt werden. Die Beeren vorsichtig unterheben. Circa 10 Minuten gehen lassen.
3. 12 Muffinförmchen auf ein Blech legen und diese mit dem Teig befüllen.
4. Die Muffins circa 25 Minuten backen.

Tipp für sensible Bäuche

Beim Einkauf von Samen und Schrot solltest du auf den Hinweis „glutenfrei" besonders achten. Samen und Schrot sind nämlich aufgrund verschiedener Prozessschritte während der Verarbeitung nicht automatisch glutenfrei. Glutenfreie Sorten findest du insbesondere in Bioläden oder Reformhäusern.

MITTAG- & ABENDESSEN

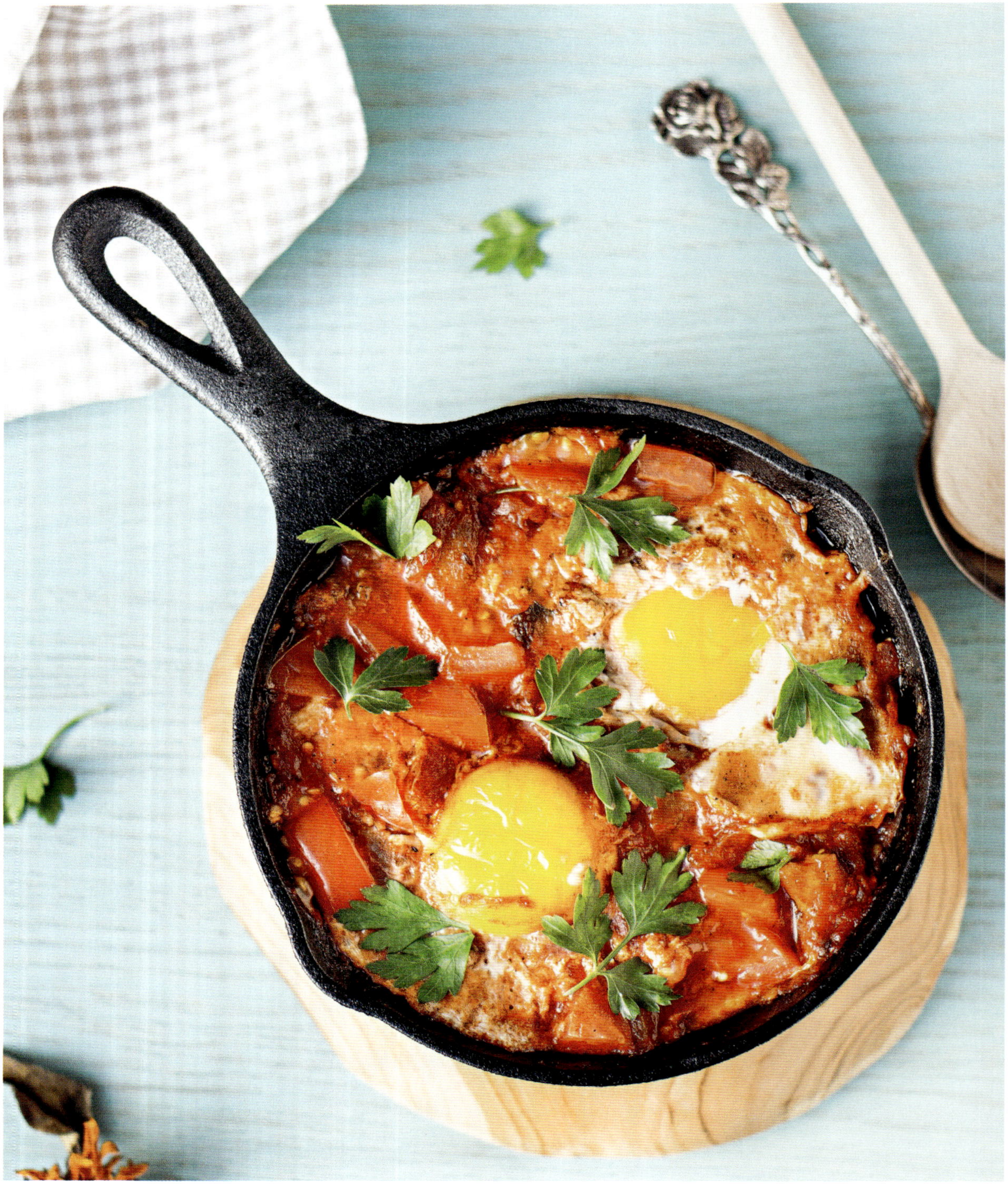

ORIENTALISCHE SCHAKSCHUKA

Zubereitungszeit: 35 Minuten
Kalorien pro Portion: 220 kcal

Zutaten (für 4 Personen)
5 g Kreuzkümmelsamen
600 g Tomaten
½ Bund Petersilie, glatt
10 ml Olivenöl
etwas Chiliflocken
5 g Ras el-Hanout
3 g Paprikapulver, edelsüß
Salz
schwarzer Pfeffer aus der Mühle
10 g Reissirup
4 Eier

Zubereitung

1. Die Kreuzkümmelsamen in einer Pfanne ohne Fett rösten, herausnehmen und in einem Mörser zerstoßen. Tomaten waschen, vierteln, entkernen und in mundgerechte Stückchen schneiden. Petersilie heiß unter fließendem Wasser abbrausen, trocken schütteln und die Blättchen abzupfen. Die Hälfte der Petersilie fein hacken, die andere Hälfte beiseitelegen.
2. Den Ofen auf 180 °C Umluft vorheizen.
3. Etwas Öl in der Pfanne erhitzen und die Tomaten dazugeben. Anschließend mit den gemörserten Kreuzkümmelsamen, Chiliflocken, Ras el-Hanout und Paprikapulver würzen. Mit Salz, Pfeffer und Reissirup abschmecken. Circa 5 Minuten köcheln lassen und die gehackte Petersilie unterrühren.
4. Die Pfanne anschließend vom Herd nehmen, mit einem Löffel 4 Mulden in die Tomatenmasse drücken und die Eier in jede Mulde einzeln aufschlagen. Nun alles 2–3 Minuten köcheln lassen und anschließend in den vorgeheizten Ofen schieben und in etwa 5 Minuten stocken lassen.
5. Mit gemahlenem Pfeffer und der restlichen Petersilie servieren.

Tipp für sensible Bäuche

Die Haut und die Kerne der Tomaten haben sich bei mir als Übeltäter für meine Verdauungsbeschwerden herausgestellt. Lasse ich sie weg, habe ich automatisch Ruhe. Probiere es aus!

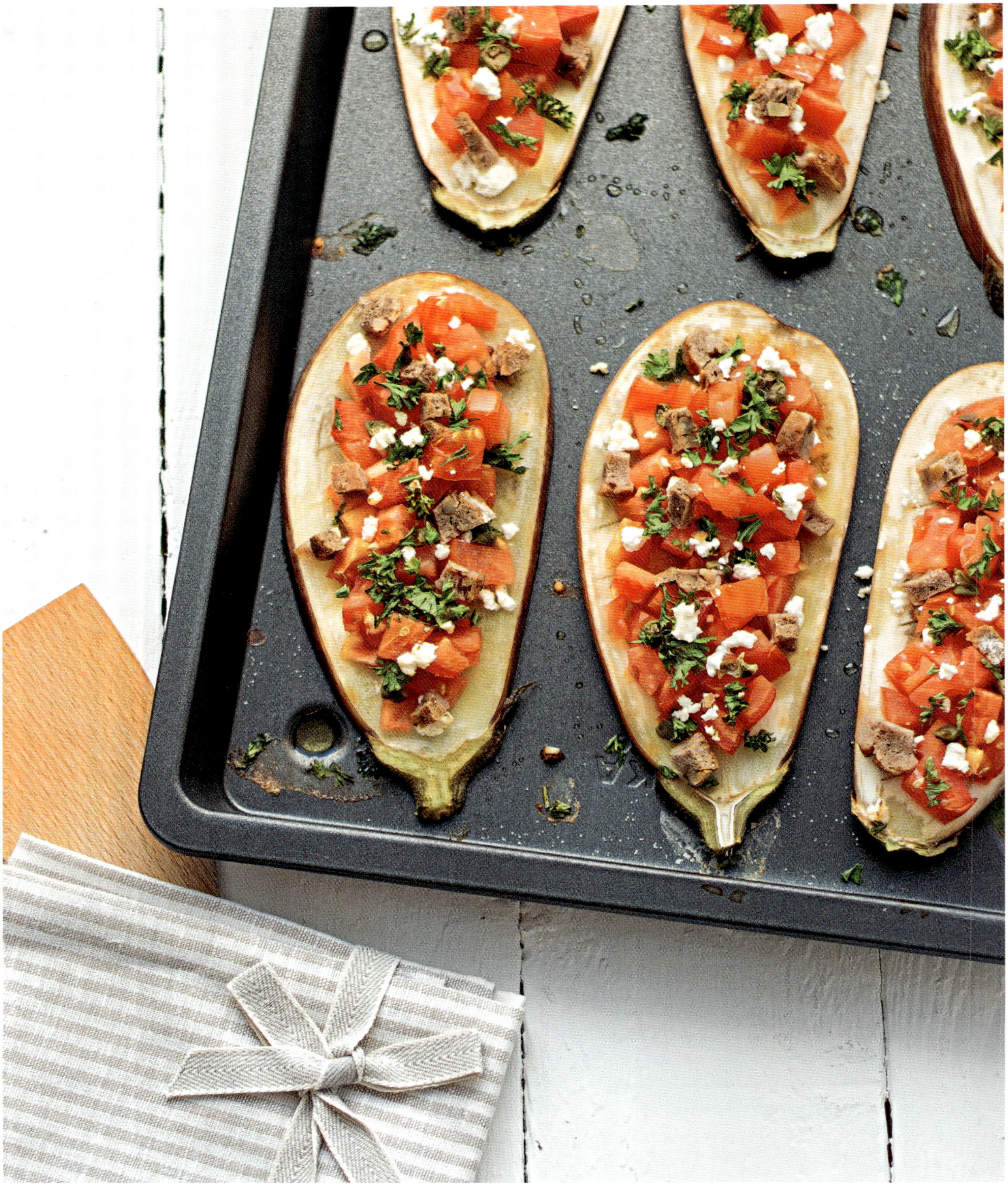

RAFFINIERTE AUBERGINE

Zubereitungszeit: 55 Minuten
Kalorien pro Portion: 345 kcal

Zutaten (für 4 Personen)

Salz
3 kleine Auberginen
30 ml Olivenöl
4 Fleischtomaten
1 Bund Petersilie
1 Handvoll Brotkrumen, glutenfrei
20 g Kapern
100 g Feta/50 g Parmesan
schwarzer Pfeffer aus der Mühle

Zubereitung

1. Den Ofen auf 170 °C Ober-/Unterhitze vorheizen.
2. Etwas Salz auf ein Blech streuen. Die Auberginen in circa 0,5 cm dünne Scheiben schneiden und die Flächen in Gitterform leicht einritzen. Mit Olivenöl ausreichend bepinseln. Die Auberginen brauchen in der Regel recht viel Öl, damit sie schön saftig werden. Circa 5 Minuten ziehen lassen.
3. In der Zwischenzeit die Tomaten entkernen und gegebenenfalls die Haut abziehen. In feine Würfel schneiden und die Auberginen mit den Tomaten belegen. Die Petersilie heiß abbrausen und fein hacken. Auch die Brotkrumen in feine Würfel schneiden. Anschließend Kapern (2–3 Stück pro Aubergine), Petersilie, Brotkrumen und Käse darauf gleichmäßig verteilen. Mit Salz und Pfeffer abschmecken.
4. Etwas Wasser auf das Blech geben (sodass die gesamte Oberfläche leicht befeuchtet ist) und die Auberginen – mit Alufolie abgedeckt – circa 15-20 Minuten backen.
5. Mit glutenfreiem Brot servieren.

Tipp für sensible Bäuche

Dieses leichte Gericht eignet sich auch als Vorspeise, wenn du beispielsweise Gäste zu Besuch hast. Die Aubergine macht nicht nur optisch einiges her, sondern ist auch sehr schmackhaft. Auch hier kannst du – je nachdem, ob du es verträgst oder nicht – die Haut und die Kerne der Tomaten entfernen.

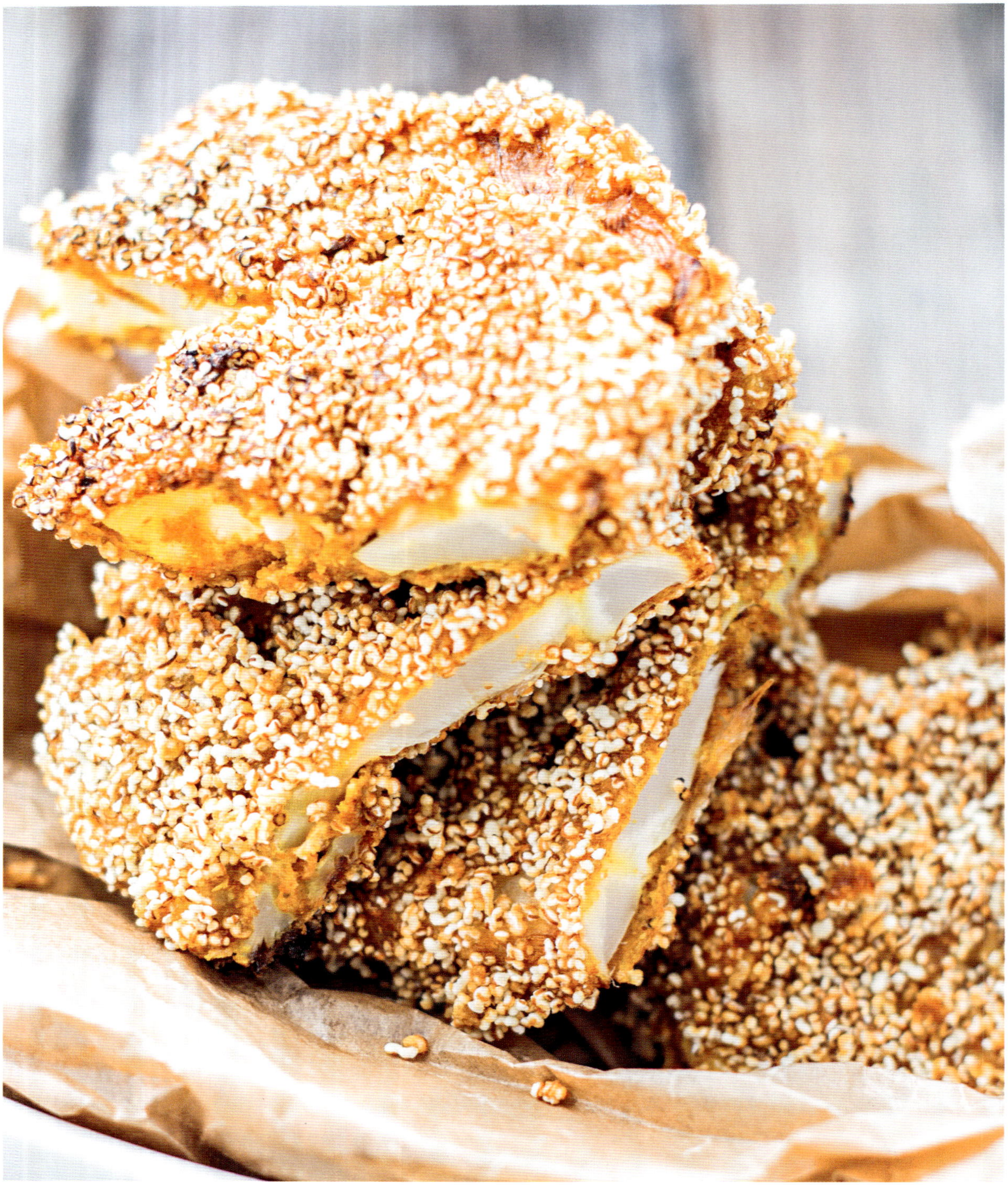

BLUMENKOHL-AMARANTH-SCHNITZEL

Zubereitungszeit: 35 Minuten
Kalorien pro Portion: 360 kcal

Zutaten (für 2 Portionen)
350 g Blumenkohl (alternativ für FODMAP- und histaminarme Ernährung: Zucchini)
50 g Kichererbsenmehl
50 g gepuffter Amaranth
1 Ei
5 g Kurkuma
3 g Paprikapulver, edelsüß
Salz
schwarzer Pfeffer aus der Mühle
etwas Öl zum Braten

Zubereitung

1. Den Blumenkohl waschen und halbieren. Von dort aus in circa 1 cm dicke Scheiben schneiden.
2. 3 Schalen vorbereiten: eine Schale mit Mehl und die zweite Schale mit Amaranth füllen. In der dritten Schale das Ei mit den Gewürzen aufschlagen. Anschließend den Blumenkohl im Mehl, dann in der Ei-Gewürz-Mischung und zum Schluss im Amaranth gründlich wenden.
3. Die Blumenkohl-Bratlinge bei mittlerer Hitze circa 10 Minuten von beiden Seiten anbraten. Dabei sollte der Boden der Pfanne mit dem Öl ausreichend bedeckt sein.
4. Die Bratlinge können mit einem Salat oder mit einem Quark-dip serviert werden.

Tipp für sensible Bäuche

Drückt es wieder mal im Bauch? Dann verwende für die Zubereitung nur die Blumenkohlröschen – ohne den Strunk. Sie können genauso in der Panade gewendet und gebraten werden. Bei Histaminintoleranz solltest du testen, ob du Kichererbsenmehl verträgst. In kleinen Mengen wird es für gewöhnlich gut vertragen. Alternativ kannst du Buchweizenmehl, Kokos- oder Mandelmehl verwenden.

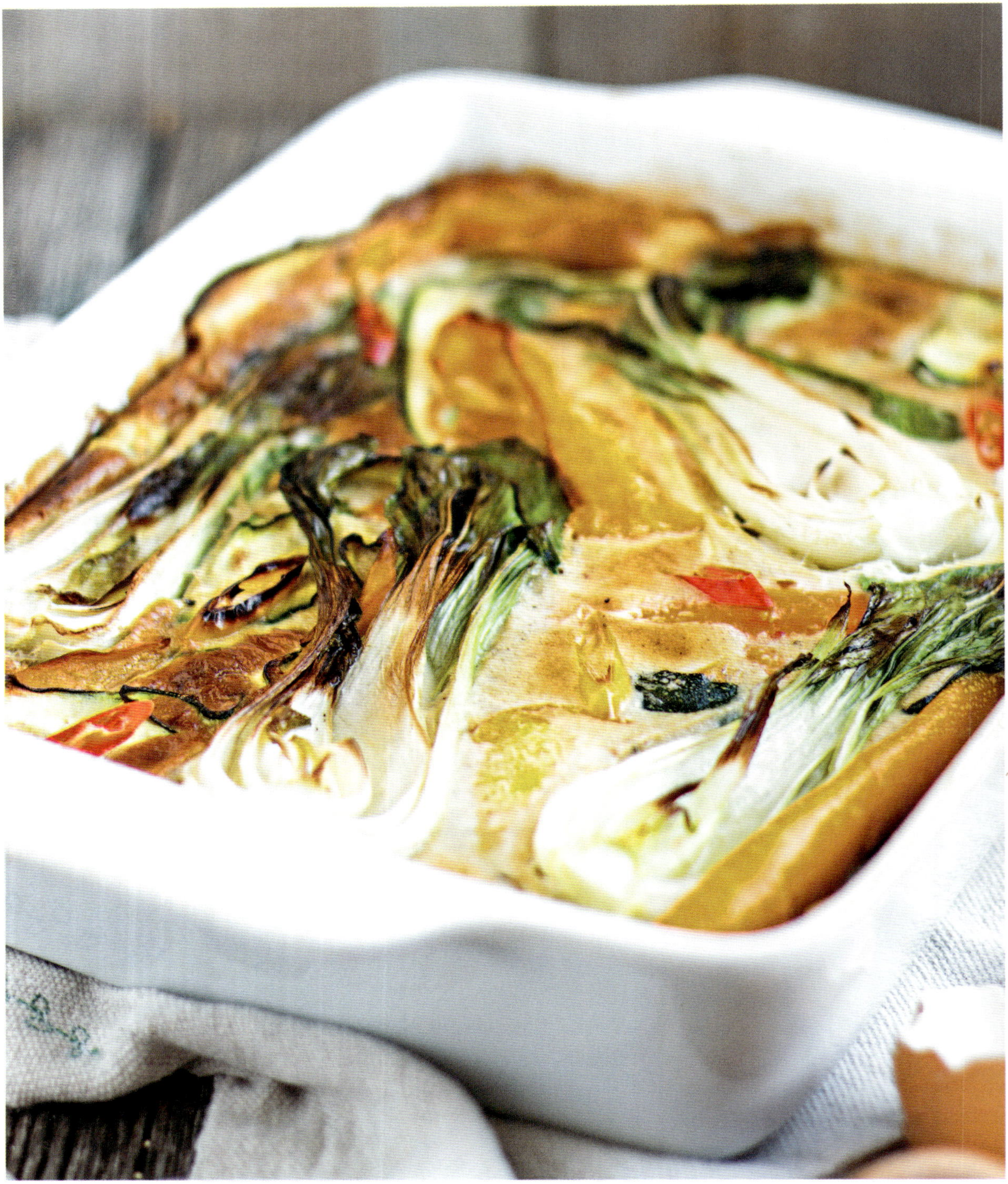

GREEN THAI-FRITTATA

Zubereitungszeit: 60 Minuten
Kalorien pro Portion: 575 kcal

Zutaten (für 4 Portionen)
etwas Öl für die Form
2 Pak Choi
1 Möhre
1 grüne Zucchini
1 gelbe Zucchini
1 Kartoffel
6 Eier
400 ml Kokosmilch
5 g grüne Thai-Currypaste
etwas Chiliflocken
5 ml Reisessig
nach Belieben etwas Limettensaft
Salz
schwarzer Pfeffer aus der Mühle

Zubereitung

1. Den Ofen auf 180 °C Ober-/Unterhitze vorheizen.
2. Die Auflaufform mit etwas Öl bestreichen, damit die Frittata nicht anbrennt.
3. Das Gemüse gründlich waschen. Den Pak Choi halbieren, vom inneren Strunk befreien. Möhre und Zucchini mit einem Sparschäler in feine Scheiben schneiden. Die Kartoffel schälen und in kleine Würfel schneiden. Das Gemüse in der Auflaufform anrichten.
4. Nun die Frittata-Masse vorbereiten: In einer Schüssel die Eier gründlich verquirlen. Kokosmilch, Currypaste, Chiliflocken, Reisessig und Limettensaft hinzufügen und weiter gründlich mischen. Mit Salz und Pfeffer abschmecken. Diese Mischung über das Gemüse gießen. Falls das Gemüse rausschaut, sollte es mit Öl bestrichen werden, damit es nicht anbrennt.
5. Die Frittata circa 40 Minuten in den vorgeheizten Ofen schieben, die Form abdecken. Nach etwa 30 Minuten die Abdeckung entfernen und die restlichen 5–10 Minuten ohne Abdeckung fertig backen.

Tipp für sensible Bäuche

Chili beinhaltet das sogenannte Capsaicin, das die Magensaftsekretion sowie die Verdauung anregt. Insbesondere fettreiche Speisen werden dadurch besser verdaut. Sensible Bäuche sollten es jedoch nicht übertreiben und die Chilimenge an das individuelle Befinden anpassen. Zu viel Chili kann gegebenenfalls zu Durchfall führen.

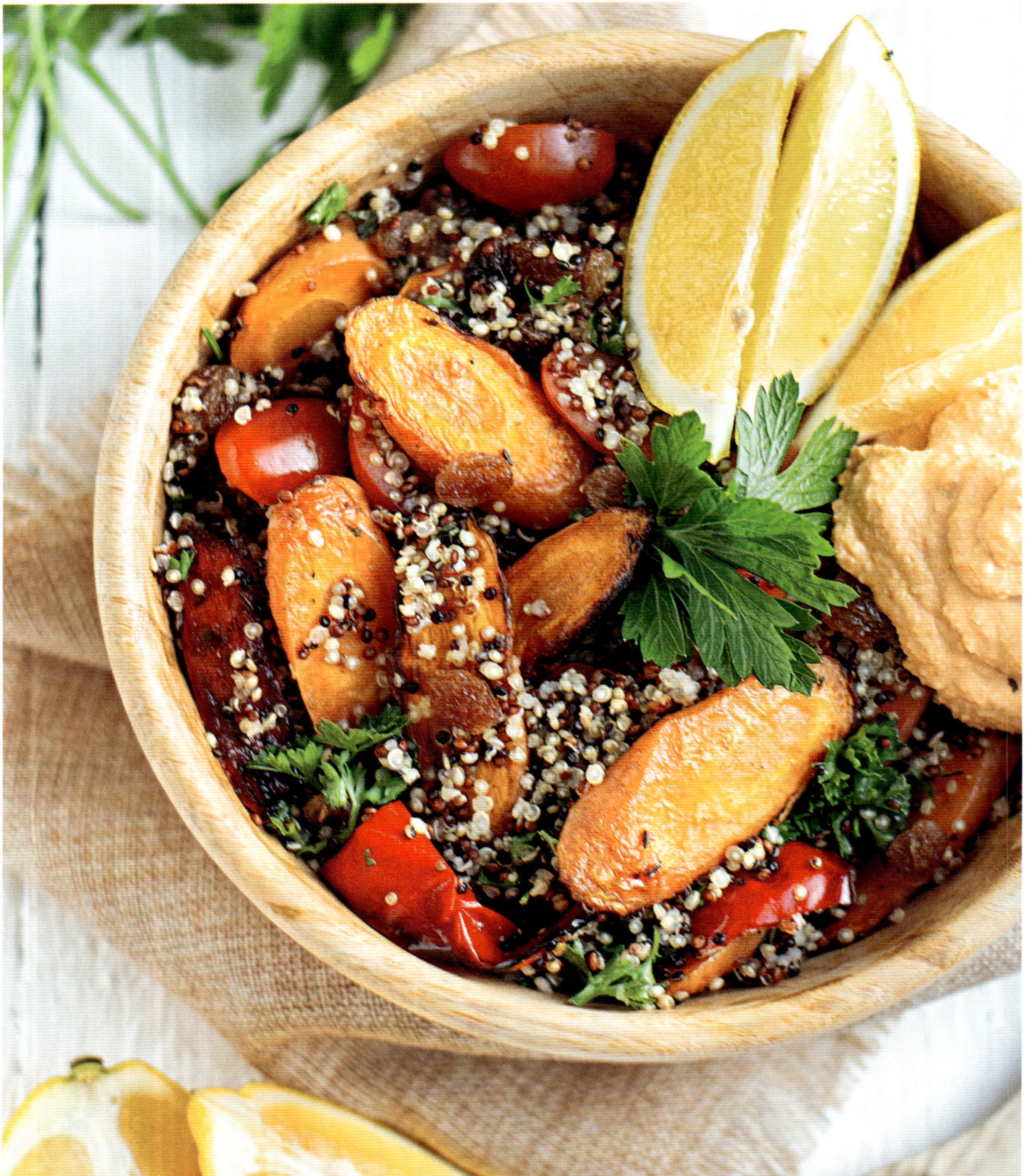

MAROKKANISCHER MÖHREN-QUINOA-SALAT

Zubereitungszeit: 50 Minuten
Kalorien pro Portion: 240 kcal

Zutaten (für 4 Portionen)

80 g Quinoa Tricolore
500 g Möhren
2 rote Paprikaschoten
3 g Kümmel
3 g Ras el-Hanout
nach Belieben Chiliflocken
Salz
schwarzer Pfeffer aus der Mühle
10 ml Olivenöl
200 g Cocktailtomaten (bei histamin- oder fruktosearmer Ernährung weglassen)
1 Bund Petersilie
15 Blätter frischer Minze
20 g Pekannüsse
Optional: 35 g Rosinen
1 Bio-Zitrone
Baba Ganoush nach Wahl
(siehe Rezept auf Seite 237)

Zubereitung

1. Quinoa nach Packungsanleitung kochen.
2. In der Zwischenzeit den Ofen auf 210 °C Ober-/Unterhitze vorheizen. Die Möhren gründlich abbürsten und waschen. Anschließend schräg in 1,5 cm dicke Scheiben schneiden. Die Paprikaschote waschen, von Stielansatz und Samen befreien und in breite Stifte schneiden.
3. Den Kümmel im Mörser zerstoßen und in einer kleinen Schale mit Ras el-Hanout, Chili, Salz, Pfeffer und Öl gründlich vermischen. Möhren und den Paprika mit der Gewürzmischung marinieren und in einer backfesten Form circa 30 Minuten rösten. Das Gemüse abkühlen lassen.
4. Die Tomaten waschen und halbieren. Petersilie und Minze heiß abbrausen und fein hacken. Die Pekannüsse ebenfalls grob hacken.
5. Alle Zutaten gründlich in einer großen Schüssel vermischen – wenn du magst, mischst du noch ein paar Rosinen mit darunter –, mit Zitrone und Baba Ganoush servieren.

Tipp für sensible Bäuche

Das Rezept lässt sich wunderbar an die eigenen Bedürfnisse und Verträglichkeiten anpassen. Das Ausschlaggebende in der marokkanischen Küche sind die Gewürze und Kräuter. Sie verleihen dem gerösteten Gemüse einen wunderbar erfrischenden Geschmack. Solltest du beispielsweise keine Tomaten oder Paprika vertragen, tausche sie durch knackige Gurken aus.

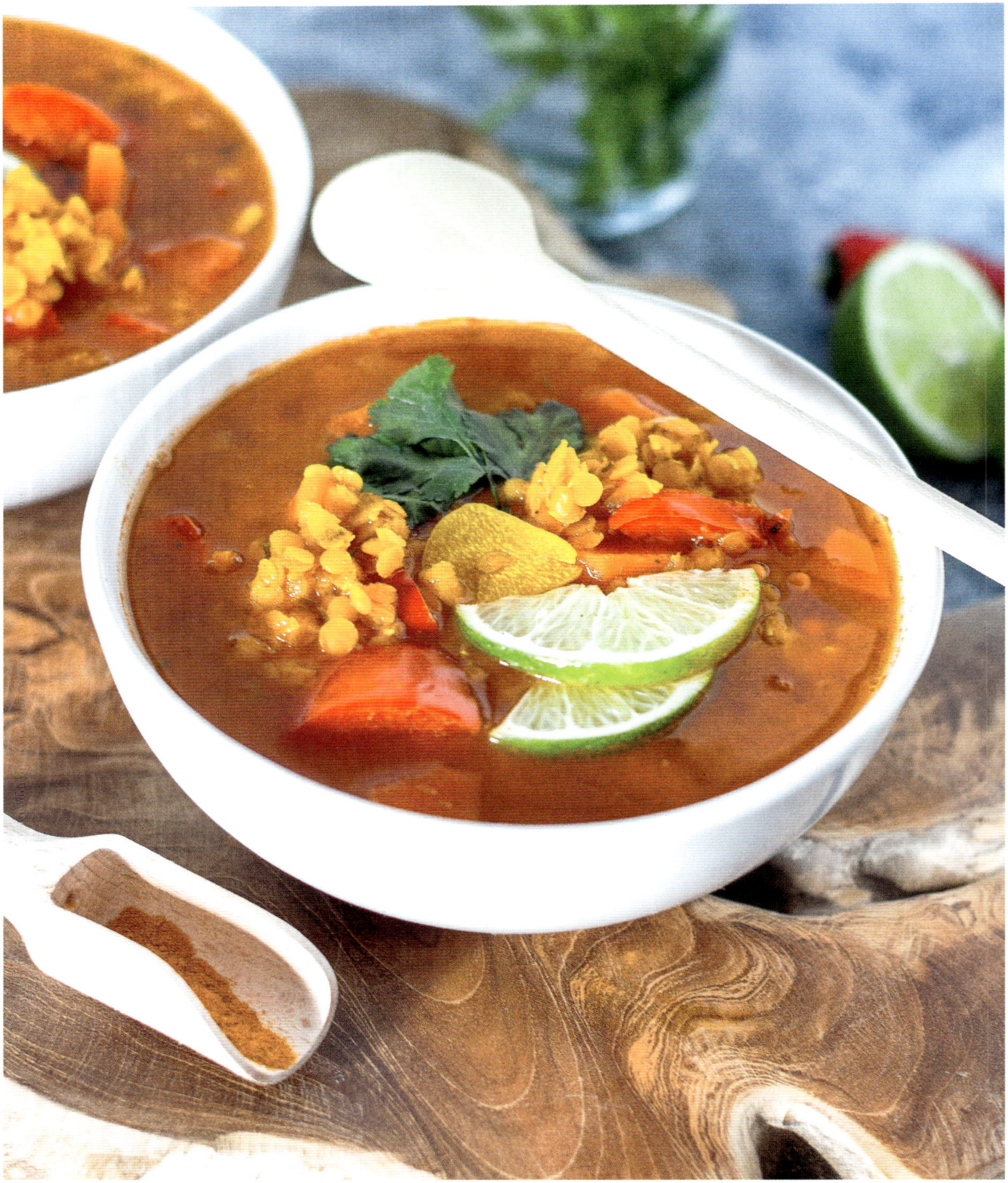

INDISCHE TOMATENSUPPE MIT ROTEN LINSEN

Zubereitungszeit: 40 Minuten
Kalorien pro Portion: 265 kcal

Zutaten (für 4 Portionen)

2 Stangen Sellerie
1 Karotte
1 rote Paprikaschote
10 g frischer, fein geschnittener Ingwer
5 ml Olivenöl
5 g Currypulver
5 g Paprikapulver, edelsüß
3 g Koriander, gemahlen
1 Prise Chiliflocken
1,2 l Gemüsebrühe, FODMAP-arm ohne Zwiebel, Knoblauch etc.
400 g stückige Dosentomaten
Meersalz zum Abschmecken
schwarzer Pfeffer aus der Mühle zum Abschmecken
130 g rote Linsen
Saft von 1 Limette

Zubereitung

1. Sellerie, Karotte und Paprika gründlich waschen und in feine Würfel schneiden.
2. Den fein geschnittenen Ingwer in einer Pfanne mit Olivenöl kurz anschwitzen. Die Gewürze – Curry, Paprika, Koriander und Chiliflocken – hinzufügen. Anschließend das gewürfelte Gemüse unter die Gewürzmischung mengen und 5 Minuten scharf anbraten.
3. Das Gemüse mit der Gemüsebrühe und den Tomaten übergießen, mit Salz und Pfeffer abschmecken. Circa 15 Minuten bei mittlerer Hitze köcheln lassen.
4. Währenddessen die roten Linsen mehrmals mit kaltem Wasser durchspülen. Danach unter das Gemüse mischen und weitere 8 Minuten köcheln lassen. Zum Schluss nochmals mit Salz, Pfeffer und Limettensaft abschmecken.

Tipp für sensible Bäuche

Rohes Gemüse wird häufig schlechter vertragen als gedämpftes, gekochtes oder im Ofen gebackenes Gemüse. Hier gilt es, die individuelle Verträglichkeit zu testen. Auch die Mengen sind ausschlaggebend, so werden beispielsweise kleine Mengen an Sellerie oder Linsen (circa 80 Gramm am Tag) meist gut vertragen. Wende dich am besten an deinen Ernährungsberater!

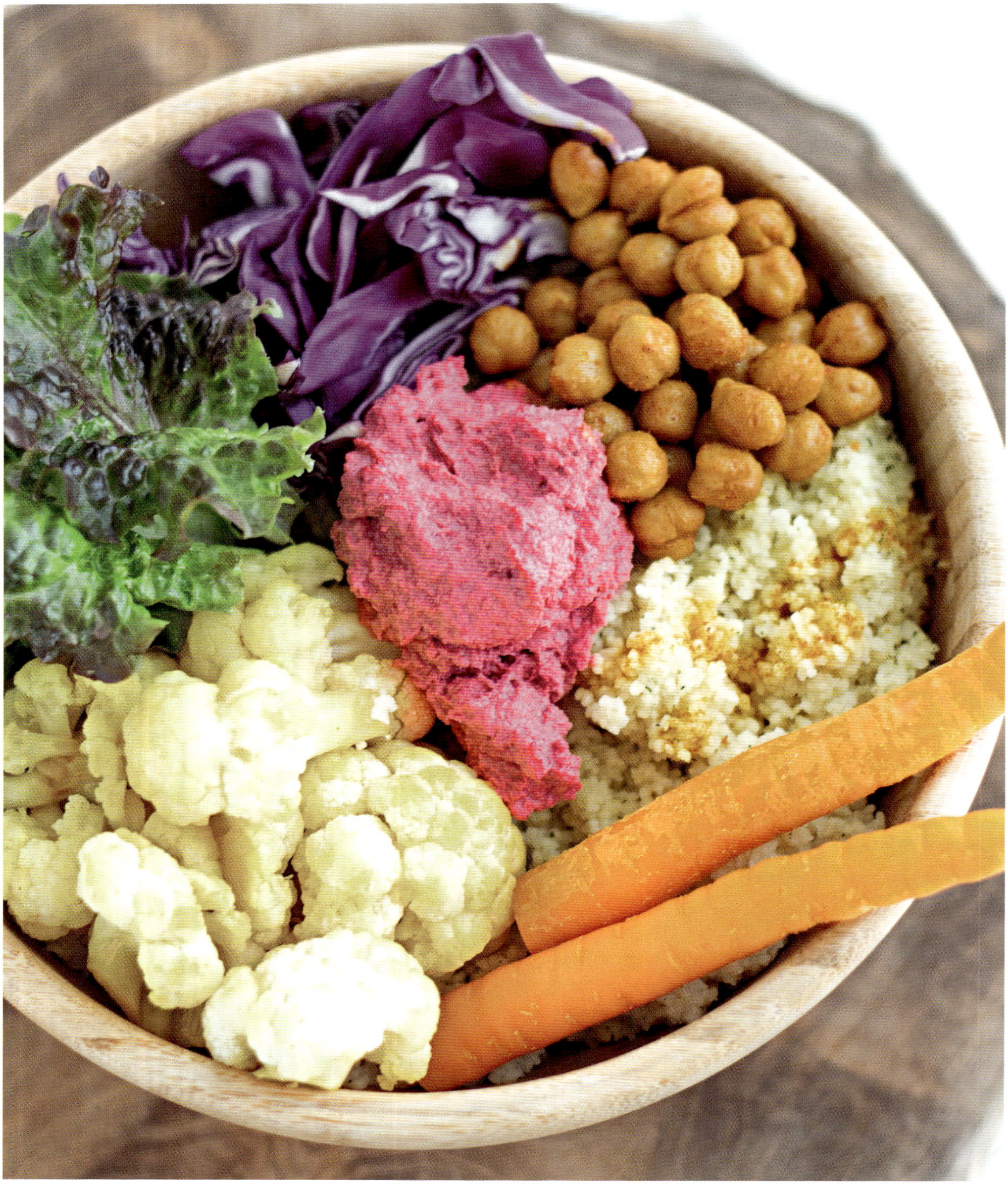

BUNTE BUDDHA-BOWL MIT GERÖSTETEN KICHERERBSEN

Zubereitungszeit: 25 Minuten
Kalorien pro Portion: 380 kcal

Zutaten (für 2 Portionen)

150 g Hirse
100 g Salat
50 g Rotkohl
50 g eingelegter Blumenkohl (siehe Rezept Seite 213)
6 eingelegte Möhren
60 g Kichererbsen aus der Dose
5 g Paprikapulver, rosenscharf
3 g Currypulver
3 g Kurkumapulver
Salz
schwarzer Pfeffer aus der Mühle
Olivenöl
40 g rote Baba Ganoush (siehe Rezept Seite 237)

Zubereitung

1. Die Hirse nach Packungsanleitung kochen.
2. Den Salat waschen und trocken schleudern. Den Rotkohl ebenfalls waschen und das eingelegte Gemüse fein schneiden.
3. Die Kichererbsen abtropfen lassen, anschließend in Paprika-, Curry- und Kurkumapulver sowie Salz und Pfeffer wenden. In einer Pfanne mit etwas Öl circa 5 Minuten anbraten.
4. Nun alle Zutaten samt eingelegtem Blumenkohl, Möhren und Baba Ganoush in einer Schale anrichten.

Tipp für sensible Bäuche

Durch das Kochen verliert der Rotkohl viele gesundheitsfördernde Nährstoffe. Daher darf er auch mal roh gegessen werden. Doch wessen Bauch nicht mitspielen sollte, kann den Rotkohl mit etwas Kumin (Kreuzkümmel) in der Pfanne blanchieren. Der Kumin fördert nämlich die Verdaulichkeit.

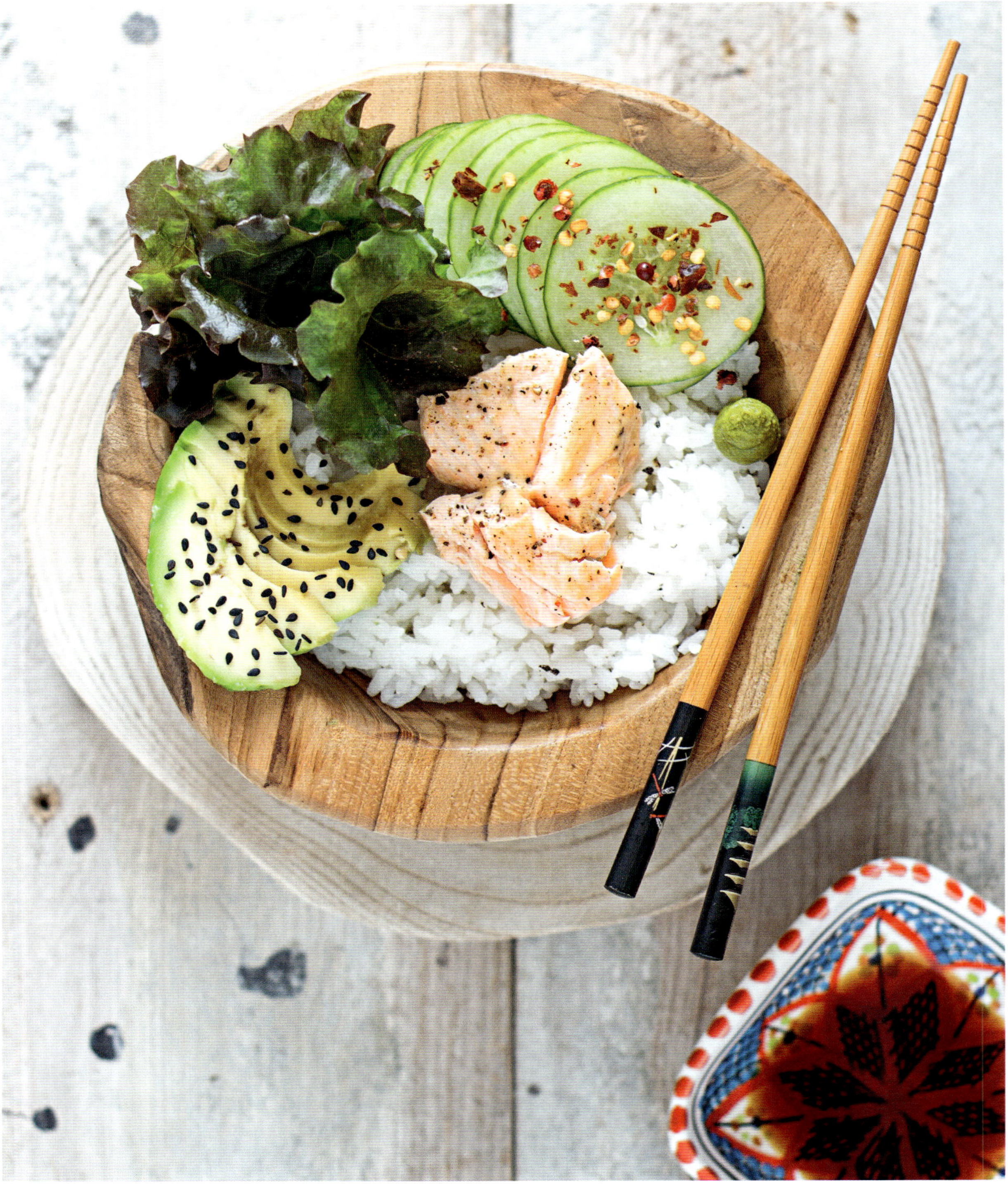

LEICHTE SUSHI-BOWL

Zubereitungszeit: 15 Minuten
Kalorien pro Portion: 570 kcal

Zutaten (für 2 Portionen)
120 g Sushi-Reis
3 g Salz
15 ml Reisessig
15 g Reissirup

Für die Toppings:
200 g Lachs
Salz
Pfeffer
50 g Salat
1 Avocado
½ Gurke
5 g schwarzer Sesam

Optional:
Sojasauce
Wasabi

Zubereitung

1. Den Ofen bei 180°C Ober-/Unterhitze vorheizen.
2. Reis mit Wasser gründlich spülen, dies ruhig 6- bis 8-mal machen, bis das Wasser nahezu klar ist. Reis in circa 200 ml Salzwasser 15 Minuten kochen.
3. In der Zwischenzeit den Lachs mit Wasser abspülen, mit einem Küchenpapier trocken tupfen und mit Salz und Pfeffer würzen. In einer ofenfesten Form circa 30 Minuten backen.
4. Reis abgießen und weitere 15 Minuten abgedeckt abkühlen lassen. Anschließend den Essig und den Sirup unterrühren, bei Bedarf nochmals abschmecken.
5. Den Salat waschen und trocken schleudern. Die Avocado entkernen und in feine Scheiben schneiden. Dann die Gurke waschen und in Scheiben schneiden.
6. Den Reis mit allen Zutaten in einer Schale anrichten, mit etwas Sesam garnieren. Den Lachs in mundgerechte Stücke schneiden und ebenfalls in die Schale geben. Optional kann die Bowl mit Sojasauce und Wasabi serviert werden.

Tipp für sensible Bäuche

Reisessig ist verträglicher und histaminärmer als beispielsweise Balsamicoessig. Allerdings solltest du ihn in Maßen genießen.

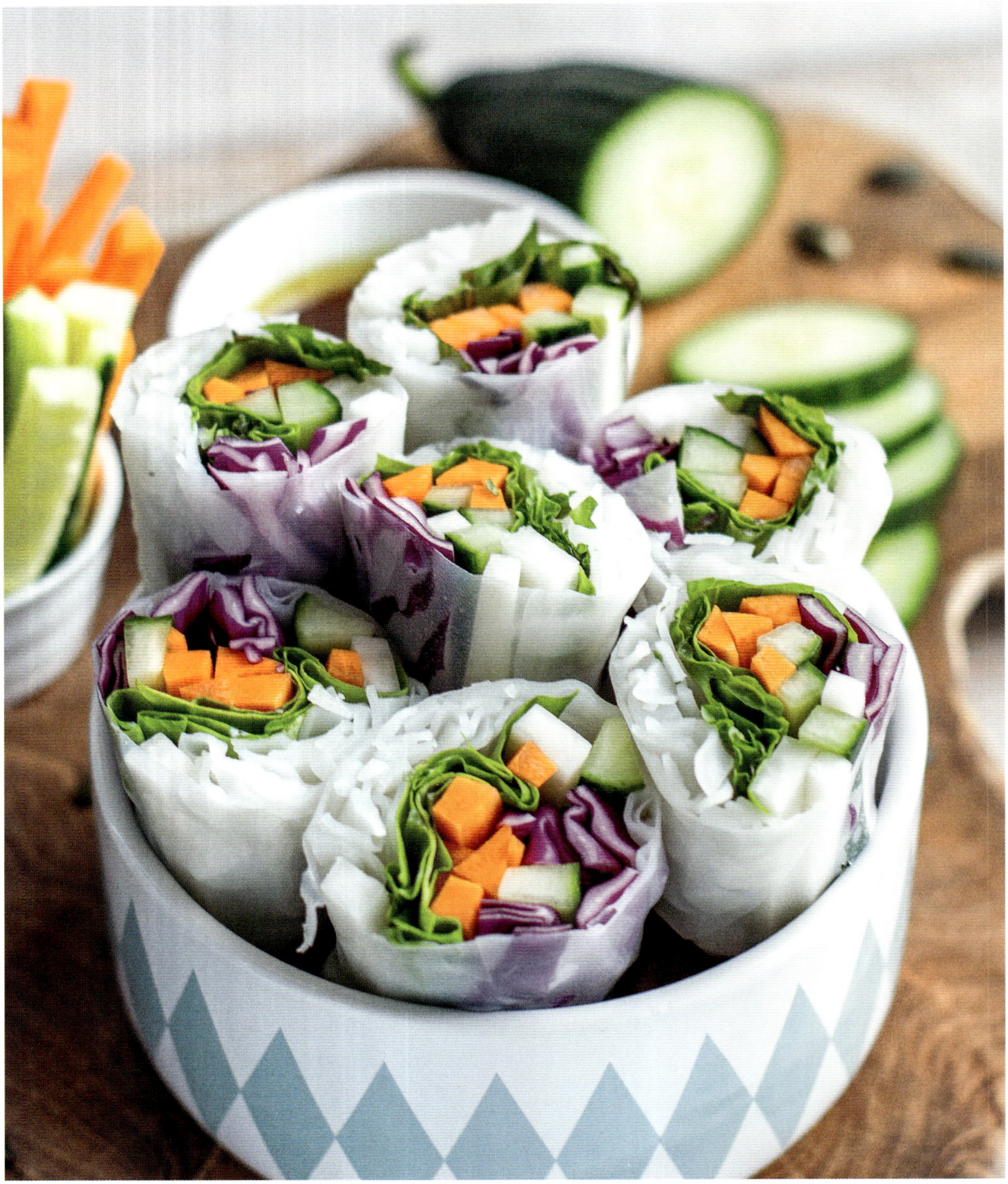

SOMMERROLLEN MIT ERDNUSSSAUCE

Zubereitungszeit: 45 Minuten
Kalorien pro Portion: 385 kcal

Zutaten (für 2 Portionen)

80 g Reisnudeln
2 Möhren
1 Kohlrabi
100 g Rotkohl, frisch oder eingelegt
1 Salatgurke
ein paar Blätter frischer Salat
1 Bund Koriander
10 Reispapier-Blätter

Für den Dip:

70 g Erdnussbutter
30 ml Wasser
15 g Reissirup
5 ml Sojasauce (glutenfrei; Tamari)
1 daumengroßes Stück Ingwer
Saft von ½ Zitrone

Zubereitung

1. Die Reisnudeln nach Packungsanweisung kochen.
2. Möhren und Kohlrabi schälen. Rotkohl und Salatgurke waschen. Das Gemüse in feine Stifte schneiden. Die Salatblätter und den Koriander waschen und trocken schleudern.
3. Die Reispapier-Blätter etwa 1 Minute in einem tiefen Teller mit Leitungswasser einweichen. Anschließend auf einen flachen großen Teller legen.
4. Die Zutaten jeweils in der Mitte des Reispapieres platzieren. Nun zur Falttechnik: Die seitlichen Ränder des Reispapiers jeweils über der Füllung einschlagen. Dann von unten nach oben vorsichtig falten (damit das Reispapier nicht reißt) und fest rollen. Falls die Rolle einreißen sollte, keine Panik, dann lege einfach ein weiteres Blatt Reispapier darum, um die Rolle etwas stabiler zu machen.
5. Für den Dip alle Zutaten in einen Mixer geben und zu einer Sauce pürieren. Die frischen Sommerrollen mit dem Dip servieren.

Tipp für sensible Bäuche

Reisnudeln sind eine gut verträgliche glutenfreie Alternative zu Weizennudeln. Dieses Rezept lässt sich an jedes sensible Bäuchlein individuell anpassen, sodass wirklich jeder in den Genuss dieser leichten sommerlichen Rollen kommt. Schaue in der Tabelle nach, die dir die Lebensmittel zu deiner Unverträglichkeit auflistet, und wähle dann aus, welches Gemüse bei deiner Empfindlichkeit infrage kommt.

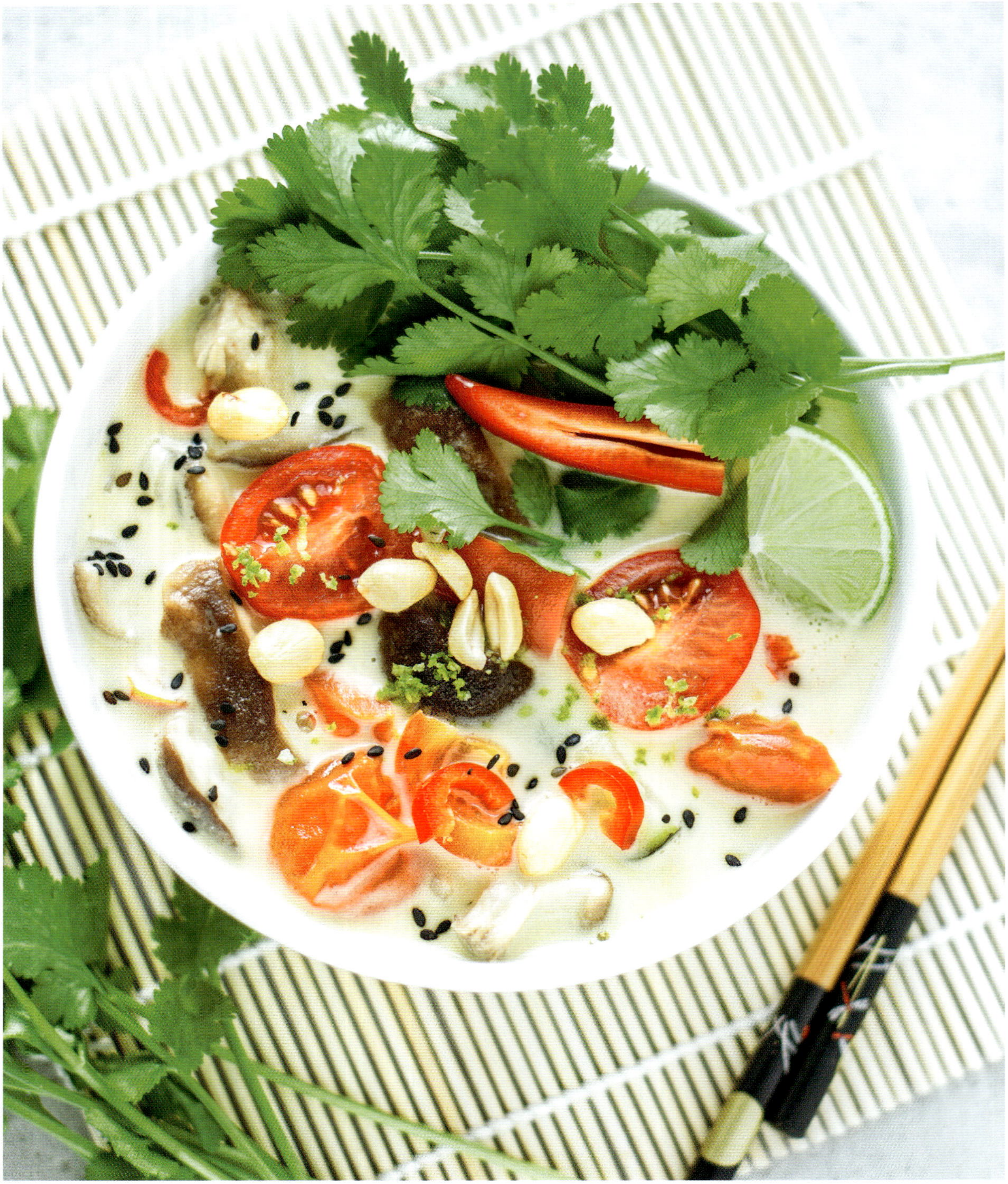

VEGETARISCHE TOM KHA

Zubereitungszeit: 55 Minuten
Kalorien pro Portion: 345 kcal

Zutaten (für 2 Portionen)

150 g Shiitakepilze
150 g Cherrytomaten
1 Zucchini
1 rote Paprikaschote
1 Chilischote
5 g frischer Ingwer
1 Bund Zitronengras
800 ml Kokosmilch
300 ml Gemüsebrühe
1 Packung Glasnudeln
5 getrocknete Limettenblätter
10 g Reissirup
Salz
schwarzer Pfeffer aus der Mühle

Optional:

Kurkumapulver
1 Bund frischer Koriander
50 g gesalzene Erdnusskerne

Zubereitung

1. Die Shiitakepilze putzen und in größere Stücke schneiden. Cherrytomaten, Zucchini und Paprika waschen und ebenfalls in mundgerechte Stücke schneiden. Chili aufschneiden, entkernen und fein hacken. Den Ingwer mit einem Löffel schälen und ebenfalls fein hacken. Das Zitronengras mit einem Messer andrücken und anschließend in 5 cm lange Stücke schneiden. So können sich alle Aromen am besten entfalten.
2. Die Kokosmilch und Gemüsebrühe in einen Topf geben und mit dem Zitronengras, Ingwer und Chili circa 5 Minuten aufkochen. Währenddessen die Glasnudeln nach Packungsanweisung kochen.
3. Danach das Gemüse, die Limettenblätter und den Reissirup hinzufügen und bei mittlerer Hitze weitere 10 Minuten kochen. Nach Belieben mit Salz, Pfeffer und gegebenenfalls Kurkuma würzen.
4. Vor dem Servieren die Limettenblätter und das Zitronengras entfernen. Nach Belieben mit frischem Koriander, Erdnusskernen und den Glasnudeln servieren.

Tipp für sensible Bäuche

Glutamat versteckt sich nicht nur in der asiatischen Küche, sondern ist ein gängiger Zusatzstoff in Brühen, Käse und Chips und gilt als Geschmacksverstärker. Achte daher auf die Zutatenliste. In der asiatischen Küche lässt sich Glutamat durch Gewürze wie Zitronengras, Ingwer und Limettenblätter ersetzen.

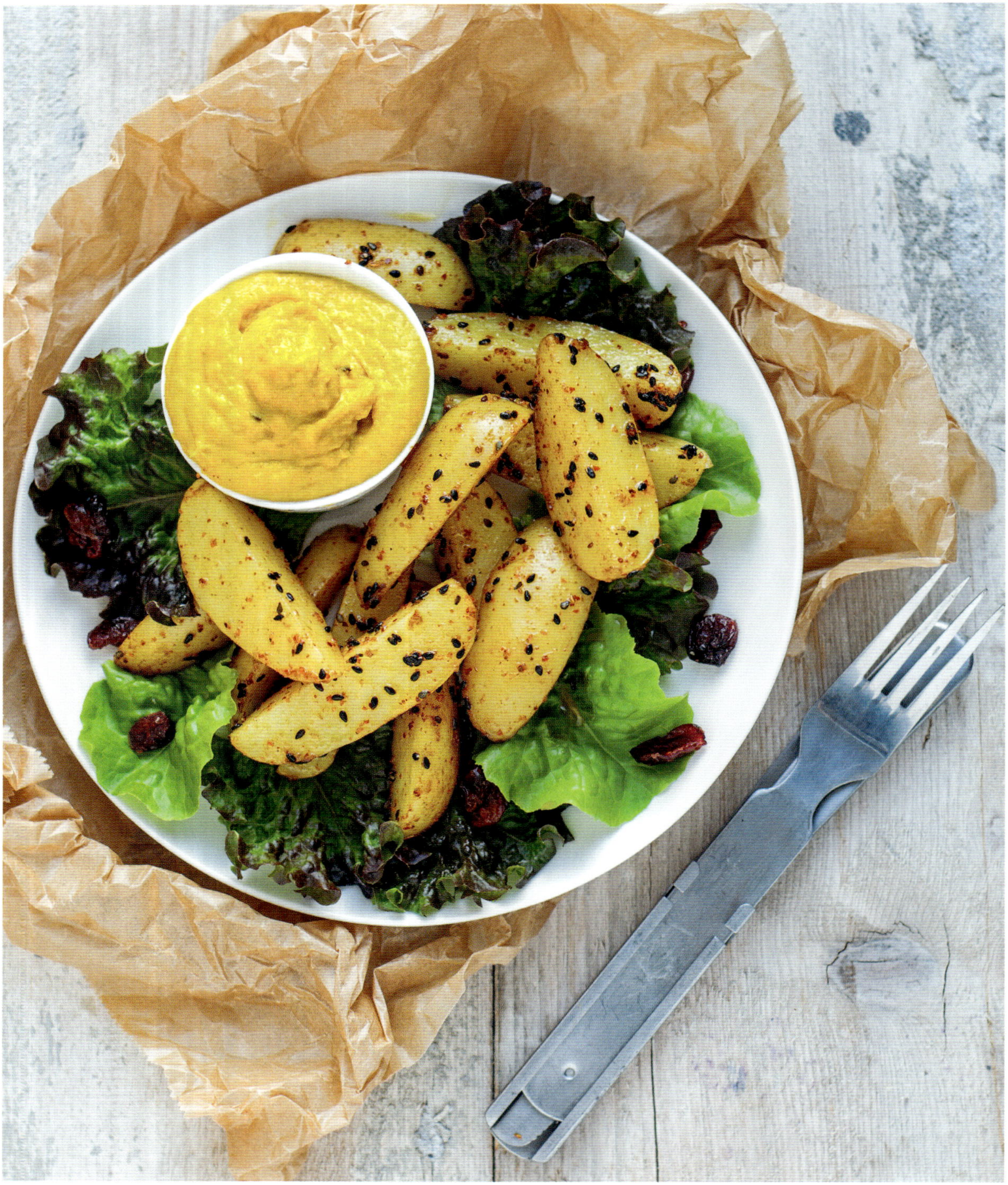

WÜRZIGER KARTOFFELECKEN-SALAT MIT MÖHREN-CHILI-DIP

Zubereitungszeit: 35 Minuten

Kalorien pro Portion: 320 kcal

Zutaten (für 2 Portionen)

4 mittelgroße Kartoffeln
Salz
schwarzer Pfeffer aus der Mühle
5 g Paprikapulver, edelsüß
3 g Kurkumapulver
10 ml Olivenöl
100 g Möhren
100 g Frischkäse, laktosefrei
1 Prise Chiliflocken
100 g gemischter Salat
15 g schwarzer Sesam

Optional:

1 Handvoll getrocknete Cranberrys

Zubereitung

1. Den Ofen auf 200 °C Ober-/Unterhitze vorheizen.
2. Die Kartoffeln gründlich waschen und anschließend in Spalten schneiden. In einer großen Schüssel mit Salz, Pfeffer, Paprika, Kurkuma und Olivenöl marinieren. Ein Blech mit Backpapier auslegen und die Kartoffelecken gleichmäßig darauf verteilen. Die Kartoffeln nun circa 25–30 Minuten backen.
3. In der Zwischenzeit die Möhren waschen, schälen und in grobe Stücke schneiden. Anschließend im Salzwasser circa 10 Minuten garen. Kurz abkühlen lassen, mit Frischkäse pürieren und mit Salz, Pfeffer und Chiliflocken abschmecken.
4. Den Salat waschen und trocken schleudern. Anschließend mit – je nach Geschmack – Cranberrys und etwas Olivenöl vermischen. Die Kartoffelecken mit schwarzem Sesam bestreuen und auf dem Salat verteilen. Mit dem Möhren-Chili-Dip servieren.

Tipp für sensible Bäuche

Die Kartoffelecken schmecken auch kalt hervorragend. Nachdem die Kartoffeln ausgekühlt sind, bildet sich die sogenannte resistente Stärke, die einen positiven Einfluss auf unsere Darmflora hat. Dasselbe gilt übrigens auch für Nudeln und Reis. Grüne Bananen enthalten ebenfalls von Natur aus einen höheren Anteil resistenter Stärke als reife Bananen und werden daher besser vertragen.

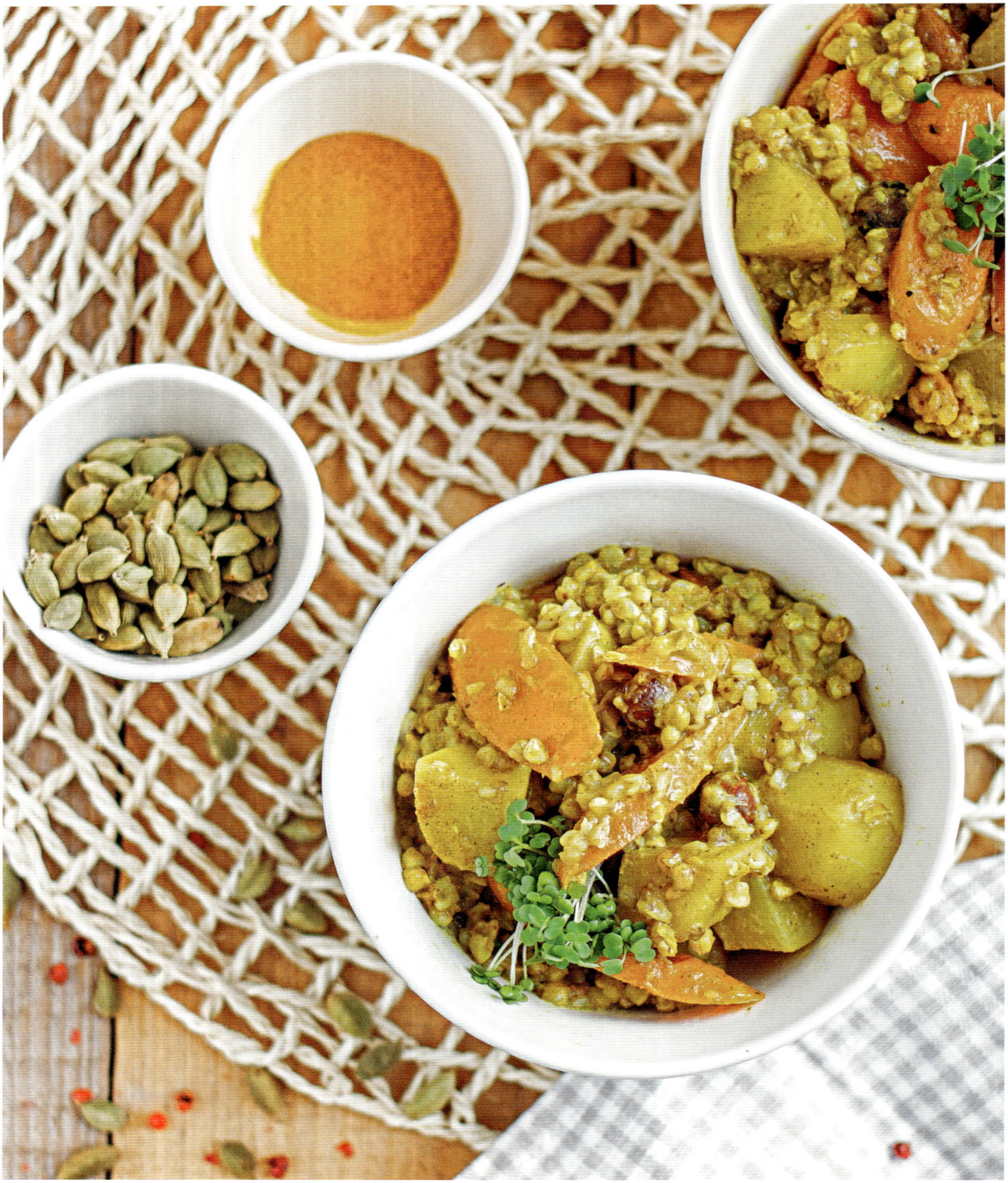

KARTOFFEL-BUCHWEIZEN-PFANNE

Zubereitungszeit: 40 Minuten
Kalorien pro Portion: 660 kcal

Zutaten (für 4 Portionen)

150 g Buchweizen
200 g Kartoffeln
200 g Möhren
50 g Haselnüsse
5 g Currypulver
5 g Kurkumapulver
1 Prise Chiliflocken
2 Zweige Zitronengras
500 ml Kokosmilch
schwarzer Pfeffer aus der Mühle
Salz
20 g Reissirup

Zubereitung

1. Den Buchweizen nach Packungsanweisung kochen.
2. Währenddessen sowohl die Kartoffeln als auch die Möhren putzen, schälen und in mundgerechte Stückchen schneiden. Die Haselnüsse ohne Öl in einer Pfanne rösten. Anschließend Gewürze hinzufügen und kurz bei mittlerer Hitze braten. Das Zitronengras mit dem Messerrücken andrücken, sodass sich die Aromen entfalten können. Mit der Kokosmilch aufgießen und samt Kartoffeln, Möhren und dem Zitronengras circa 10–12 Minuten bei mittlerer Hitze kochen.
3. Zum Schluss mit Pfeffer, Salz und Sirup abschmecken.
4. Den Buchweizen in die Pfanne geben und servieren.

Tipp für sensible Bäuche

Buchweizen gehört nicht zu den üblichen Getreidearten, sondern wird wie beispielsweise auch Quinoa und Hirse als Pseudogetreide eingestuft. Der wichtigste Unterschied: Buchweizen ist glutenfrei und eignet sich für eine darmfreundliche Ernährung. Mit seinem wertvollen Proteingehalt gilt er als ein Fitnessfood und liegt nach dem Sport nicht schwer im Magen.

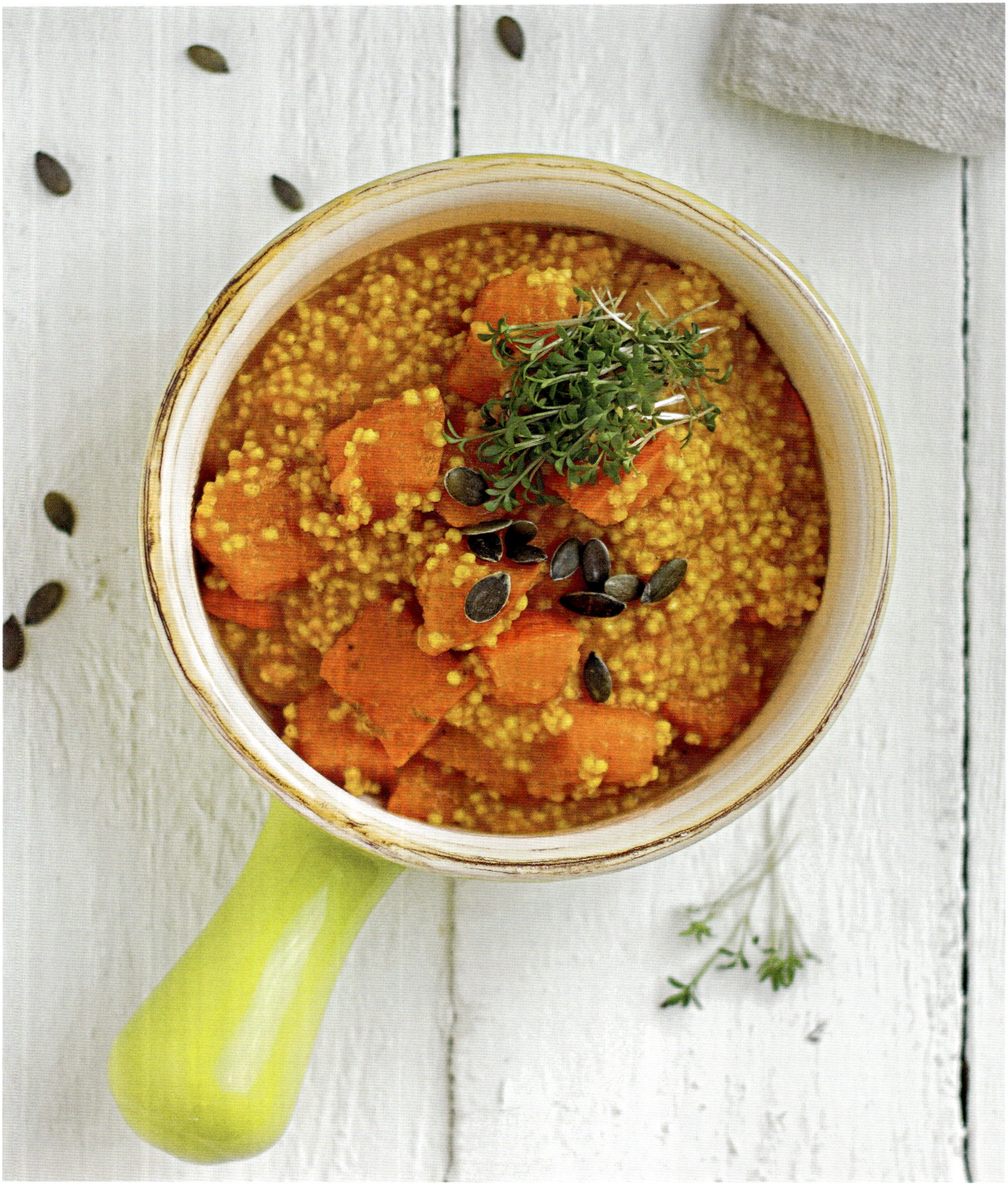

KÜRBIS-HIRSOTTO

Zubereitungszeit: 35 Minuten
Kalorien pro Portion: 510 kcal

Zutaten (für 2 Portionen)
300 g Hokkaido-Kürbis
etwas Öl zum Braten
5 g Kurkumapulver
200 g Hirse
750 ml Gemüsebrühe
40 g Parmesan oder
35 g junger Gouda
Salz
schwarzer Pfeffer aus der Mühle

Optional:
1 Handvoll frische Kräuter

Zubereitung

1. Den Kürbis waschen, halbieren und entkernen. Anschließend in mundgerechte Stücke schneiden.
2. In einem Topf etwas Öl erhitzen, Kürbis und das Kurkumapulver hinzugeben, circa 3 Minuten dünsten. Danach Hirse dazugeben und mit 400 ml Gemüsebrühe ablöschen. Die Hirse und das Gemüse sollten vollständig mit Brühe bedeckt sein. Die Flüssigkeit einkochen lassen und währenddessen immer wieder umrühren. Den Rest der Gemüsebrühe nach und nach dazugeben, bis die Hirse weich ist. Das dauert circa 20 Minuten.
3. In der Zwischenzeit den Parmesan oder den jungen Gouda reiben. Das Hirsotto zum Schluss mit Salz und Pfeffer abschmecken und die Hälfte des Käses unterheben. Mit dem restlichen Käse und nach Wunsch mit frischen Kräutern garnieren.

Tipp für sensible Bäuche

Parmesan wird aus Kuhmilch hergestellt, enthält dennoch kaum Laktose und gilt daher als laktosefrei. Durch den Reifeprozess wird die Laktose in Milchsäure umgewandelt. Die lange Reifung führt allerdings zu einem erhöhten Histamingehalt. Wenn du dich histaminarm ernährst, greife besser zum jungen Gouda.

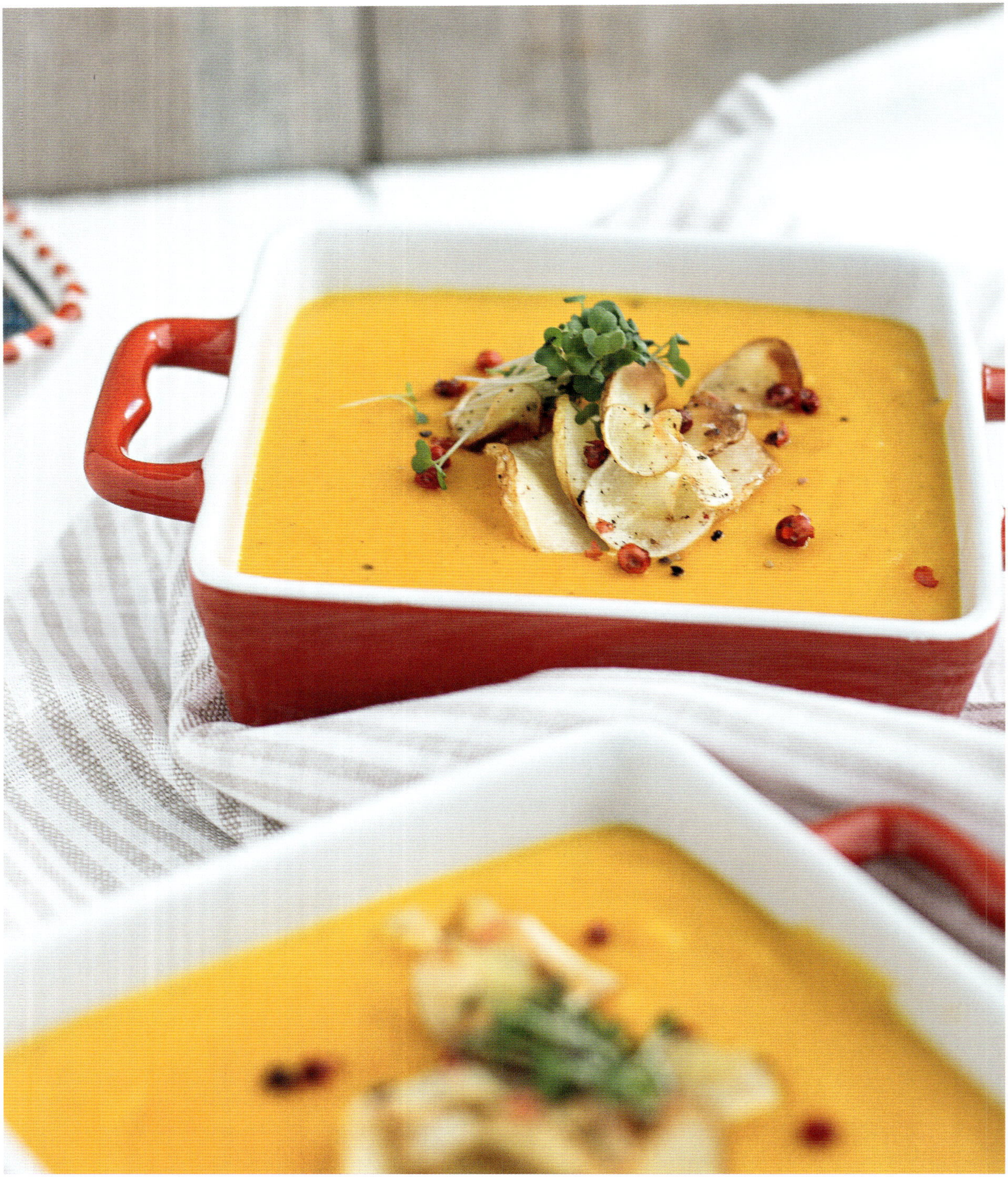

MÖHREN-KOKOS-SUPPE MIT PASTINAKEN-CHIPS

Zubereitungszeit: 40 Minuten
Kalorien pro Portion: 400 kcal

Zutaten (für 4 Portionen)

200 g Pastinaken
400 g Möhren
etwas Olivenöl zum Braten
5 g Kurkumapulver
3 g Muskatnuss, frisch gerieben oder als Pulver
500 ml Gemüsebrühe
400 ml Kokosmilch
Salz
schwarzer Pfeffer aus der Mühle
10 g Reissirup

Zubereitung

1. Die Pastinaken und Möhren schälen und in circa 2 cm kleine Stücke schneiden. Eine Pastinake beiseitelegen.
3. Etwas Olivenöl in einem Topf erhitzen, Gewürze einrühren. Das Gemüse hinzufügen und circa 3 Minuten dünsten. Mit Gemüsebrühe ablöschen und zum Kochen bringen. Das Gemüse sollte vollständig mit Wasser bedeckt sein. Anschließend die Hitze reduzieren und circa 20 Minuten köcheln lassen, bis das Gemüse weich ist. Zum Schluss Kokosmilch hinzufügen und weitere 5 Minuten köcheln lassen.
4. Die Suppe mit einem Stabmixer pürieren und mit Salz, Pfeffer und Sirup abschmecken.
5. Die beiseitegelegte Pastinake in feine Scheiben schneiden und in einer Pfanne mit etwas Olivenöl circa 5 Minuten anbraten. Die fertigen Pastinaken-Chips herausnehmen und das Öl auf einem Küchenpapier abtropfen lassen. Mit der Suppe servieren.

Tipp für sensible Bäuche

Möhren bewirken bei grummelnden Bäuchen wahre Wunder! Diese Suppe koche ich mir immer, wenn sonst nichts anderes geht. Sie tut mir immer gut und ich bin dank ihr nicht nur auf Zwieback angewiesen.

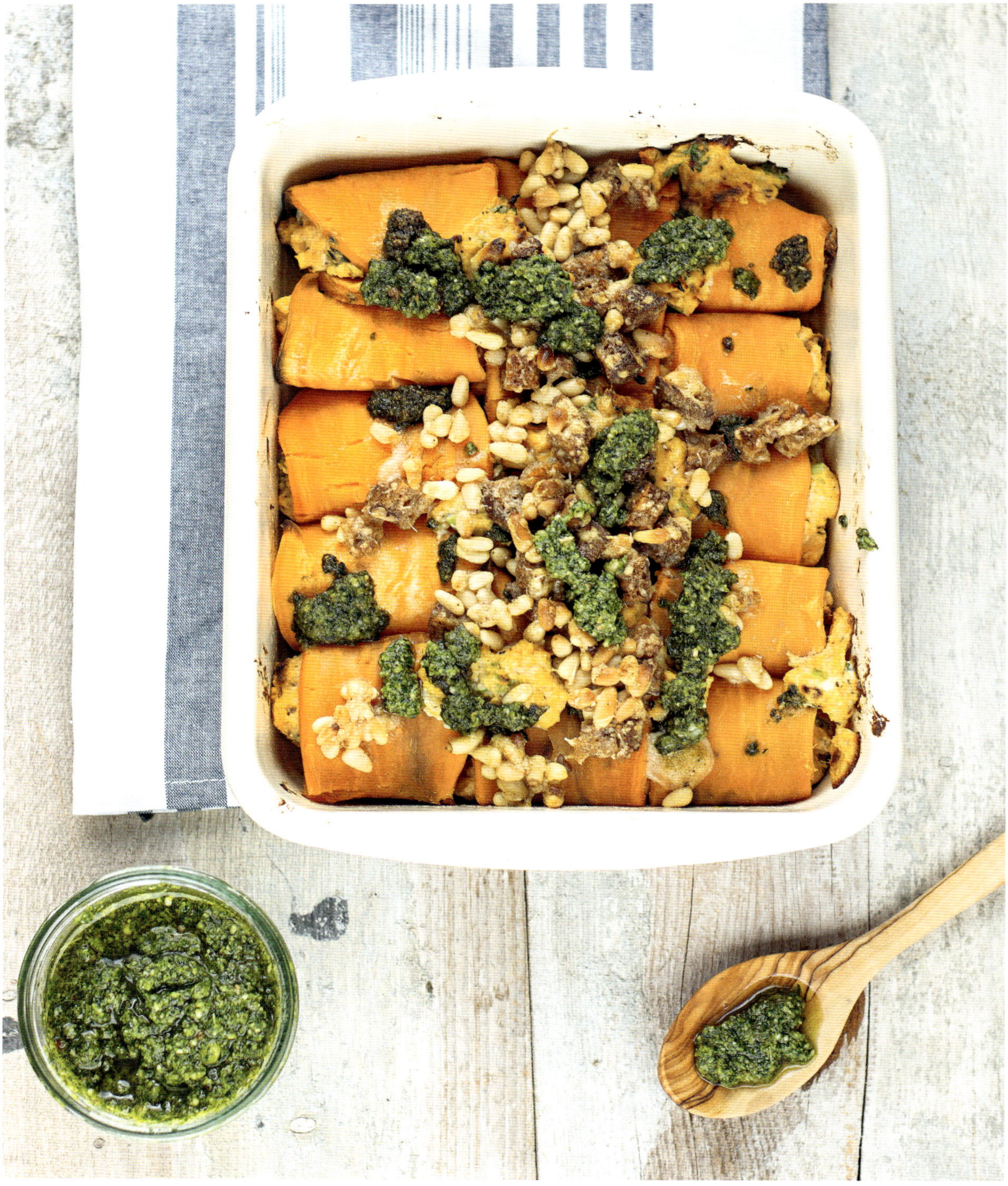

MÖHREN-CANNELLONI MIT GRÜNEM PESTO

Zubereitungszeit: 40 Minuten
Kalorien pro Portion: 520 kcal

Zutaten (für 4 Portionen)
50 g Pinienkerne oder gehackte Macadamianüsse
9 große Möhren
Salz
450 g Ricotta
1 Ei
1 Bund Petersilie
5 g fein gehackter frischer Thymian
160 g Feta
schwarzer Pfeffer aus der Mühle
etwas mehr als 5 ml Olivenöl
1 Packung Cannelloni (250 g)
50 g Brot, glutenfrei
1 Prise Muskatnuss, gerieben
1 Handvoll Nüsse und Kerne nach Wahl, z. B. Walnüsse, Sonnenblumenkerne
selbst gemachtes Basilikum-Macadamia-Pesto
(Rezept siehe Seite 159)

Zubereitung

1. Die Möhren gründlich waschen, eine beiseitelegen und die restlichen mit einem Sparschäler längs in 2 mm dünne Scheiben schneiden. Die übrige Möhre in Würfel schneiden und in einem kleinen Topf mit Salzwasser 10 Minuten garen.
2. Den Ofen auf 180 °C Ober-/Unterhitze vorheizen.
3. Die gekochte Möhre gemeinsam mit dem Ricotta pürieren. Anschließend mit Ei, Petersilie, Thymian und Feta verrühren. Nach Geschmack mit Salz und Pfeffer verrühren.
4. Die Auflaufform mit etwas Olivenöl einfetten. Anschließend die Cannelloni füllen, dabei wie folgt vorgehen: 2–3 Möhrenscheiben überlappend nebeneinander in die Cannelloni platzieren und mit 1 Esslöffel der Möhren-Ricotta-Mischung auffüllen, mit der Naht nach unten in die Form geben. So lange fortfahren, bis Füllung und Möhren aufgebraucht sind. Sollte etwas von der Füllung übrig bleiben, keine Bange, diese kann einfach über die Cannelloni gegeben werden.
5. Das Brot in feine Würfel schneiden. Die Brotkrumen gemeinsam mit Muskat, Kernen oder Nüssen und Olivenöl vermengen und über die Cannelloni geben.
6. Die Cannelloni circa 20–25 Minuten im Ofen backen, die Auflaufform möglichst mit einem Deckel oder alternativ mit Alufolie abdecken.
7. Die fertigen Cannelloni mit selbst gemachtem Pesto servieren.

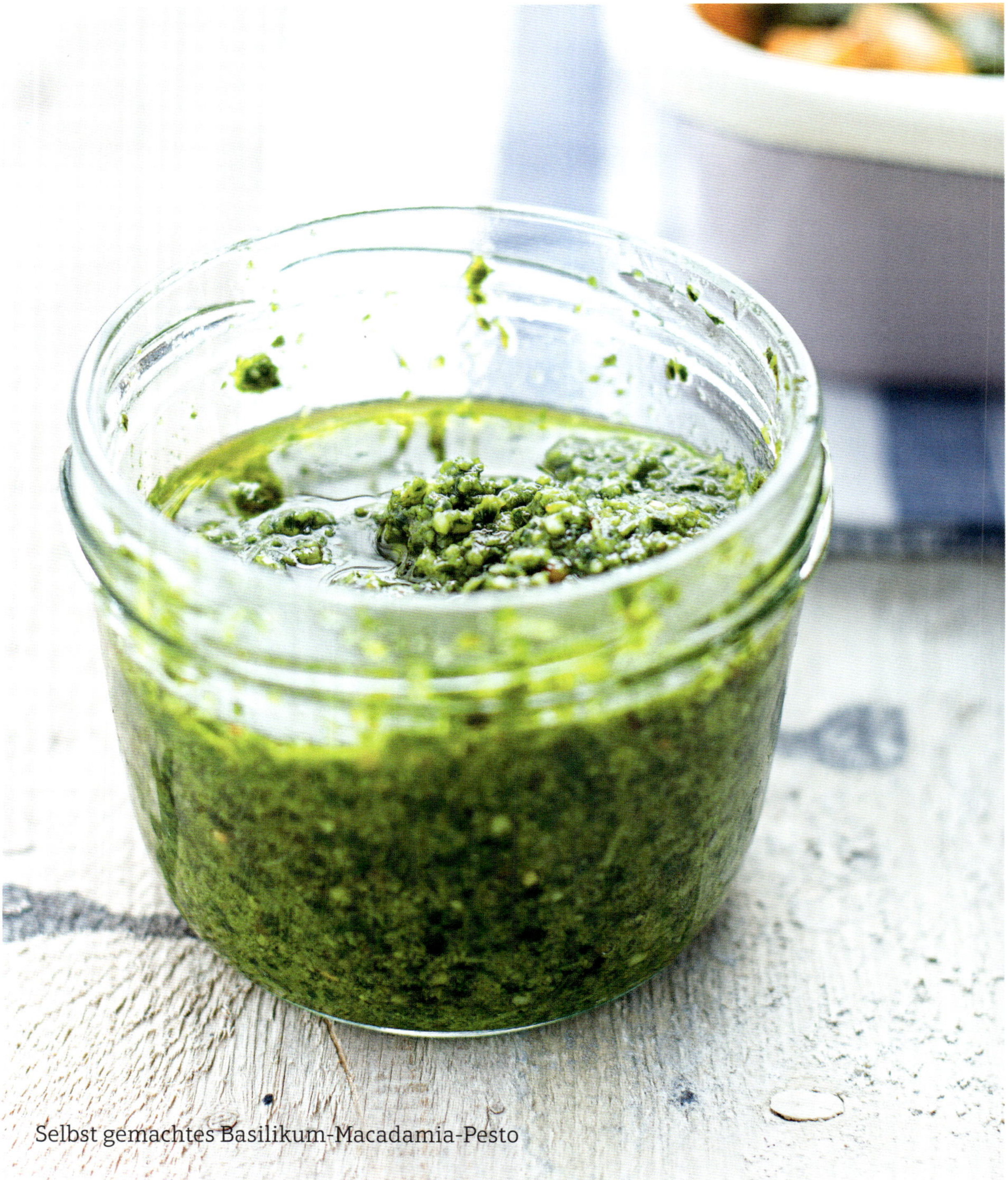

Selbst gemachtes Basilikum-Macadamia-Pesto

SELBST GEMACHTES BASILIKUM-MACADAMIA-PESTO

Zubereitungszeit: 10 Minuten

Kalorien pro Portion: 200 kcal

Zutaten (für 6 Portionen)

1 Basilikumstrauch
70 g Macadamianüsse
60–70 ml Olivenöl
5 g Reissirup
5 g grobes Meersalz
schwarzer Pfeffer aus der Mühle

Zubereitung

1. Die Basilikumblätter abzupfen, gründlich waschen und trocken schleudern.
2. Alle Zutaten in einen Blitzhacker geben und fein pürieren. Anschließend mit Salz abschmecken.

ROTES PAPRIKA-KRESSE-PESTO

Zubereitungszeit: 10 Minuten

Kalorien pro Portion: 210 kcal

Zutaten (für 6 Portionen)

2 rote Paprikaschoten
60–70 ml Olivenöl
5 g grobes Meersalz
schwarzer Pfeffer aus der Mühle
70 g Macadamianüsse
1 Handvoll Brunnenkresse
5 g Reissirup

Zubereitung

1. Den Ofen auf 150 °C Ober-/Unterhitze vorheizen. Ein Blech mit Backpapier auslegen.
2. Die Paprikaschote gründlich waschen, halbieren und entkernen. Paprika mit der Haut nach unten auf das Blech legen und mit etwas Olivenöl, Salz und Pfeffer würzen. Circa 10 Minuten grillen.
3. Die Paprikaschote häuten. Alle Zutaten samt der Paprika in einen Blitzhacker geben und fein pürieren. Anschließend mit Salz abschmecken.

Tipp für sensible Bäuche

Viele Menschen vertragen Pinienkerne nur schlecht. Daher kannst du für dieses Rezept je nach deiner Verträglichkeit verschiedene Nüsse wie Haselnüsse, Walnüsse, Mandeln oder Macadamianüsse verwenden. Diese schmecken ebenso gut!

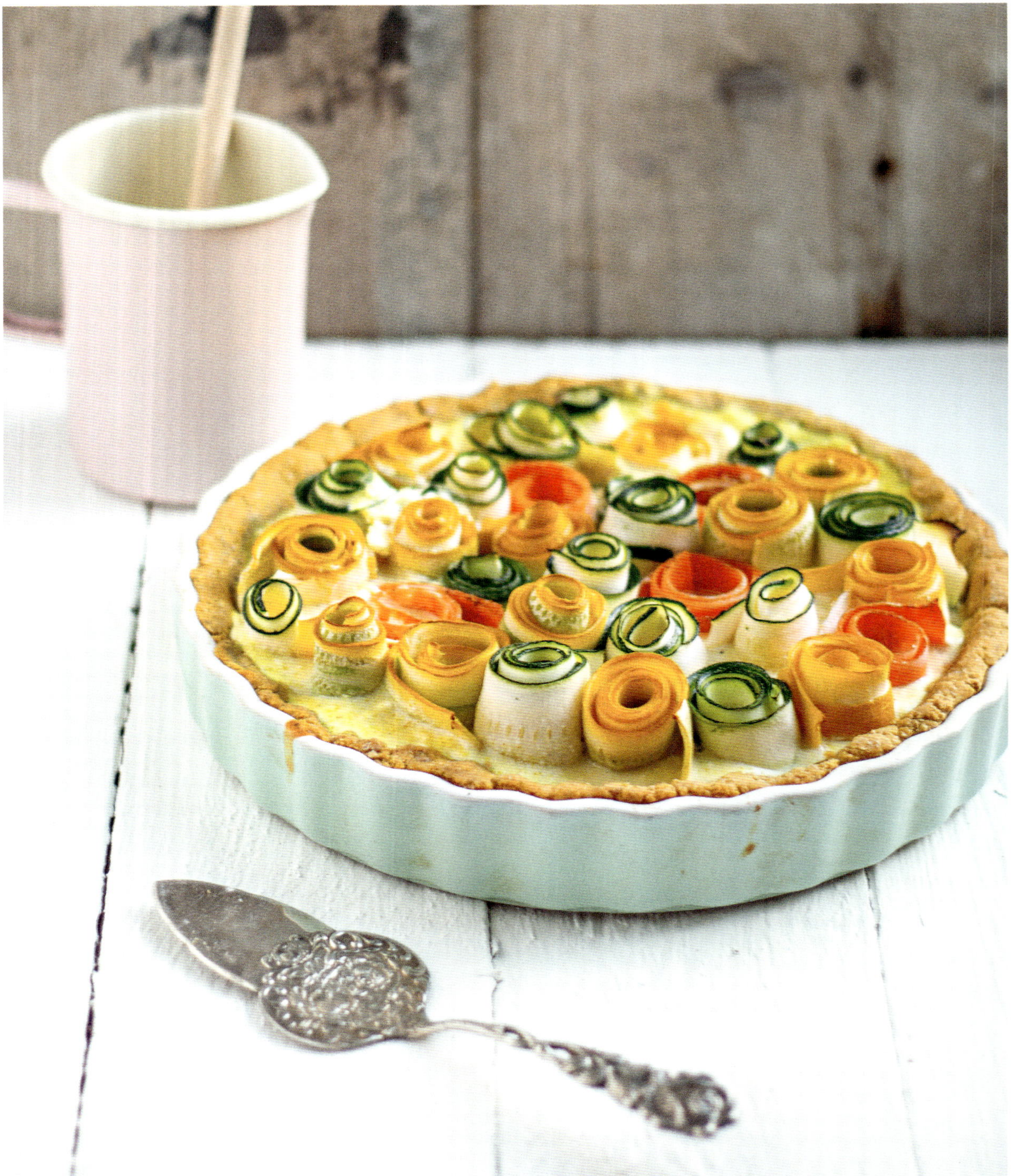

ZUCCHINI-MÖHREN-RÖSCHEN-QUICHE

Zubereitungszeit: 70 Minuten
Kalorien pro Portion: 620 kcal

Zutaten (Ø 26 cm)

Für den Teig:
125 g Buchweizenmehl
125 g Vollkornreismehl, glutenfrei
3 g Salz
100 g Butter
1 Ei

Für die Füllung:
etwas frische Petersilie
400 g Ricotta
2 Eier
100 ml Mandelmilch
80 g Fetakäse
Salz
schwarzer Pfeffer aus der Mühle
4 Zucchini
2 Möhren

Zubereitung

1. Den Ofen auf 180 °C Ober-/Unterhitze vorheizen.
2. In einer Schüssel alle trockenen Zutaten für den Teig vermischen und anschließend Butter und Ei hinzufügen. So lange kneten, bis ein homogener Teig entsteht.
3. Die Quicheform mit etwas Butter einfetten. Den Mürbeteig mit einem Nudelholz auf der bemehlten Arbeitsfläche ausrollen. Den ausgerollten Teig in die Quicheform geben und festdrücken. Mit einer Gabel Löcher in den Boden einstechen. Circa 10 Minuten, vorerst ohne Füllung, backen.
4. Die Petersilie mit heißem Wasser brausen und fein schneiden. Ricotta, Eier, Mandelmilch und Käse verquirlen. Mit Salz und Pfeffer abschmecken, die Petersilie unterrühren.
5. Das Gemüse waschen, die Möhren schälen. Zucchini und Möhren längs mit einem Sparschäler in circa 2 mm dicke Streifen schneiden. Anschließend kurz blanchieren (2 Minuten).
6. Den Teig aus dem Ofen nehmen und 5 Minuten abkühlen lassen. Die Ricotta-Mischung daraufgeben. Zucchini- und Möhrenstreifen einrollen, genauso die Möhrenstreifen, sodass Röschen entstehen, und nach und nach in die Ricotta-Mischung abwechselnd mit den Möhren-Röschen platzieren. Wem das zu viel Aufwand ist: die Zucchini und Möhren direkt mit der Ricottamasse vermischen und anschließend in die Quiche füllen (bei diesem Vorgang reichen 2 Zucchini). Weitere 35 Minuten backen. Warm servieren.

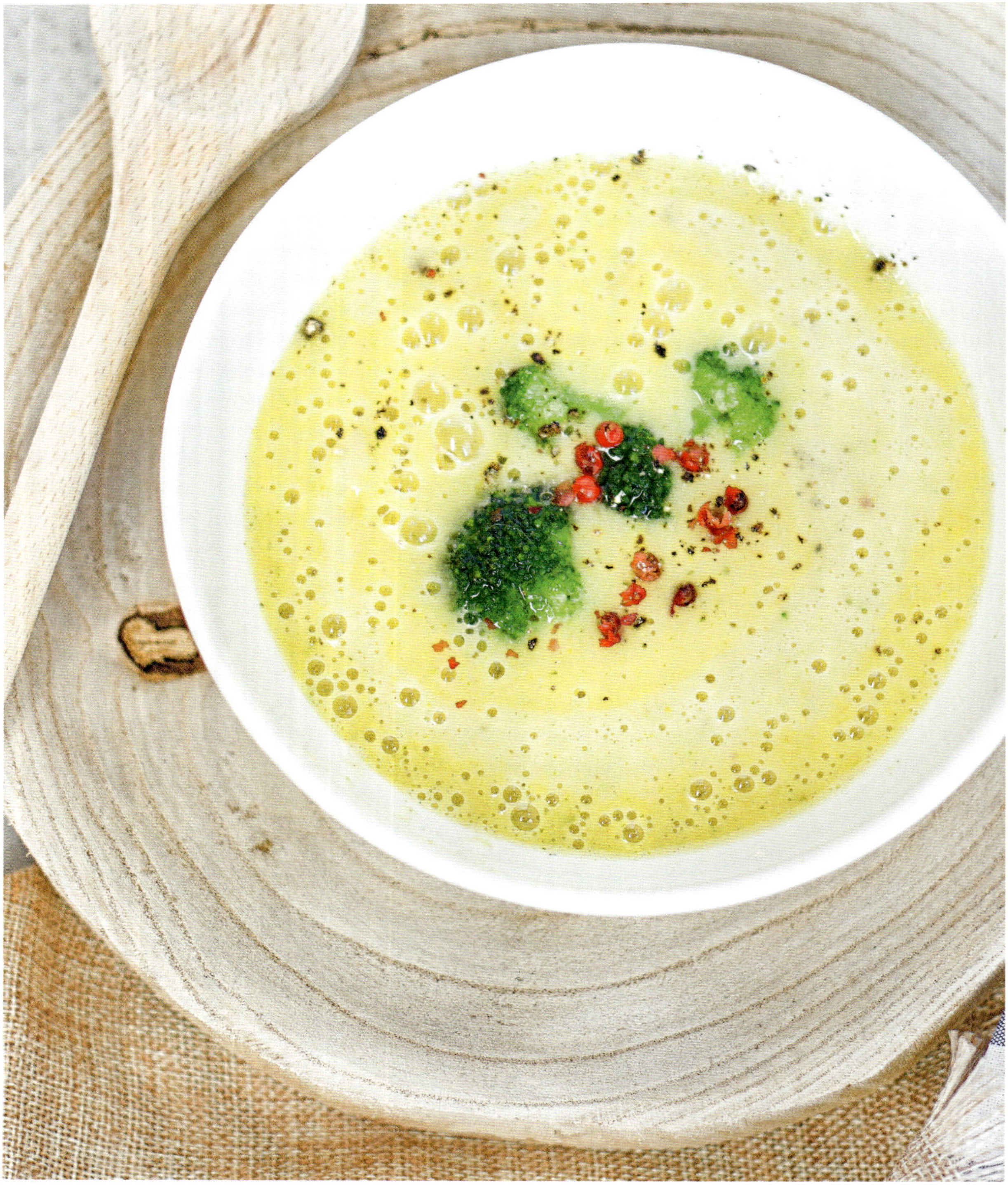

FENCHEL-KARTOFFEL-CREME MIT BROKKOLIRÖSCHEN

Zubereitungszeit: 40 Minuten
Kalorien pro Portion: 320 kcal

Zutaten (für 4 Portionen)

500 g Fenchel
300 g Kartoffeln
10 ml Olivenöl
5 g gemahlener Anis
650 ml Gemüsebrühe
1 kleiner Brokkoli
Salz
200 ml Kokosmilch
schwarzer Pfeffer aus der Mühle
10 g Reissirup

Zubereitung

1. Fenchel und Kartoffeln waschen, putzen und grob würfeln.
2. Etwas Öl mit Anis in einen Topf geben, das Gemüse dazugeben und bei mittlerer Hitze dünsten. Mit der Gemüsebrühe aufgießen, zum Kochen bringen und anschließend die Hitze herunterdrehen. Circa 20 Minuten köcheln lassen.
3. In der Zwischenzeit den Brokkoli waschen und in kleine Röschen teilen. Die Röschen 2–3 Minuten in Salzwasser dünsten. Die Brokkoliröschen dürfen ruhig noch knackig sein.
4. Die Kokosmilch zur Suppe hinzufügen und diese dann mit einem Stabmixer fein pürieren. Die Suppe mit Salz, Pfeffer und Reissirup abschmecken und mit den Brokkoliröschen servieren.

Tipp für sensible Bäuche

Fenchel wirkt polarisierend. Doch die Knolle hat es in sich. Die ätherischen Öle haben eine positive Wirkung auf Magen-Darm-Beschwerden und er ist meine Waffe gegen lästige Blähungen.

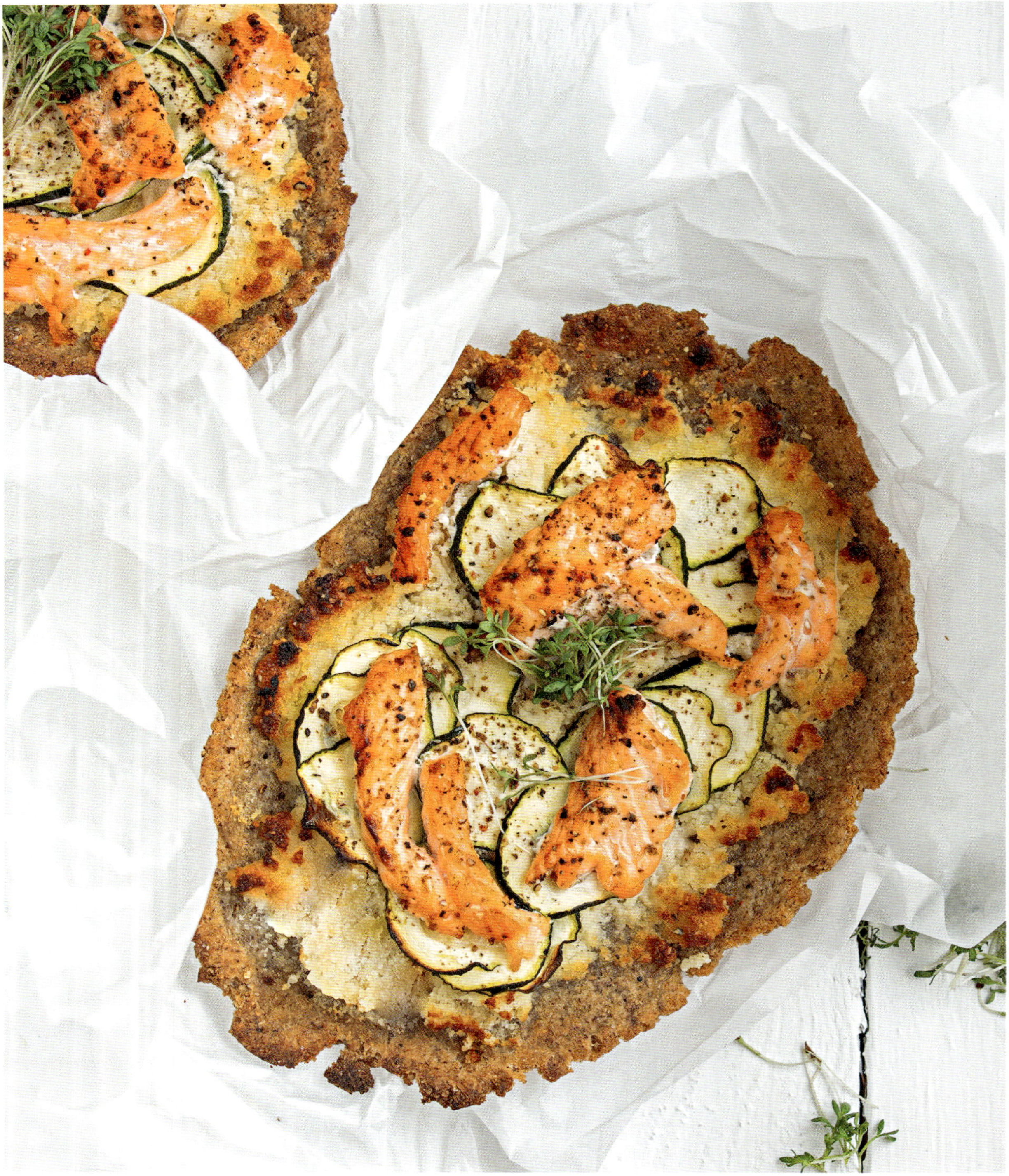

ZUCCHINI-LACHS-FLAMMKUCHEN

Zubereitungszeit: 45 Minuten
Kalorien pro Portion: 880 kcal

Zutaten (für 2 Portionen)

Für den Teig:

20 g gemahlene Flohsamenschalen
200 ml Wasser, lauwarm
280 g Reismehl, glutenfrei
120 g Speisestärke
etwas Salz
20 ml Olivenöl

Für den Belag:

60 g Mandeln
60 ml Wasser
5 g Reissirup
3 g Nährhefe
1 Spritzer Zitrone
Salz
200 g frischen Lachs
schwarzer Pfeffer aus der Mühle
1 Zucchini
nach Belieben frische Kräuter zum Garnieren

Zubereitung

1. Die Flohsamenschalen mit Wasser verrühren und circa 5 Minuten quellen lassen, bis eine gelartige Masse entsteht. Die restlichen trockenen Zutaten für den Teig gründlich vermischen. Olivenöl unterrühren und zu einem glatten Teig verarbeiten. Bei Bedarf noch Mehl untermischen, der Teig sollte nicht kleben. Befeuchte deine Hände zur Bearbeitung mit Wasser.
2. Den Teig in zwei Portionen teilen und auf einem mit Backpapier ausgelegten Blech dünn ausrollen.
3. Den Ofen auf 200 °C Ober-/Unterhitze vorheizen.
4. Anschließend den pflanzlichen Schmand zubereiten: Dazu Mandeln, Wasser, Sirup, Hefe, Zitrone und 1 Prise Salz in einen hohen Behälter geben und mit einem Stabmixer fein pürieren. Den Teig mit der Masse bestreichen.
5. Den Lachs mit etwas Wasser abwaschen und mit Küchenpapier trocken tupfen. Danach die Haut entfernen und in kleine, mundgerechte Stückchen schneiden. Mit Salz und Pfeffer abschmecken. Die Zucchini waschen und mit einem Sparschäler in feine Scheiben schneiden, ebenfalls mit etwas Salz und Pfeffer abschmecken. Nun den vorbereiteten Boden mit Lachs und Zucchini belegen.
6. Im vorgeheizten Backofen circa 20–25 Minuten backen. Mit frischen Kräutern servieren.

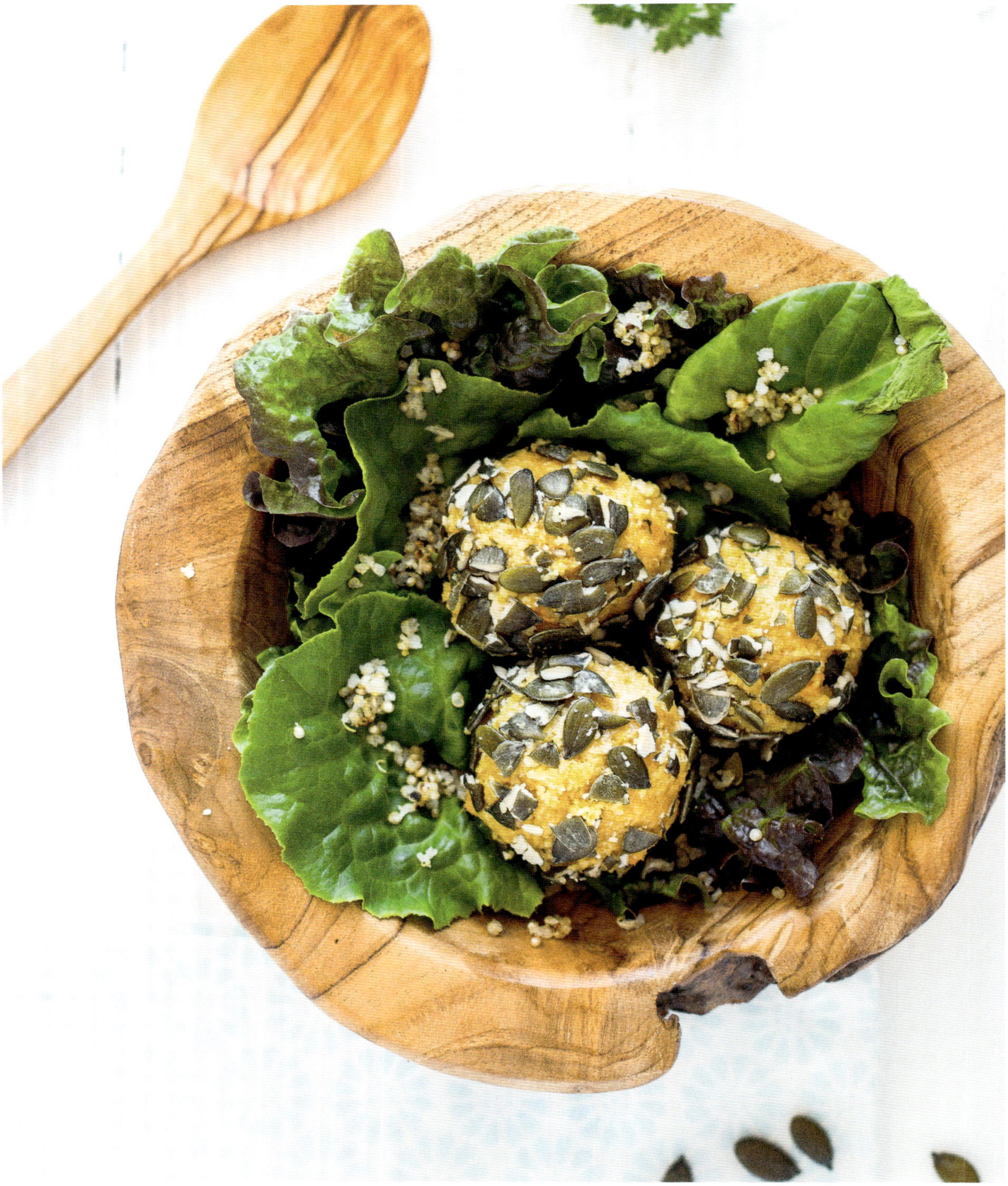

SÜSSKARTOFFEL-KNÖDEL IM KÜRBISKERNMANTEL AUF SALAT

Zubereitungszeit: 55 Minuten
Kalorien pro Portion: 675 kcal

Zutaten (für 2 Portionen)
1 mittelgroße Süßkartoffel (alternativ bei FODMAP-armer Ernährung: Kürbis)
5 ml Kokosöl
1 Bund frischer Thymian
50 g Quinoa
120 g frischer gemischter Salat
etwas Kürbiskernöl
150 g Polenta
80 g Joghurt, laktosefrei
Salz
50 g Kürbiskerne

Tipp für sensible Bäuche

Kürbis enthält im Vergleich zu Süßkartoffeln weniger fermentierbare Saccharide, die zu Beschwerden im Bauch führen können. Deshalb ist er bei einer FODMAP- und histaminarmen Ernährung empfehlenswert. Die Zubereitung mit Kürbis ist genau gleich, wie wenn du Süßkartoffel verwendest.

Zubereitung
1. Den Ofen auf 180 °C Ober-/Unterhitze vorheizen.
2. Die Süßkartoffel waschen, halbieren und auf ein Backblech legen. Mit Kokosöl und frischem Thymian – dafür unter heißem Wasser kurz abbrausen, trocken schütteln und die Blättchen abzupfen – marinieren 30 Minuten im Ofen backen.
3. Quinoa nach Packungsanweisung kochen. Salat waschen und trocken schleudern. Anschließend die beiden Zutaten mit 1 Teelöffel Kürbiskernöl gründlich vermengen und in einem tiefen Teller anrichten.
4. Die Süßkartoffel aus dem Ofen nehmen, von der Schale befreien und in einem Mixer fein pürieren.
5. Die Polenta und Joghurt mit dem Süßkartoffelpüree in einer großen Schüssel mischen. Mit feuchten Händen circa 6 Knödel formen. Währenddessen einen großen Topf mit Wasser (circa 7 Liter Fassungsvermögen) und Salz zum Kochen bringen. Nun die Knödel mit einer Kelle vorsichtig in das Wasser geben, die Knödel so lange kochen lassen, bis sie an die Oberfläche steigen.
6. Die Kürbiskerne in einem Mixer grob hacken und in eine Schale füllen. Die Knödel abtropfen lassen und anschließend in den gehackten Kürbiskernen wälzen. Die Knödel mit dem Salat servieren.

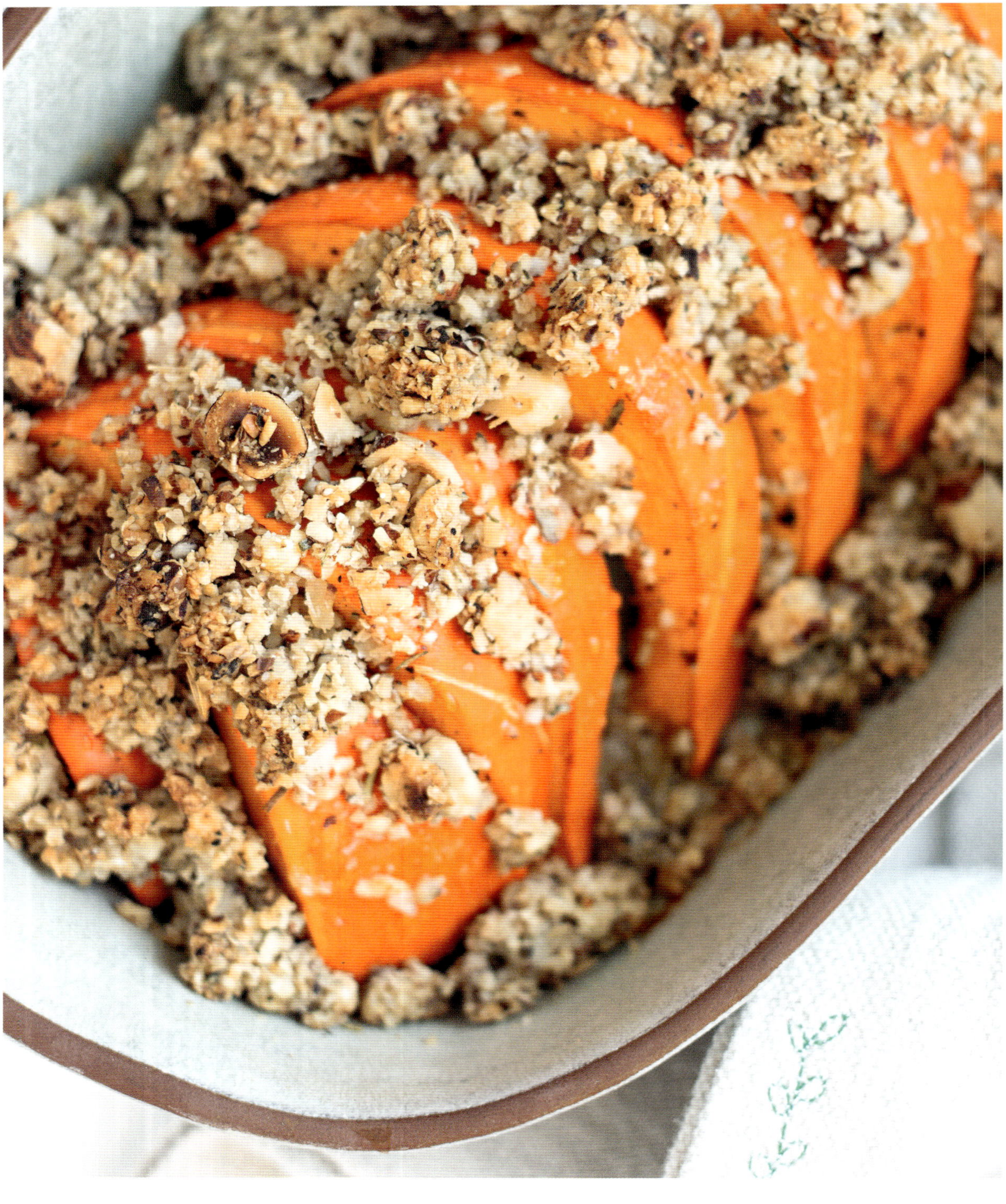

OFENKÜRBIS MIT PARMESAN-CRUMBLE

Zubereitungszeit: 40 Minuten
Kalorien pro Portion: 320 kcal

Zutaten (für 2 Portionen)

250 g Hokkaido-Kürbis
15 ml Olivenöl
40 g Haferflockenmehl, glutenfrei
25 g Pekannüsse
5 g Currypulver
5 g getrockneter Rosmarin
1 gute Prise Salz
etwas frisch gemahlener schwarzer Pfeffer
1 Handvoll glatte Petersilie
30 g Parmesan

Zubereitung

1. Den Ofen auf 200 °C Ober-/Unterhitze vorheizen.
2. Kürbis waschen, halbieren und entkernen. Anschließend in circa 1 cm dicke Scheiben schneiden und in eine mit etwas Öl eingefettete ofenfeste Form geben.
3. Haferflockenmehl, Pekannüsse, Currypulver, Rosmarin, Salz, Pfeffer und die glatte Petersilie in einem Mixer zu einer feinen Masse verarbeiten. Anschließend in einer Schüssel mit dem restlichen Olivenöl und Parmesan zu Crumbles verarbeiten. Die Crumbles über den Kürbis streuen und für circa 25 Minuten im Ofen auf mittlerer Schiene backen.

KARTOFFEL-KÜRBIS-TORTILLA

Zubereitungszeit: 60 Minuten
Kalorien pro Portion: 560 kcal

Zutaten (für 8 Portionen)

500 g Kartoffeln, festkochend
Salz
250 g Hokkaido-Kürbis
1 Bund Petersilie
200 ml Mandelmilch, ungesüßt
6 Eier
schwarzer Pfeffer aus der Mühle
5 g Paprikapulver, edelsüß
1 Prise Muskatnuss,
frisch gerieben oder Pulver
5 ml Olivenöl

Zubereitung

1. Kartoffeln schälen und circa 20 Minuten in Salzwasser kochen. Anschließend abgießen, auskühlen lassen und in 1 cm dünne Scheiben schneiden. Kürbis waschen, halbieren und entkernen. Die Hälften quer in circa 0,5 cm dünne Scheiben schneiden.
2. Petersilie heiß abbrausen, die Blätter abzupfen und fein schneiden. Eine Hälfte der Petersilie in einem hohen Becher mit Mandelmilch fein pürieren, die andere Hälfte beiseitelegen.
3. Zur Petersilien-Milch Eier, etwas Salz, Pfeffer, Paprikapulver und Muskat hinzufügen und mit einem Schneebesen verquirlen.
4. Den Ofen auf 180 °C Ober-/Unterhitze vorheizen.
5. Kartoffeln und Kürbis in einer ofenfesten, mit Öl bestrichenen Pfanne bei mittlerer Hitze circa 5 Minuten anbraten, die Eimasse hinzufügen und kurz stocken lassen. Anschließend im Ofen auf der mittleren Schiene circa 20–25 Minuten backen.
6. Die Tortilla aus dem Ofen nehmen, kurz abkühlen lassen und mit der restlichen Petersilie garnieren.

Tipp für sensible Bäuche

Die Tortilla eignet sich neben dem Frühstück auch perfekt für ein Mittag- oder Abendessen. Mit den Proteinen aus den Eiern und den Ballaststoffen der Kartoffeln und des Kürbis sättigt diese Mahlzeit angenehm.

MÖHREN-NUDELN MIT KOKOS-INGWER-SAUCE

Zubereitungszeit: 35 Minuten
Kalorien pro Portion: 405 kcal

Zutaten (für 3 Personen)
80 g Glasnudeln
4 Möhren
1 EL Öl
150 g Kichererbsen aus der Dose
100 g Pak Choi, in Streifen geschnitten
Salz
schwarzer Pfeffer aus der Mühle
200 ml Kokosmilch
10 g Ingwer
1 Stange Zitronengras
1 Bund frischer Koriander

Zubereitung

1. Die Glasnudeln nach Packungsanweisung kochen.
2. Die Möhren schälen und mit einem Spiralschneider (alternativ: Sparschäler) zu Nudeln schneiden. Das Öl in einer großen Wok-Pfanne erhitzen und die Möhren sowie die Kichererbsen und den geschnittenen Pak Choi darin circa 5 Minuten bei mittlerer Hitze braten. Anschließend mit Salz und Pfeffer abschmecken.
3. Die Kokosmilch unterrühren. Den Ingwer mit einer Knoblauchpresse pressen. Weitere 5 Minuten köcheln lassen.
4. Zum Schluss die gekochten Glasnudeln unterrühren. Den Koriander waschen, trocken schütteln, die Blättchen abzupfen und vor dem Servieren dekorativ auf das Gericht streuen.

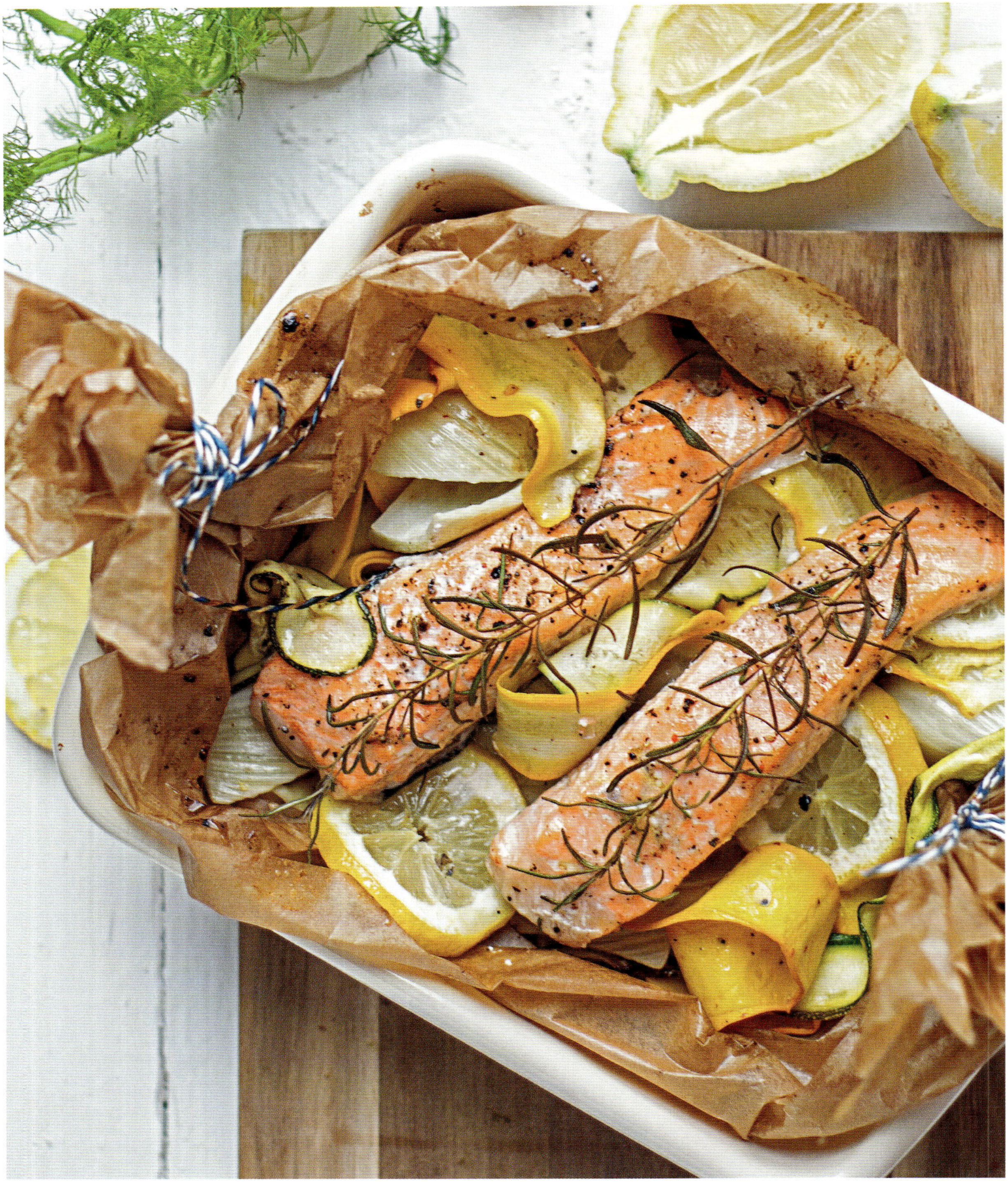

ZUCCHINI-ZITRONEN-AUFLAUF MIT LACHS

Zubereitungszeit: 40 Minuten
Kalorien pro Portion: 360 kcal

Zutaten (für 2 Portionen)

2 gelbe Zucchini
1 grüne Zucchini
1 Fenchel
½ Zitrone
300 ml Gemüsebrühe
4 Zweige frischer Rosmarin
3 frische Salbeiblätter
400 g Lachs, frisch oder tiefgefroren
etwas Olivenöl zum Marinieren
etwas Salz
schwarzer Pfeffer aus der Mühle

Zubereitung

1. Den Ofen bei 180 °C Ober-/Unterhitze vorheizen.
2. Die Zucchini waschen, die Enden abschneiden und mit einem Sparschäler dünne Zucchini-Nudeln hobeln. Den Fenchel putzen und in feine Streifen schneiden. Die Zitrone heiß waschen, halbieren und eine Hälfte in 0,5 cm dünne Scheiben schneiden. Das Gemüse und die Zitrone in einer ofenfesten Form mischen und mit der Gemüsebrühe aufgießen. Rosmarin und Salbei fein schneiden und unter das Gemüse mischen.
3. Den Lachs kurz mit Wasser abspülen, mit einem Küchenpapier trocken tupfen und anschließend mit etwas Öl, Salz und Pfeffer marinieren. Auf dem Gemüse platzieren und anschließend 30 Minuten backen.

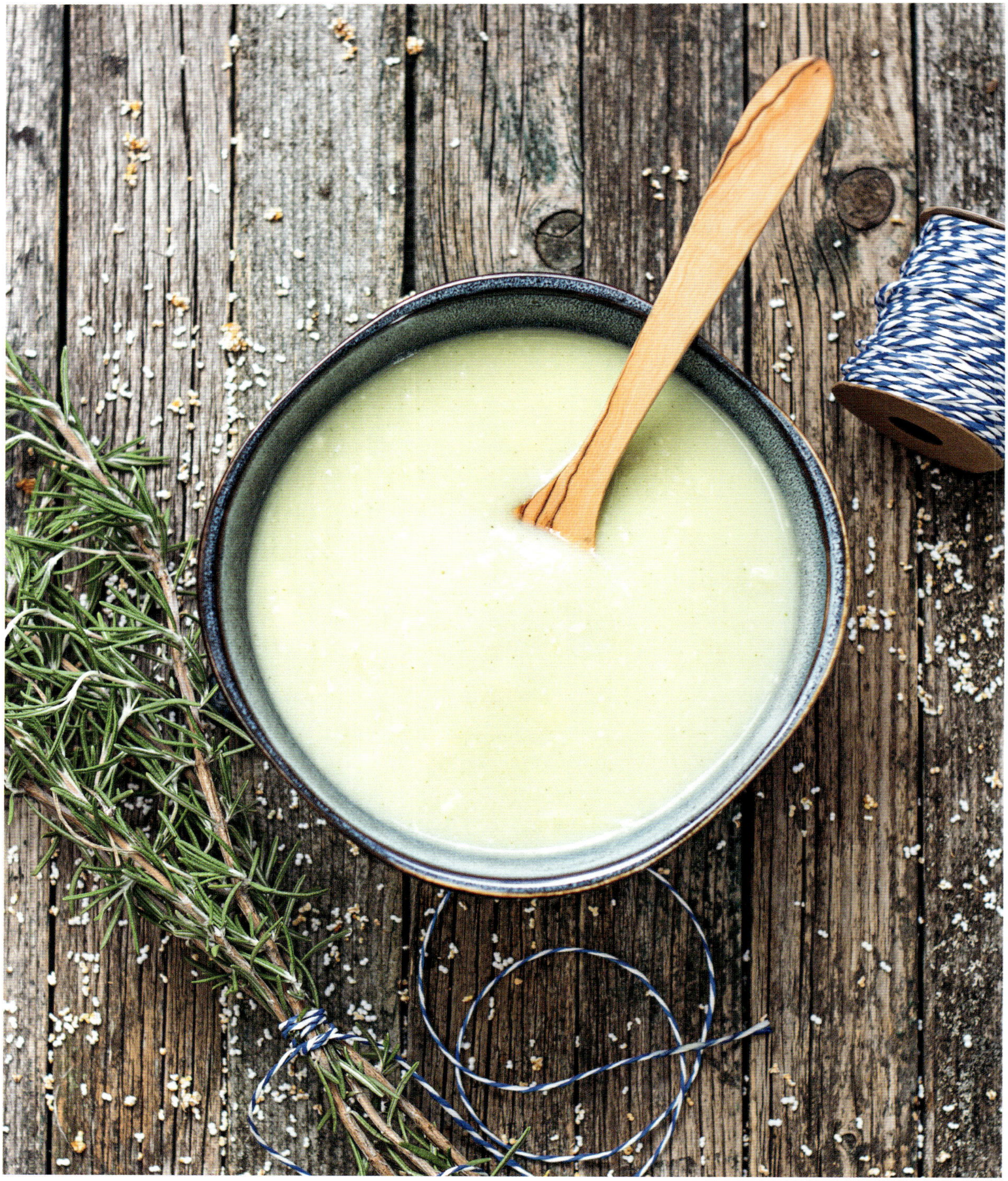

CREMIGE BLUMENKOHLSUPPE MIT EI

Zubereitungszeit: 35 Minuten
Kalorien pro Portion: 325 kcal

Zutaten (für 4 Portionen)

½ Blumenkohl
3 Kartoffeln
5 g gemahlener Kümmel
1 Prise Muskatnuss, frisch gerieben oder als Pulver
etwas Olivenöl
750 ml Gemüsebrühe
200 ml Kokosmilch
Salz
schwarzer Pfeffer aus der Mühle
2 Eier

Zubereitung

1. Den Blumenkohl putzen, in Röschen teilen. Die Kartoffeln waschen, schälen und in kleinere Stücke schneiden.
2. Die Gewürze mit etwas Öl in einen Topf geben, mittlere Hitze einstellen. Röschen und Kartoffeln dazugeben und 2–3 Minuten mit den Gewürzen anbraten. Anschließend mit der Gemüsebrühe ablöschen. Das Gemüse muss mit der Brühe vollständig bedeckt sein. Bei Bedarf noch Wasser hinzufügen. Circa 15–20 Minuten kochen.
3. Zum Schluss Kokosmilch hinzufügen und alles mit einem Stabmixer fein pürieren. Mit Salz und Pfeffer abschmecken. Weitere 5 Minuten bei niedriger Hitze köcheln lassen.
4. Die Eier in einer kleinen Schale verquirlen und in die Suppe einrühren, 3–5 Minuten stocken lassen.

Tipp für sensible Bäuche

Ob du Blumenkohl verträgst, solltest du bei einer Histaminunverträglichkeit austesten. Beachte jedoch, dass Blumenkohl während der Karenzphase vorzugsweise ganz gemieden werden sollte. Alternativ schmeckt die Suppe auch hervorragend mit Zucchini.

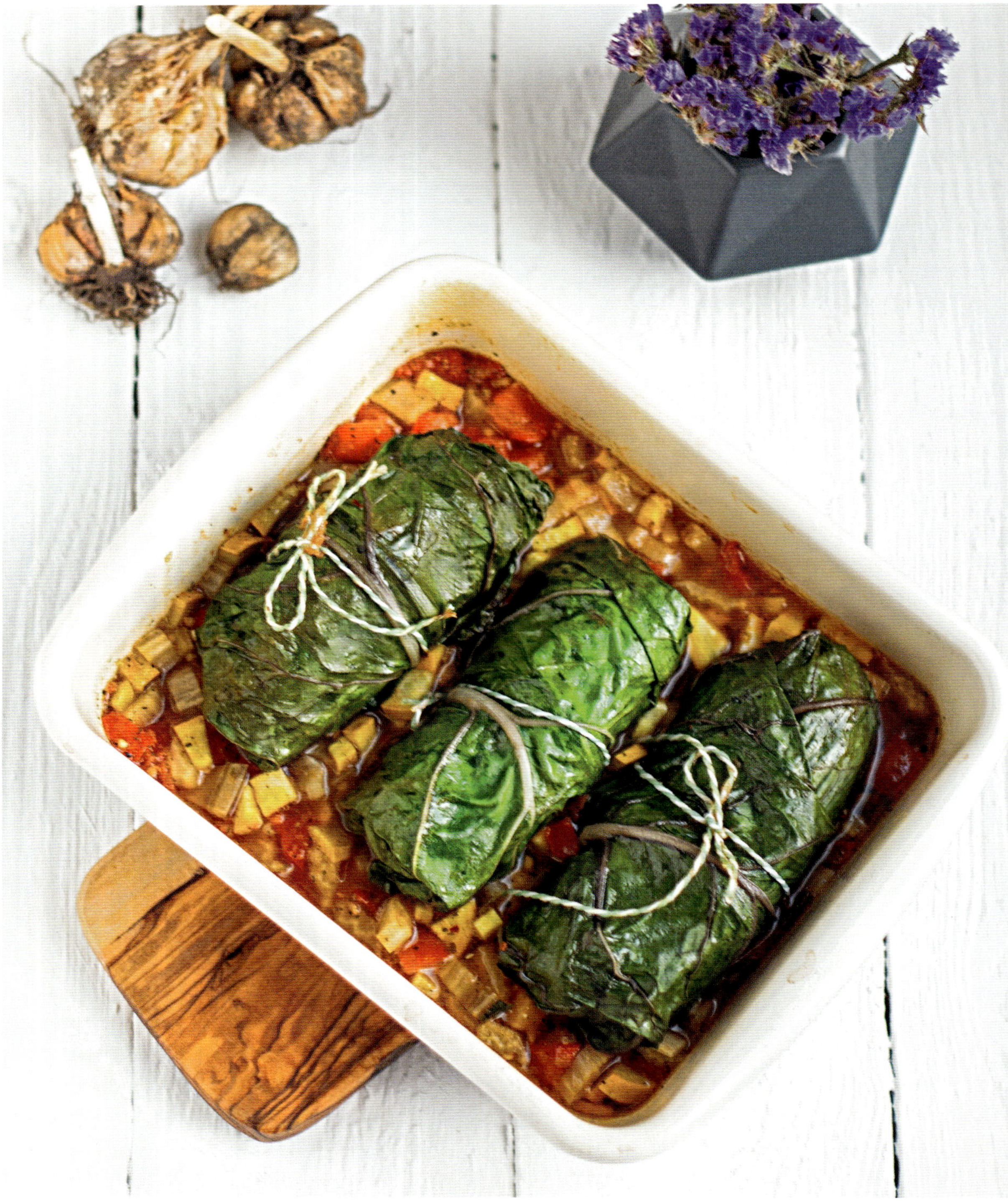

VEGETARISCHE MANGOLD-ROULADEN AUF GEMÜSEBETT

Zubereitungszeit: 45 Minuten
Kalorien pro Portion: 260 kcal

Zutaten (für 4 Portionen)

150 g Quinoa Tricolore
8 große Mangoldblätter
2 grüne Zucchini
1 gelbe Zucchini
3 große Tomaten
3 Zweige Petersilie
5 ml Olivenöl
Salz
schwarzer Pfeffer aus der Mühle
1 Prise Chiliflocken
150 ml Gemüsebrühe

Tipp für sensible Bäuche

Gängige Gemüsebrühen aus dem Supermarkt haben oft aufgrund der Zwiebeln, des Knoblauchs und aufgrund von Geschmacksverstärkern einen hohen Gehalt an FODMAPs. Es gibt jedoch inzwischen verträgliche Varianten auf dem Markt. Informiere dich und achte auf die Zutatenliste.

Zubereitung

1. Quinoa entsprechend der Packungsanleitung kochen.
2. Den Ofen auf 160 °C Ober-/Unterhitze vorheizen. Den Mangold gründlich waschen, die Stiele keilförmig von den Mangoldblättern abschneiden. Zucchini und Tomaten ebenfalls gründlich waschen. Das Gemüse ebenso wie die Mangoldstiele in feine Würfel schneiden. Die Petersilie heiß abbrausen und fein schneiden. Zucchini, Tomaten und Mangoldstiele in einer Pfanne mit Öl 5 Minuten anbraten, nach Bedarf mit Salz, Pfeffer und Chiliflocken würzen.
3. Die Mangoldblätter in einem Topf mit Salzwasser 2–3 Minuten garen, danach vorsichtig herausnehmen und abkühlen lassen.
4. Die Hälfte vom Gemüse beiseitelegen. Das restliche Gemüse und die Quinoa in einem Topf vermischen. Diesen Mix anschließend in die Mangoldblätter füllen. Ähnlich wie bei Wraps an beiden Seiten zuklappen und von unten nach oben eng rollen, sodass Röllchen entstehen. Bei Bedarf mit einem Garn festschnüren.
5. Das übrig gebliebene Gemüse in eine Auflaufform füllen, die Mangoldrouladen darin platzieren und mit Gemüsebrühe übergießen. Im Ofen circa 20–25 Minuten backen. Zwischendurch wenden.

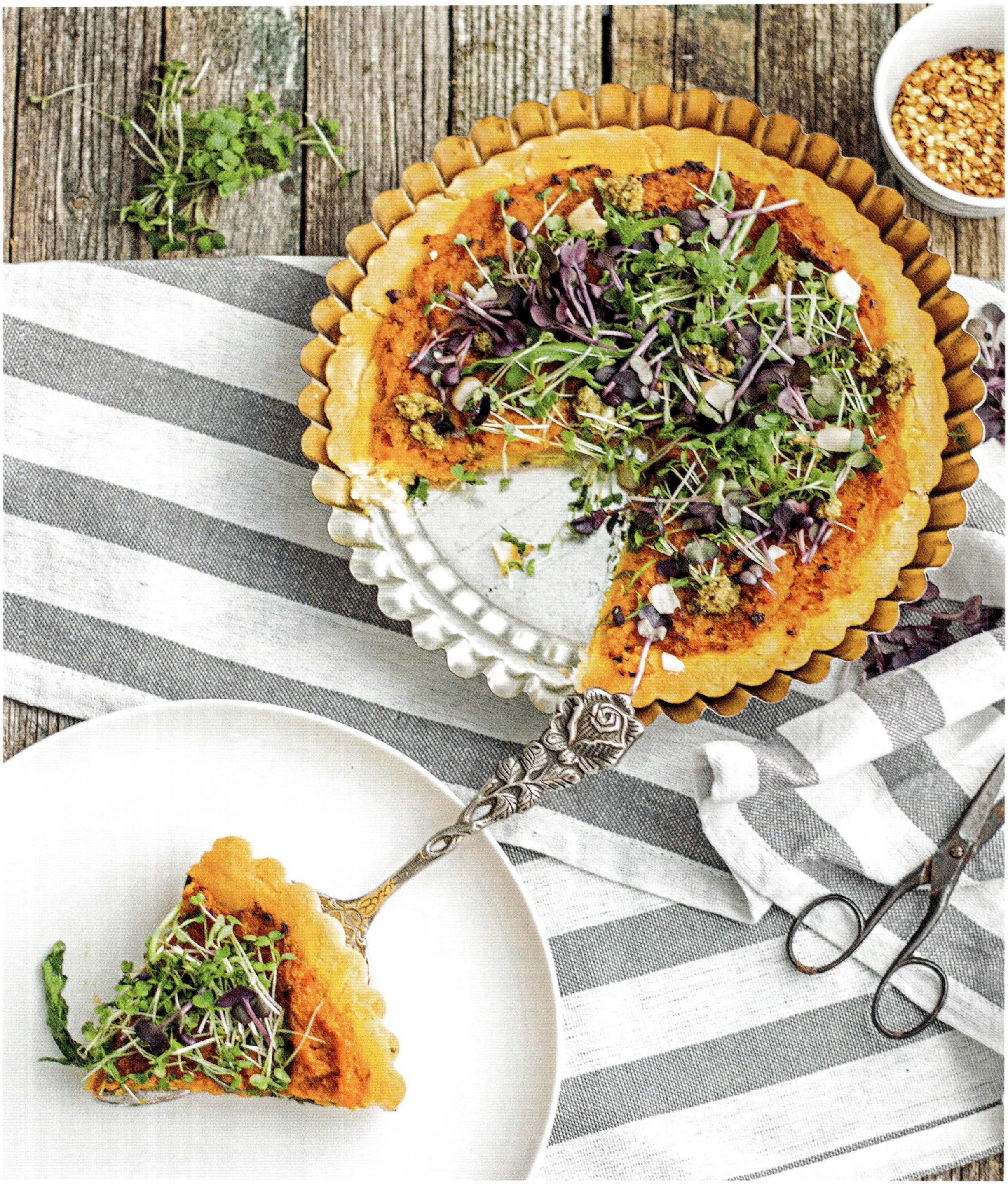

SUPERGREENS-PIZZA

Zubereitungszeit: 115 Minuten
Kalorien pro Portion: 780 kcal

Zutaten (für 2 Pizzen)

Für den Teig:

200 g Mehlmischung, glutenfrei
50 g Maismehl
5 g Salz
10 g Backpulver
1 Prise Zucker
200 ml Sprudelwasser
10 ml Olivenöl

Für den Belag:

200 g Kürbis
etwas Olivenöl zum Einfetten der Form
Salz
schwarzer Pfeffer aus der Mühle
50 g Rucola
1 Handvoll Rucola
1 Handvoll Brunnenkresse
10 g Macadamianüsse, gehackt
etwas grünes Pesto zum Garnieren

Zubereitung

1. Alle trockenen Zutaten in einer großen Schüssel gründlich vermengen. Anschließend Wasser und Olivenöl hinzufügen und mit dem Knethaken eines Handrührgeräts zu einem glatten Teig verarbeiten. Der Teig darf ruhig noch etwas klebrig sein. Die Schüssel mit Frischhaltefolie bedecken und den Teig an einem lauwarmen Ort mindestens 1 Stunde gehen lassen.
2. Den Ofen auf 200 °C Ober-/Unterhitze vorheizen. Den Kürbis waschen, halbieren, entkernen und in kleine Stücke schneiden. Eine hitzefeste Form mit Öl einfetten, den Kürbis hineingeben, mit Salz und Pfeffer würzen und circa 30 Minuten backen.
3. Den Kürbis herausnehmen und 10 Minuten abkühlen lassen. Zu einer feinen Masse pürieren und das Mus beiseitestellen.
4. Den Teig mit ausreichend Mehl bestäuben und die Hände mit Wasser anfeuchten. Nun den Pizzateig mit den Händen kneten und in zwei gleich große Portionen teilen. Nochmals für circa 30 Minuten gehen lassen.
5. Den Ofen auf 220 °C Ober-/Unterhitze vorheizen.
6. Auf je ein Stück Backpapier eine Portion Teig geben und einen circa 1 cm dicken Pizzakreis formen. Großzügig mit dem Kürbismus bestreichen. Das Backpapier mit dem Teig auf ein Backblech legen und circa 15–20 Minuten goldbraun backen. Die Pizza herausnehmen und mit Rucola, Kresse, Macadamianüssen und grünem Pesto garnieren. Mit Salz und Pfeffer abschmecken.

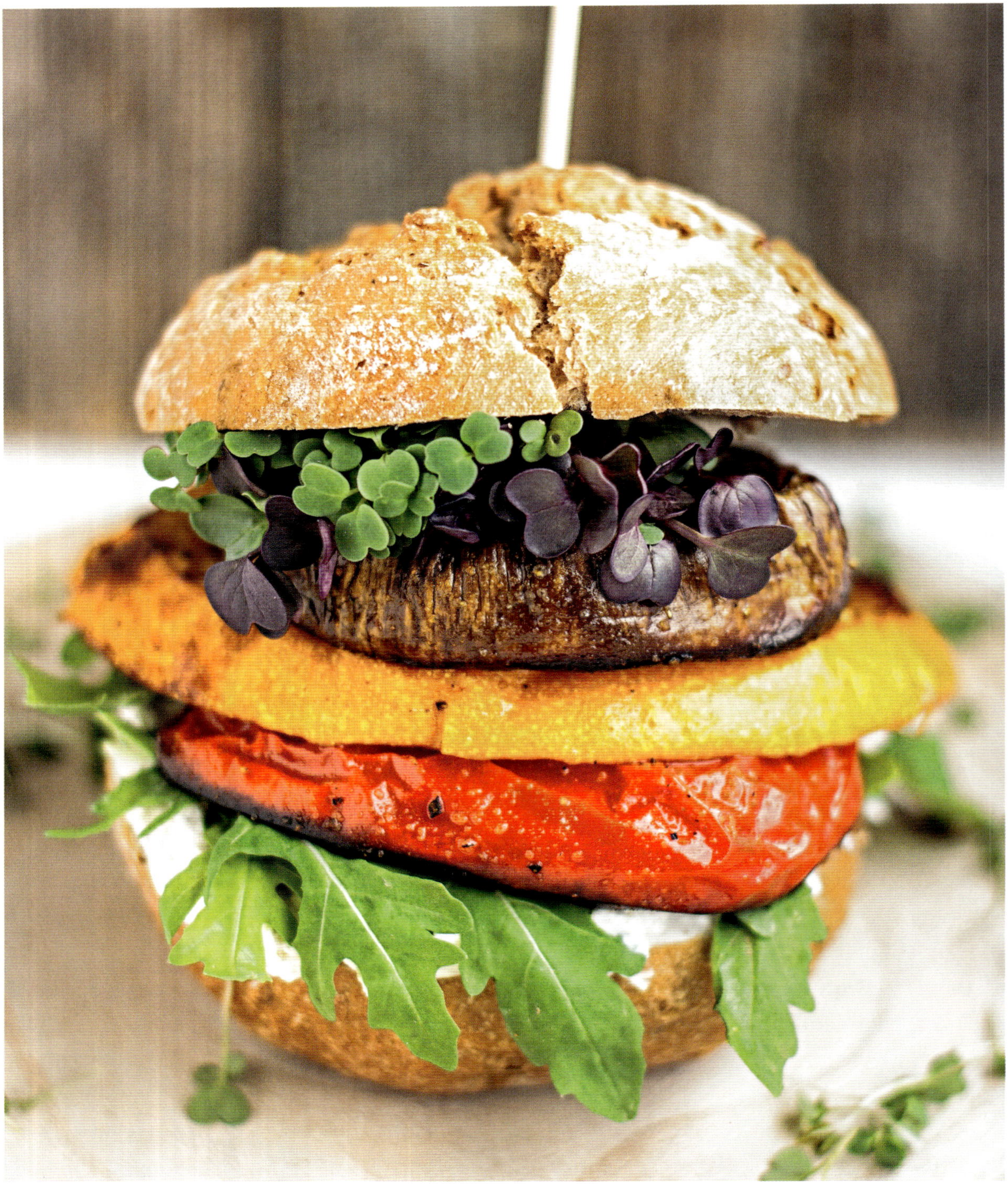

GRILLED VEGGIE-BURGER

Zubereitungszeit: 20 Minuten
Kalorien pro Portion: 390 kcal

Zutaten (für 1 Portion)

1 Scheibe Aubergine
1 Scheibe Zucchini
½ rote Paprikaschote
3 g Paprikagewürz
Salz
Pfeffer
5 ml Olivenöl
1 Brötchen, glutenfrei
15 g Frischkäse, laktosefrei
1 Handvoll frische Brunnenkresse
etwas Rucola

Zubereitung

1. Den Ofen auf 200 °C Umluft vorheizen.
2. Das Gemüse waschen und von der Aubergine und Zucchini jeweils eine Scheibe abschneiden. Die Paprika halbieren und entkernen. Anschließend in einer Schüssel mit Paprikagewürz, Salz, Pfeffer und Olivenöl marinieren. Ein Backblech mit Backpapier auslegen und das Gemüse darauf verteilen. Nun circa 8–10 Minuten auf der mittleren Schiene grillen.
3. In der Zwischenzeit das Brötchen halbieren und mit dem Frischkäse bestreichen. Die Kresse abschneiden, waschen und trocken schleudern (oder auf Küchenpapier abtrocknen lassen). Den Rucola auf dem Frischkäse verteilen.
4. Das gegrillte Gemüse kurz abkühlen lassen und auf dem vorbereiten Brötchen schichten. Die Kresse ganz oben daraufstreuen. Mit dem restlichen Gemüse entweder weitere Burger belegen oder so dazu essen (nicht in die Kalorienangabe einberechnet).

Tipp für sensible Bäuche

Ein Burger ist immer ein Burger mit einem dicken Stück Fleisch? Finde ich nicht! Und diese vegetarische Variante wird dich garantiert auch überzeugen. Denn danach hast du kein unnötiges Grummeln im Bauch.

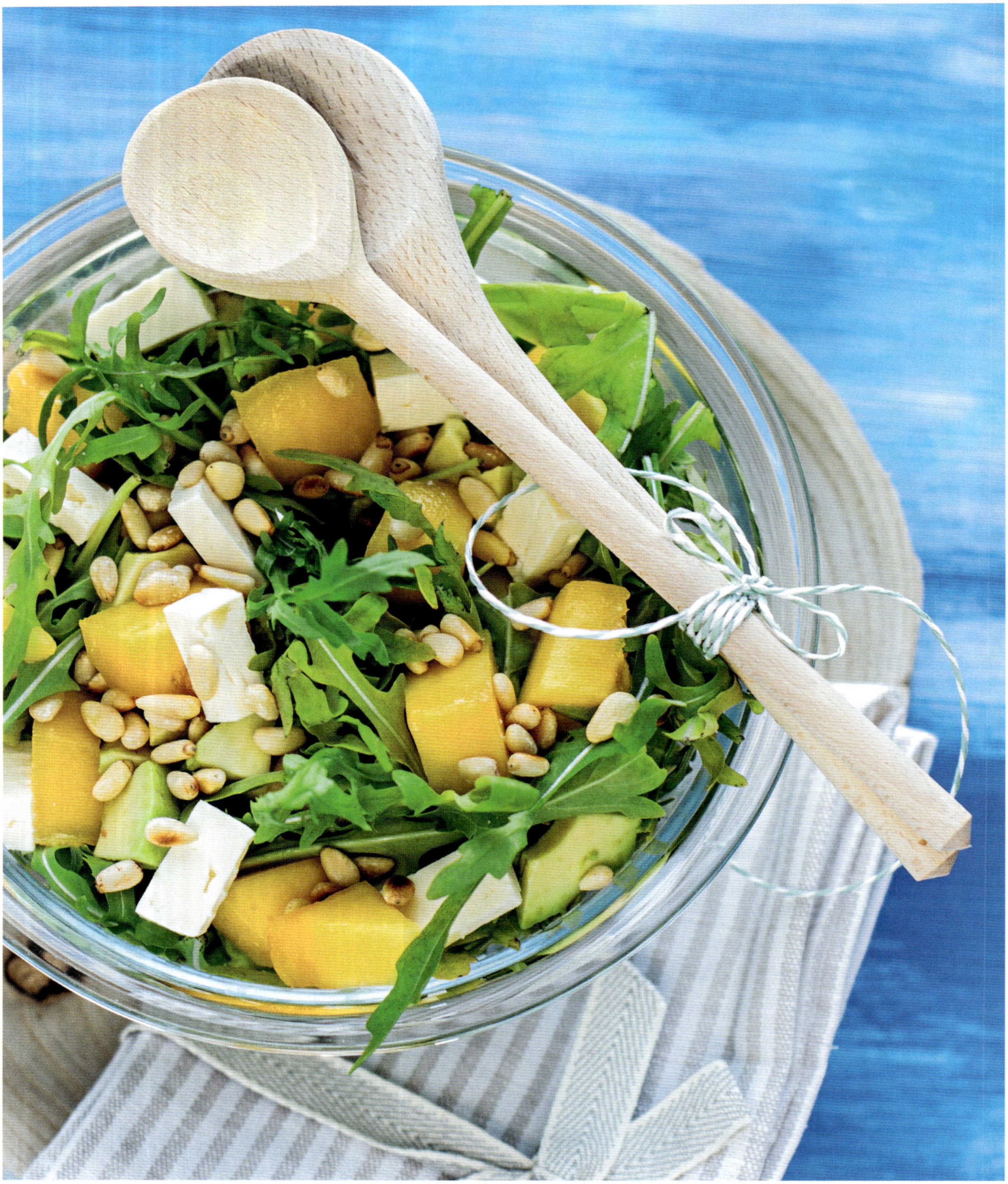

MANGO-AVOCADO-RUCOLA-GRILLSALAT

Zubereitungszeit: 15 Minuten
Kalorien pro Portion: 620 kcal

Zutaten (für 2 Portionen)
150 g Mozzarella, laktosefrei
120 g Rucola
1 Mango
1 Avocado
30 g Pinienkerne

Für das Dressing:
Saft aus 1 Orange
3 EL Olivenöl
2 EL Reissirup
Salz
schwarzer Pfeffer aus der Mühle

Zubereitung

1. Mozzarella würfeln. Rucola waschen und trocken schleudern. Mango und Avocado waschen, schälen, entsteinen und in kleine Würfel schneiden. Die Zutaten gründlich mischen.
2. Für das Dressing nun alle Zutaten vermischen und über den Salat gießen.
3. Die Pinienkerne ohne Öl in einer Pfanne anrösten. Mit einem Messer fein hacken und auf dem Salat verteilen.

Tipp für sensible Bäuche

Nichts für eine FODMAP- oder fruktosearme Ernährung? Doch! Tausche die Mango gegen Himbeeren und die Pinienkerne gegen Walnüsse aus. Et voilà!

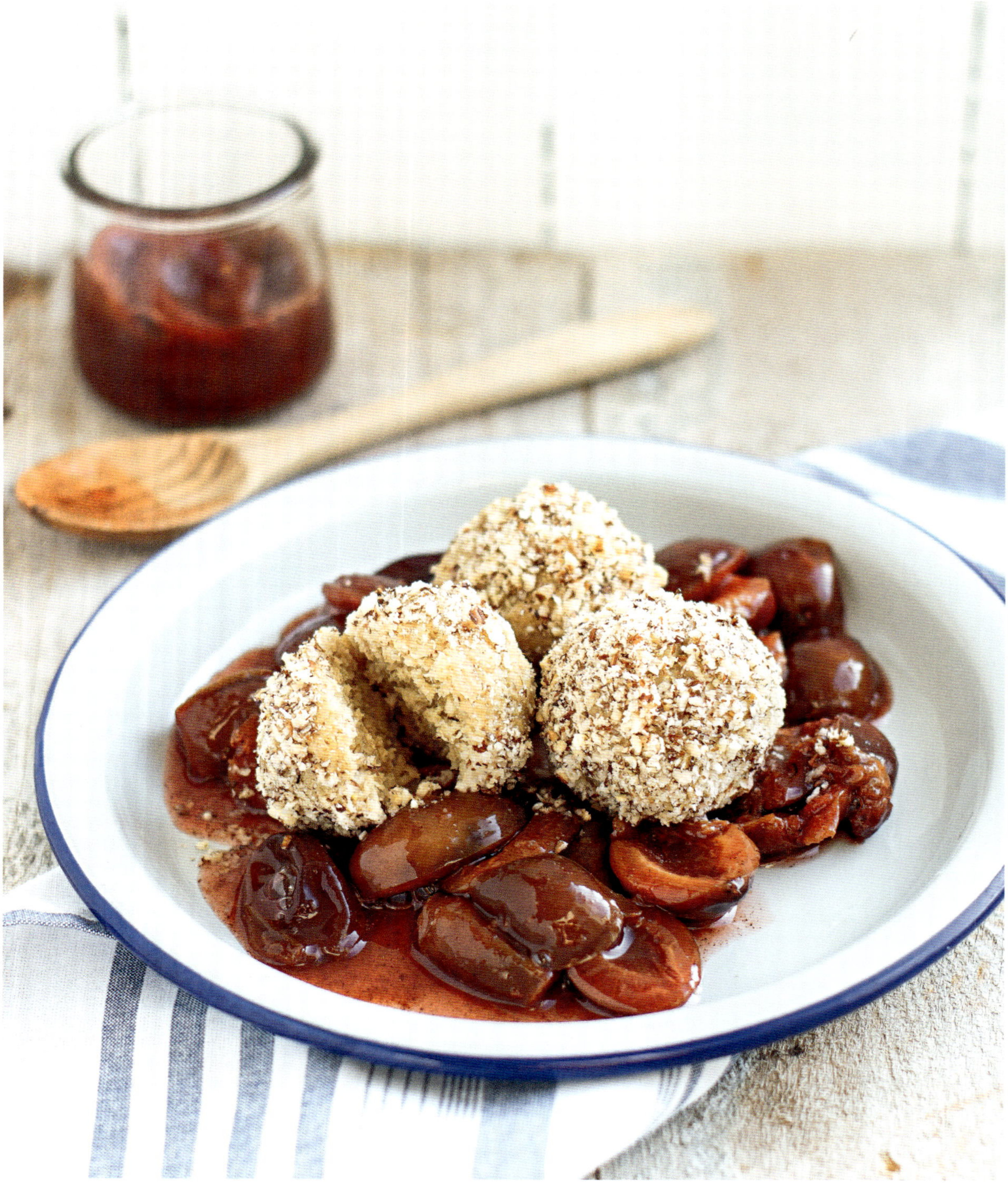

QUARKKNÖDEL MIT PFLAUMENKOMPOTT

Zubereitungszeit: 35 Minuten
Kalorien pro Portion: 450 kcal

Zutaten (für 4 Portionen)
250 g Magerquark, laktosefrei
Mark aus 1 Vanilleschote
60 g Hirsegrieß, glutenfrei
50 g Buchweizenmehl
10 g Flohsamenschalen
1 Ei
10 ml Sonnenblumenöl
40 g Reissirup
100 g Haselnüsse oder Mandeln, gemahlen

Für das Pflaumenkompott:
300 g Pflaumen
20 ml Wasser
3 g Zimt
2 Nelken

Optional:
Reissirup

Zubereitung

1. Den Quark abtropfen lassen, das kannst du zum Beispiel mit einem sauberen Küchentuch machen, in das du den Quark gibst. Die Vanilleschote längs aufschneiden und das Mark auskratzen. Nun den Quark in einer großen Schale mit Grieß, Mehl, Flohsamenschalen, Vanille, Ei, Öl und Sirup gründlich vermengen und zu einem glatten Teig verarbeiten. Den Teig in eine Frischhaltefolie packen und im Kühlschrank circa 20 Minuten kühl stellen.
2. Die Pflaumen waschen, entkernen und in einem kleinen Topf mit etwas Wasser, Zimt und Nelke auf mittlerer Hitze köcheln lassen. Dabei ständig rühren, bis die Masse nach und nach eindickt. Je nachdem, ob die Pflaumen sauer oder süß sind, kann mit Reissirup abgeschmeckt werden. Den Topf von der Kochstelle nehmen, die Nelken herausnehmen und das Kompott beiseitestellen.
3. Einen großen Topf mit Wasser zum Kochen bringen. Den Teig aus dem Kühlschrank nehmen und nochmals mit angefeuchteten Händen durchkneten. Anschließend eine Rolle formen und in 12 Portionen einteilen. Den Knödelteig zu Kugeln formen und diese direkt in das kochende Wasser geben. Die Hitze auf eine niedrige Stufe herunterdrehen und die Knödel circa 1–15 Minuten ziehen lassen.
4. Die fertigen Knödel abtropfen lassen, in den gemahlenen Haselnüssen wenden und mit Pflaumenkompott servieren.

SÜSSE ODER SAURES: SNACKS

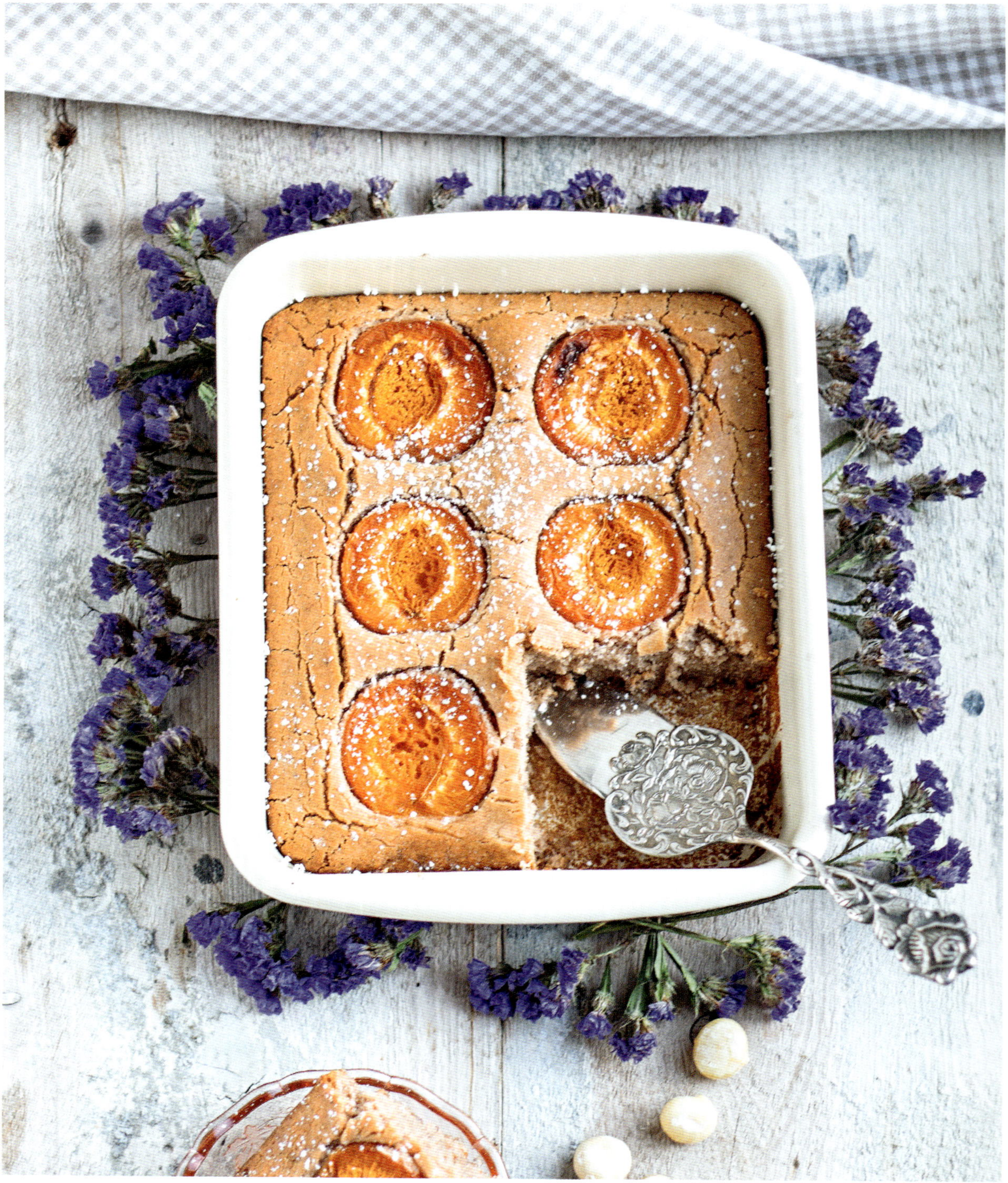

VANILLE-MACADAMIA-SCHLUPF-KUCHEN MIT APRIKOSEN

Zubereitungszeit: 50 Minuten
Kalorien pro Portion: 290 kcal

Zutaten (für 1 kleines Blech)

50 g Macadamianüsse
250 g Reismehl, glutenfrei
5 g Backpulver
3 g Zimt
2 g Zitronenzesten von
1 Bio-Zitrone
250 ml Mandelmilch, ungezuckert
100 ml Sonnenblumenöl
150 g Reissirup
1 Vanilleschote
4 reife Aprikosen
(alternativ bei FODMAP-armer Ernährung: Pflaumen)

Optional:
Puderzucker

Zubereitung

1. Den Ofen auf 180 °C Ober-/Unterhitze vorheizen.
2. Die Macadamianüsse in einem Standmixer zu einem feinen Mehl verarbeiten. Anschließend alle trockenen Zutaten in einer Schüssel gründlich mischen. Zitronenschale abschaben und die Zesten unter die Mehlmischung heben.
3. Nach und nach Mandelmilch, Öl – etwas brauchst du nachher noch für das Backblech – und Sirup unterrühren und zu einem glatten Teig verarbeiten. Zum Schluss die Vanilleschote aufschneiden, das Mark herauskratzen hinzufügen.
4. Das Backblech mit etwas Öl bestreichen und den Teig daraufgeben. Die Aprikosen waschen, halbieren, entsteinen und vorsichtig in den Teig drücken.
5. Den Kuchen auf der mittleren Schiene circa 45 Minuten lang mit Alufolie zugedeckt backen. Abkühlen lassen und auf Wunsch mit Puderzucker servieren.

Tipp für sensible Bäuche

Bei Fruktoseunverträglichkeit muss man in der Regel nicht gänzlich auf Obst verzichten. Teste deine Toleranzgrenze und probiere, wie viel Fruktose für dich verträglich ist. Beeren, Pflaumen und Aprikosen enthalten weniger Fruktose als Äpfel, Birnen und Melonen.

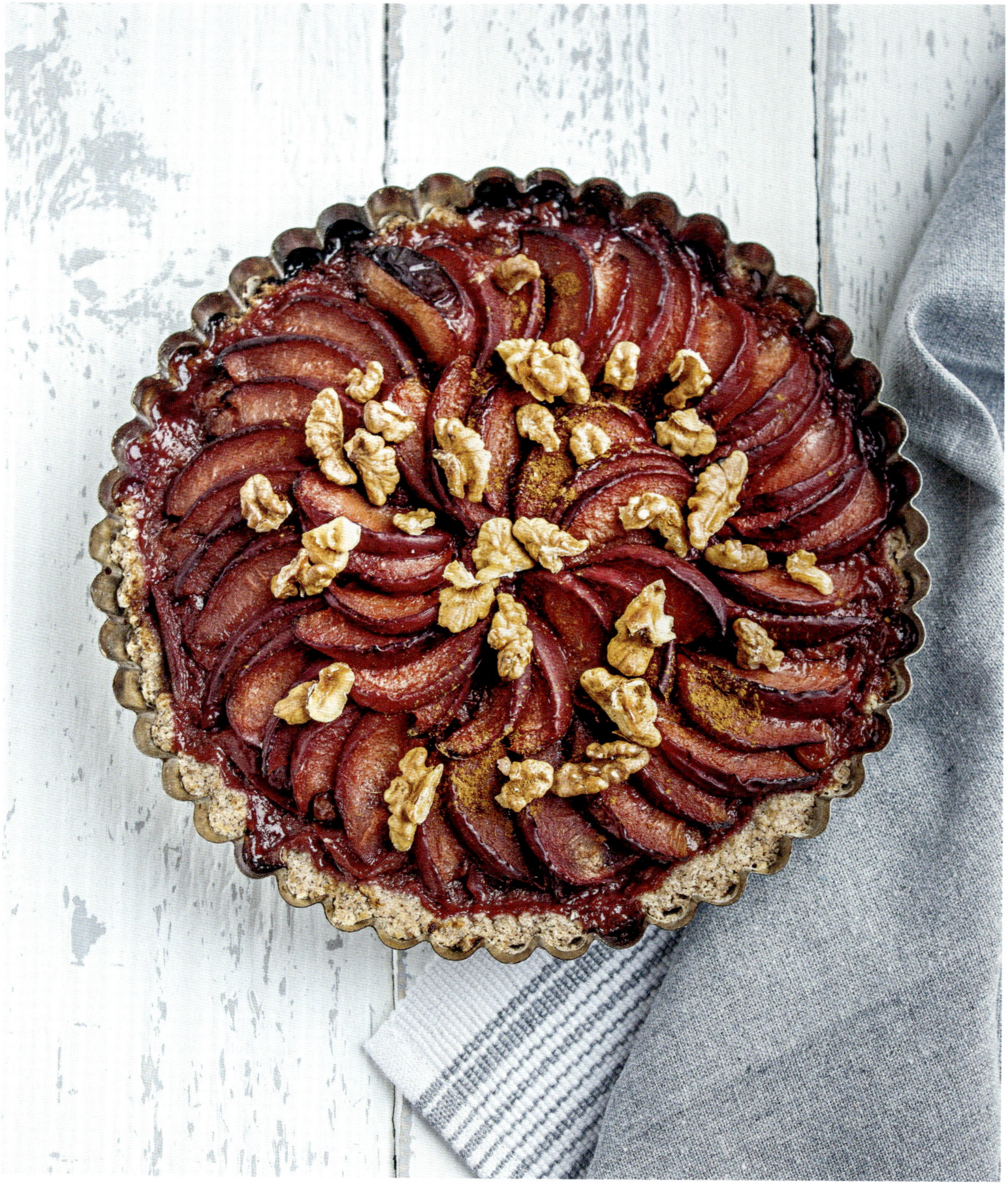

EINFACHE BUCHWEIZEN-ZWETSCHGEN-TARTE

Zubereitungszeit: 65 Minuten
Kalorien pro Portion: 205 kcal

Zutaten
250 g Buchweizenmehl
110 g pflanzliches Fett oder Butter
40–50 ml Wasser
10 Zwetschgen
3 g Zimt

Optional:
1–3 EL Reissirup oder Honig
etwas Öl
30 g Walnüsse

Tipp für sensible Bäuche

Übermäßiger Zuckerkonsum beeinflusst unsere Darmflora negativ und führt zu Verstopfung und Blähungen. Aber Kuchen ohne Zucker? Ja! Denn je nach Süße der Zwetschgen kommt dieser Kuchen auch ganz ohne Zucker aus. Das probierst du am besten direkt, wenn du ihn zubereitest.

Zubereitung

1. Das Mehl zunächst in einem Mixer zusätzlich fein mahlen. In einer großen Schale das Mehl mit Fett vermengen und zu einem glatten Teig verarbeiten. Bleib geduldig und knete es mit den Händen mindestens 5 Minuten. Sollte der Teig nicht zusammenhalten, füge je nach Bedarf etwas Wasser hinzu. Der Teig sollte geschmeidig sein. Lass den Teig für circa 30 Minuten an einem lauwarmen Ort ruhen.
2. In der Zwischenzeit sieben Zwetschen entsteinen und in grobe Stücke schneiden, in einem kleinen Topf mit Zimt und 30 ml Wasser bei niedriger Stufe köcheln lassen, bis die Zwetschgen weich sind. Mit einer Gabel zerdrücken, bis ein grobes Mus entsteht. Nach Bedarf abschmecken; wenn das Mus zu sauer ist, füge etwas Reissirup oder Honig hinzu. Den Topf von der Kochstelle nehmen und abkühlen lassen.
3. Die restlichen Zwetschgen ebenfalls entsteinen und in feine Scheiben schneiden.
4. Den Ofen bei 170 °C Ober-/Unterhitze vorheizen.
5. Eine Tarteform mit Öl bestreichen, den Teig in die Form ausrollen und gleichmäßig andrücken. Die Zwetschgenmasse einfüllen, mit den Scheibchen belegen.
6. Den Kuchen circa 35 Minuten backen. In den letzten 5 Minuten vor dem Ende der Backzeit mit Walnüssen bestreuen. Sobald der Kuchen fertig ist, kannst du ihn mit etwas Zimt garnieren und mindestens 1 Stunde abkühlen lassen.

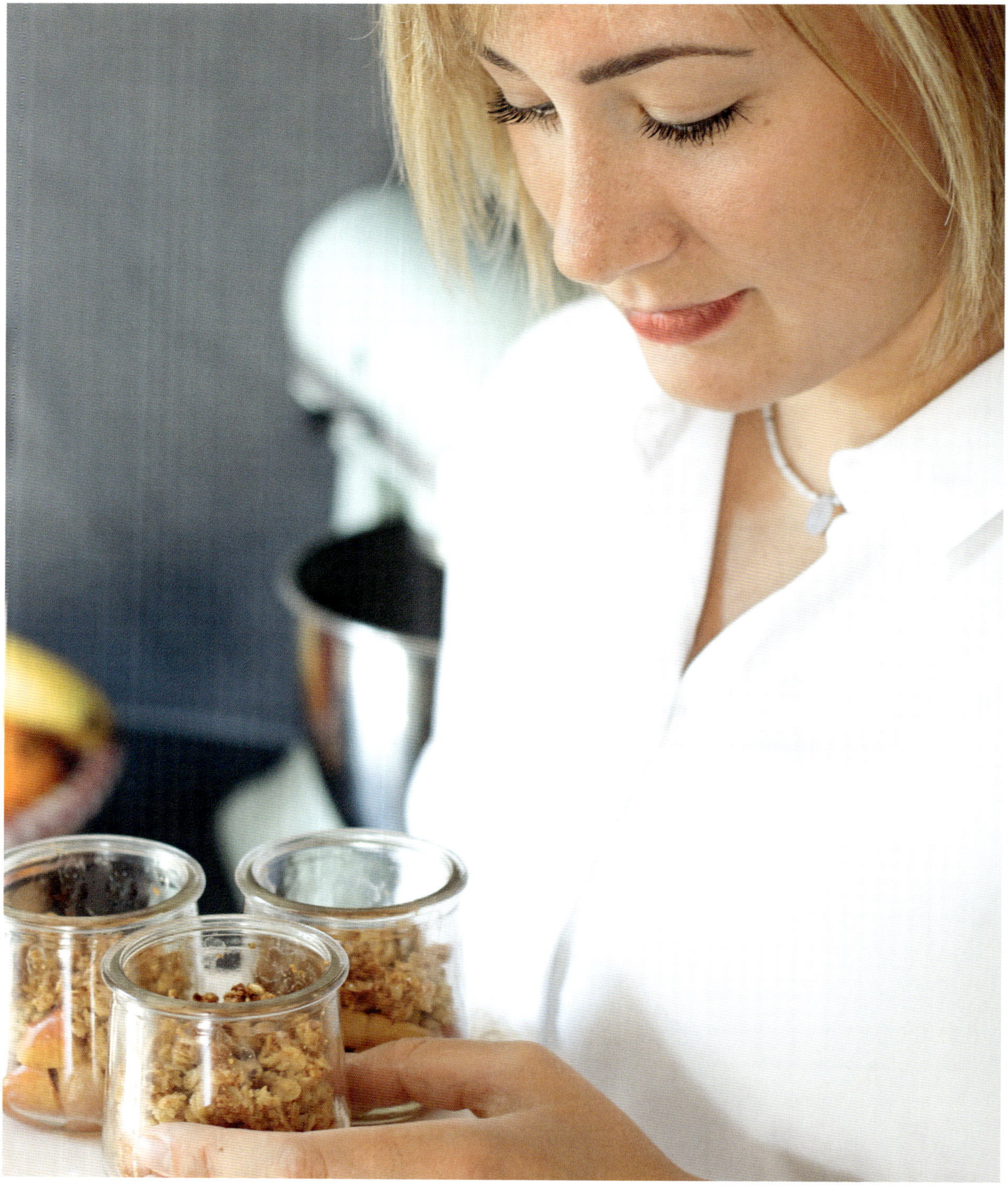

APPLE CRUMBLE TO GO

Zubereitungszeit: 25 Minuten
Kalorien pro Portion: 220 kcal

Zutaten (für 3 Portionen)
2 Äpfel
20 g Kokosblütenzucker
40 g kernige Haferflocken, glutenfrei
3 g Zimt
20 g Mandelblättchen
20 ml Kokosöl

Außerdem:
3 hitzestabile kleine Gläser

Zubereitung

1. Den Backofen auf 150 °C Ober-/Unterhitze vorheizen.
2. Die Äpfel waschen, halbieren und entkernen. Anschließend in kleine Würfel schneiden und auf 3 Gläser verteilen. Die Apfelschicht mit etwas (etwa 5 Gramm) Zucker bestreuen.
3. In einer Schüssel den restlichen Kokosblütenzucker, Haferflocken, Zimt, Mandeln und Kokosöl gründlich vermischen, bis Streusel entstehen.
4. Nun die Streusel über die Äpfel streuen, die Gläser in den Ofen schieben und circa 15 Minuten backen. Das Dessert kann warm oder auch kalt genossen werden.

Tipp für sensible Bäuche

Dieses Rezept ist so vielseitig! Leider verhält es sich mit Äpfeln so, dass sie nicht jedes sensible Bäuchlein gut verträgt. Greife daher ruhig zu anderen Obstsorten, die durch deinen Bauch bereits geprüft und genehmigt sind. Getoppt mit den Crumbles, hast du immer einen gesunden Snack zur Hand.
Wenn du dich histaminarm und FODMAP-arm ernährst, nimm einen Mix aus Heidelbeeren und Johannisbeeren, circa 150 Gramm, anstelle der Äpfel.

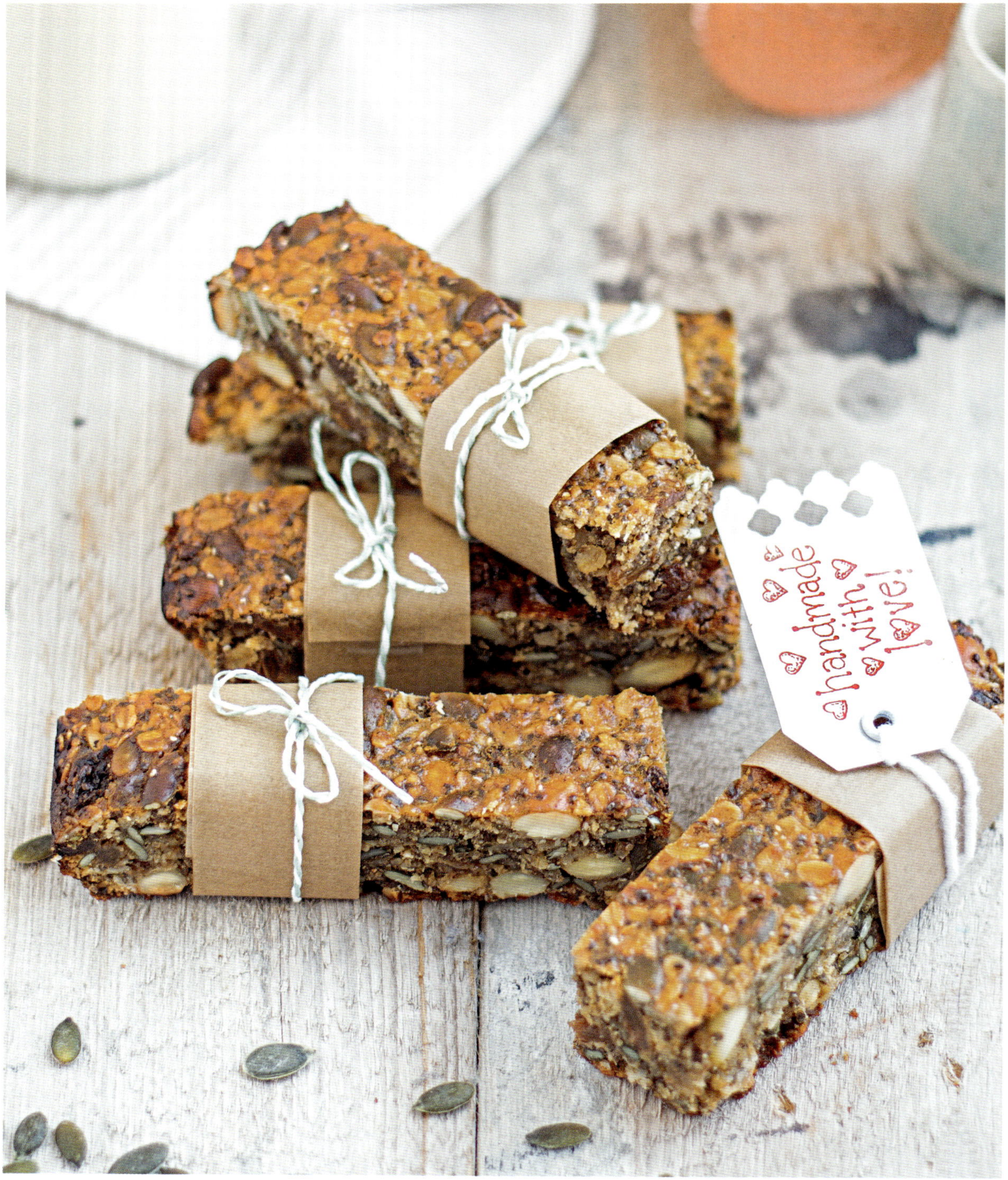
handmade with love!

GINGERBREAD FLAPJACKS

Zubereitungszeit: 45 Minuten
Kalorien pro Portion: 325 kcal

Zutaten (für 8 Flapjacks)

10 g Chiasamen
70 ml Hafermilch
150 g kernige Haferflocken, glutenfrei
100 g Mandeln
80 g Kürbiskerne
80 g Haselnüsse
30 g Rosinen
3 g Zimt
3 g Lebkuchengewürz
2 g Ingwer, gemahlen
1 Prise Salz
80 g Reissirup
30 ml Sonnenblumenöl

Zubereitung

1. Chiasamen mit Hafermilch vermischen und 10 Minuten im Kühlschrank quellen lassen.
2. Den Ofen auf 180 °C Ober-/Unterhitze vorheizen.
3. Alle trockenen Zutaten samt den Gewürzen gründlich vermischen. Chiasamen, Reissirup und Öl unterrühren. Die Masse circa 5 Minuten quellen lassen.
4. Eine Auflaufform mit Backpapier auslegen. Diese mit der Masse befüllen und glatt streichen.
5. Die Masse ungefähr 25 Minuten auf der mittleren Schiene im Ofen backen. Dabei aufpassen, dass sie nicht anbrennt. Bei Bedarf zum Schluss mit einem Backpapier abdecken, damit sie nicht zu dunkel wird oder gar anbrennt, und weiterbacken.
6. Aus dem Backofen nehmen, die Masse vorsichtig vom Backpapier lösen und anschließend auf einem Gitter abkühlen lassen. In acht gleichmäßige Riegel schneiden und in einer verschließbaren Dose aufbewahren.

Tipp für sensible Bäuche

Die Zutaten der Flapjacks lassen sich an die eigenen Bedürfnisse und Verträglichkeiten anpassen. Hast du eine Fruktoseintoleranz? Lass die Rosinen weg. Ernährst du dich FODMAP- und histaminarm? Backe die Flapjacks als kleine Häppchen. Kleine Portionen an Nüssen sind meist verträglicher.

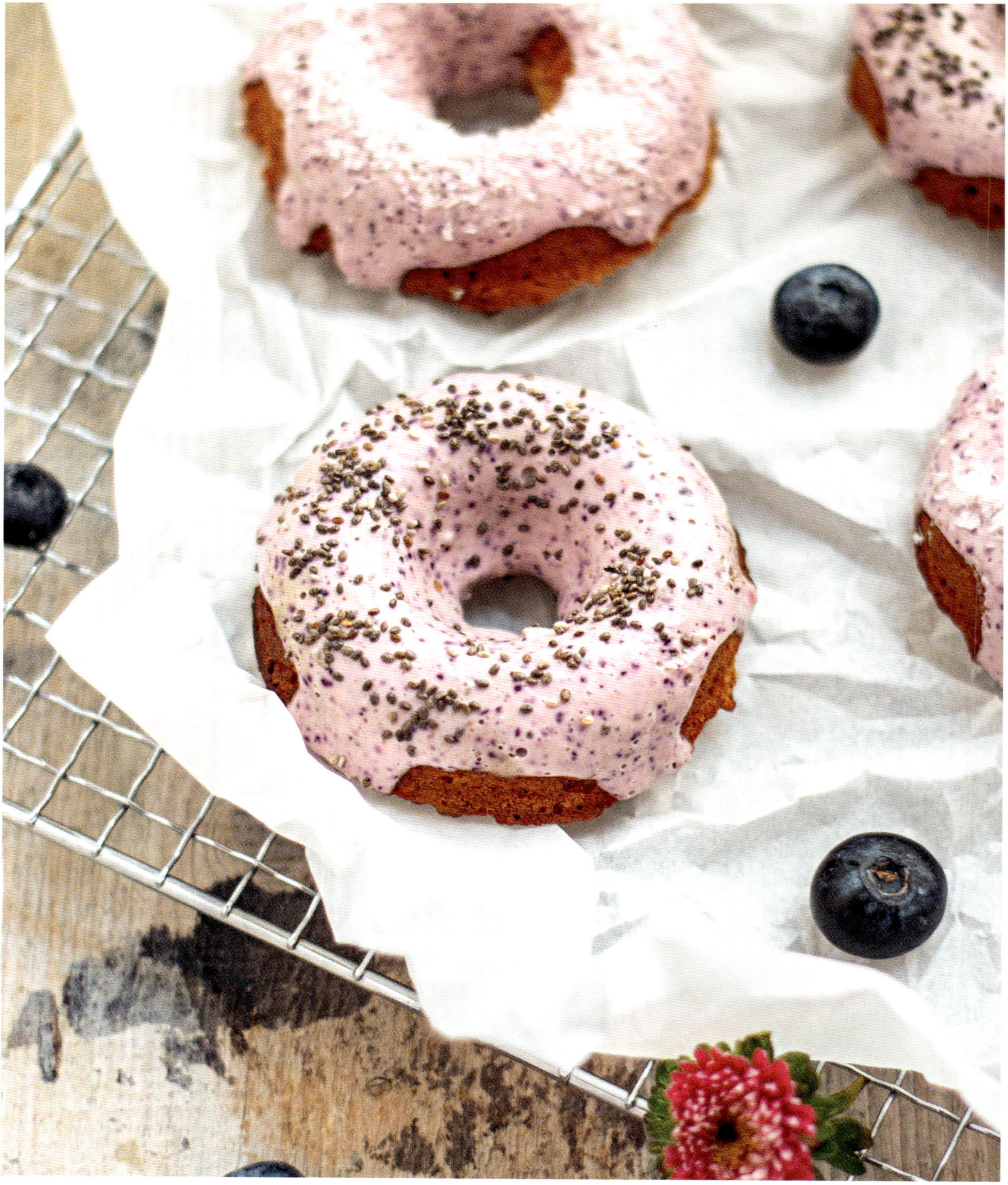

BLUEBERRY-HEAVEN-DONUTS

Zubereitungszeit: 25 Minuten
Kalorien pro Portion: 185 kcal

Zutaten (für 6 Donuts)
140 g Haferflockenmehl, glutenfrei
60 g Buchweizenmehl
3 g Backpulver
3 g Zimt
10 ml Ahornsirup
30 ml Kokosmilch
30 g Öl
20 g Quark, laktosefrei
50 g Blaubeeren

Für das Topping:
Kokosraspeln oder Chiasamen

Zubereitung
1. Den Ofen auf 180 °C Ober-/Unterhitze vorheizen.
2. Alle trockenen Zutaten in einer Schüssel gründlich vermischen. Anschließend Ahornsirup, Kokosmilch und Öl (ein wenig brauchst du noch zum Einfetten der Backform) hinzufügen. Der Teig sollte eine klebrige Konsistenz haben, bei Bedarf kann mehr Milch hinzugefügt werden.
3. Die Donutform mit etwas Kokosöl einfetten, die Teigmischung gleichmäßig verteilen. Circa 12 Minuten backen.
4. In der Zwischenzeit den Quark mit den Blaubeeren in einem Standmixer pürieren.
5. Die Donuts herausnehmen und kurz abkühlen lassen. Anschließend mit dem Blaubeerquark bestreichen und mit den Kokosraspeln oder den Chiasamen garnieren.

KURKUMA-HONIG-DONUTS

Zubereitungszeit: 20 Minuten
Kalorien pro Portion: 175 kcal

Zutaten (für 6 Donuts)
200 g Mehl, glutenfrei
5 g Backpulver
3 g TL Kurkuma
3 g TL Zimt
1 Prise Salz
80 ml Mandelmilch
60 g Reissirup
1 Ei
20 g Quark, laktosefrei
etwas pflanzliches Öl

Zubereitung
1. Den Ofen auf 180 °C Ober-/Unterhitze vorheizen.
2. Alle trockenen Zutaten in einer Schüssel gründlich vermischen. Anschließend Mandelmilch, Sirup und Ei verquirlen. Nach und nach zur Mehlmischung hinzugeben. Zum Schluss den Quark unterrühren. Auch hier sollte der Teig eine klebrige Konsistenz haben, bei Bedarf kann mehr Milch hinzugefügt werden.
3. Die Donutform mit etwas Öl einfetten, die Teigmischung gleichmäßig verteilen. Circa 10 Minuten backen.
4. Die Donuts herausnehmen und 5 Minuten in der Form abkühlen lassen.

Tipp für sensible Bäuche

Die typischen Donuts sind in Fett getränkt und sorgen bei dem einen oder anderen für Grummeln im Bauch. Daher backe ich sie ganz einfach im Ofen. Das empfehle ich auch bei anderen meist fettreichen Speisen wie Gemüsebällchen oder Puffer. Probiere es einfach beim nächsten Mal aus!

BLUEBERRY OATMEAL CUPS

Zubereitungszeit: 50 Minuten
Kalorien pro Portion: 250 kcal

Zutaten (für 12 Muffins)

400 g zarte Haferflocken, glutenfrei
80 g Kokosraspeln, naturbelassen
80 g Walnüsse oder Mandeln, gehackt
5 g Backpulver
150 ml Mandelmilch, ungezuckert
150 ml Wasser
150 g Reissirup
etwas Vanillepulver
3 g Zimt
2 Eier
150 g Blaubeeren
150 ml Naturjoghurt, laktosefrei

Zubereitung

1. Haferflocken, Kokosraspeln – einen Teil zum Bestreuen am Schluss zurückstellen –, Walnüsse und Backpulver in einer Schüssel vermischen.
2. Mandelmilch zusammen mit Wasser, Sirup, Vanille und Zimt in einem Kochtopf bei mittlerer Hitze vermengen, bis die Masse homogen wird. Zum Schluss die Eier darin verquirlen. Diese Masse anschließend zu den trockenen Zutaten hinzugeben.
3. Nun die Blaubeeren mit dem Joghurt vermengen und vorsichtig unterheben; die Schüssel mit der fertigen Masse 15 Minuten stehen lassen.
4. Den Backofen auf 180 °C Ober-/Unterhitze vorheizen. Die Masse nun in die Formen füllen und die Oberfläche mit den restlichen Kokosraspeln bestreuen.
5. Die Oatmeal Cups anschließend circa 20–25 Minuten backen.

Tipp für sensible Bäuche

Sauermilchprodukte wie Joghurt sind laktosearm und werden in der Regel bei einer Laktoseintoleranz in kleineren Mengen vertragen. Verfeinere dein Brot, deine Brötchen oder dein Gebäck mit Naturjoghurt!

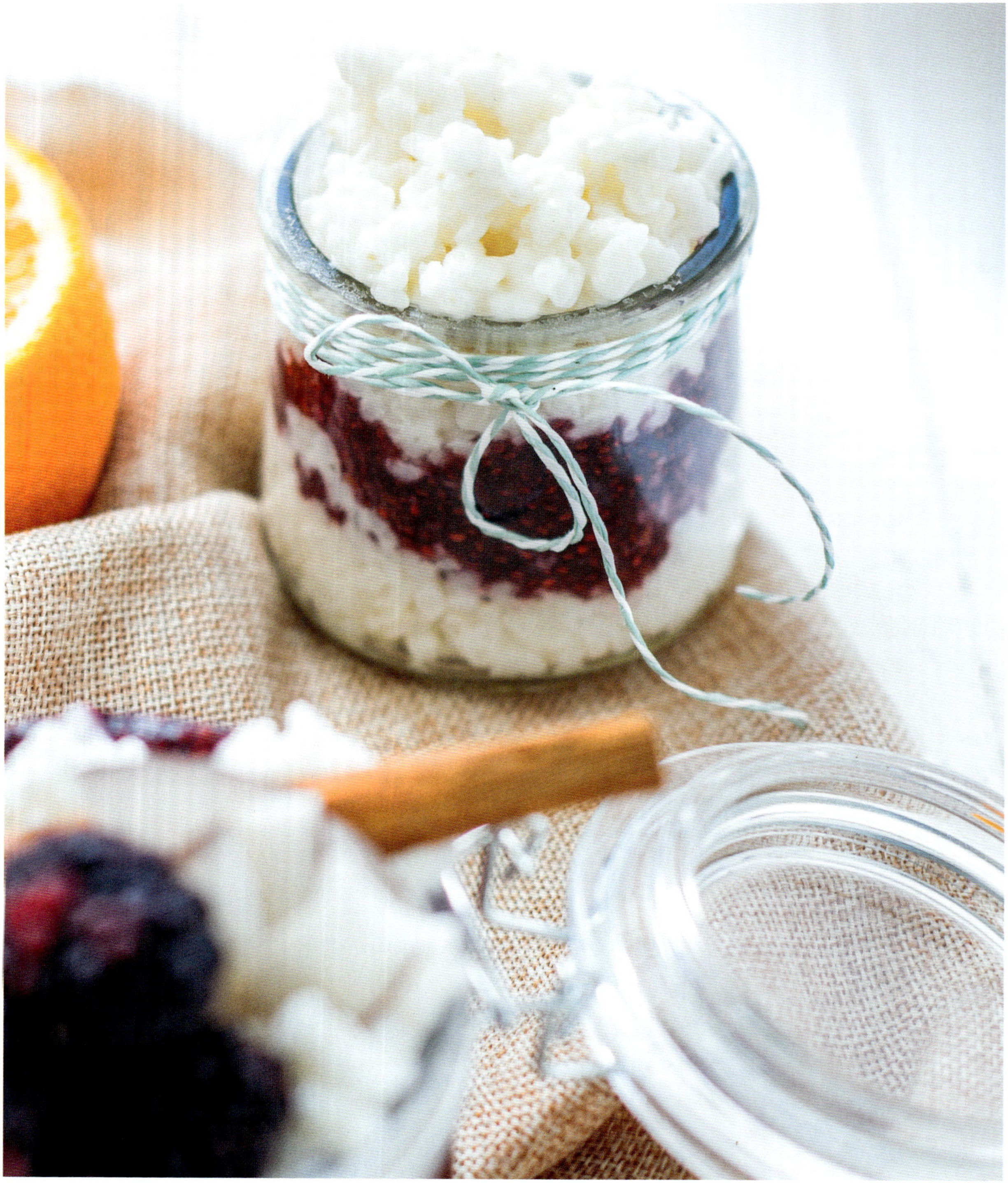

KOKOS-MILCHREIS MIT BROMBEER-CHIA-JAM

Zubereitungszeit: 35 Minuten
Kalorien pro Portion: 170 kcal

Zutaten (für 2 Portionen)

80 g Milchreis
400 ml Kokosmilch
1 Prise Salz
3 g Zimt
150 g Brombeeren
5 ml Honig
(alternativ: 10 ml Reissirup)
10 g Chiasamen

Optional:
Kokosflakes

Zubereitung

1. Milchreis mit Kokosmilch und 1 Prise Salz in einem kleinen Topf aufkochen. Anschließend den Zimt hinzufügen und bei geringer Hitze weitere 20 Minuten quellen lassen.
2. In der Zwischenzeit die Brombeeren unter fließendem Wasser abbrausen und mit dem Honig pürieren – lege ein paar Brombeeren zum Garnieren zur Seite. Die Chiasamen unterrühren und circa 10 Minuten im Kühlschrank quellen lassen.
3. Den fertigen Chiapudding mit dem Milchreis abwechselnd in einem Schälchen schichten. Nach Wunsch mit frischen Brombeeren und Kokosflakes garnieren.

Tipp für sensible Bäuche

Es ist nicht selten, dass uns der Hunger auf Süßes auch unterwegs packt. Meist greift man dann zu ungesunden Snacks aus dem Supermarkt. Die Folge: Der Bauch beklagt sich. Der Milchreis und der selbst gemachte Beeren-Chia-Jam sind klasse Begleiter to go. Und wenn du dich FODMAP-arm ernährst, nimm Heidelbeeren statt Brombeeren.

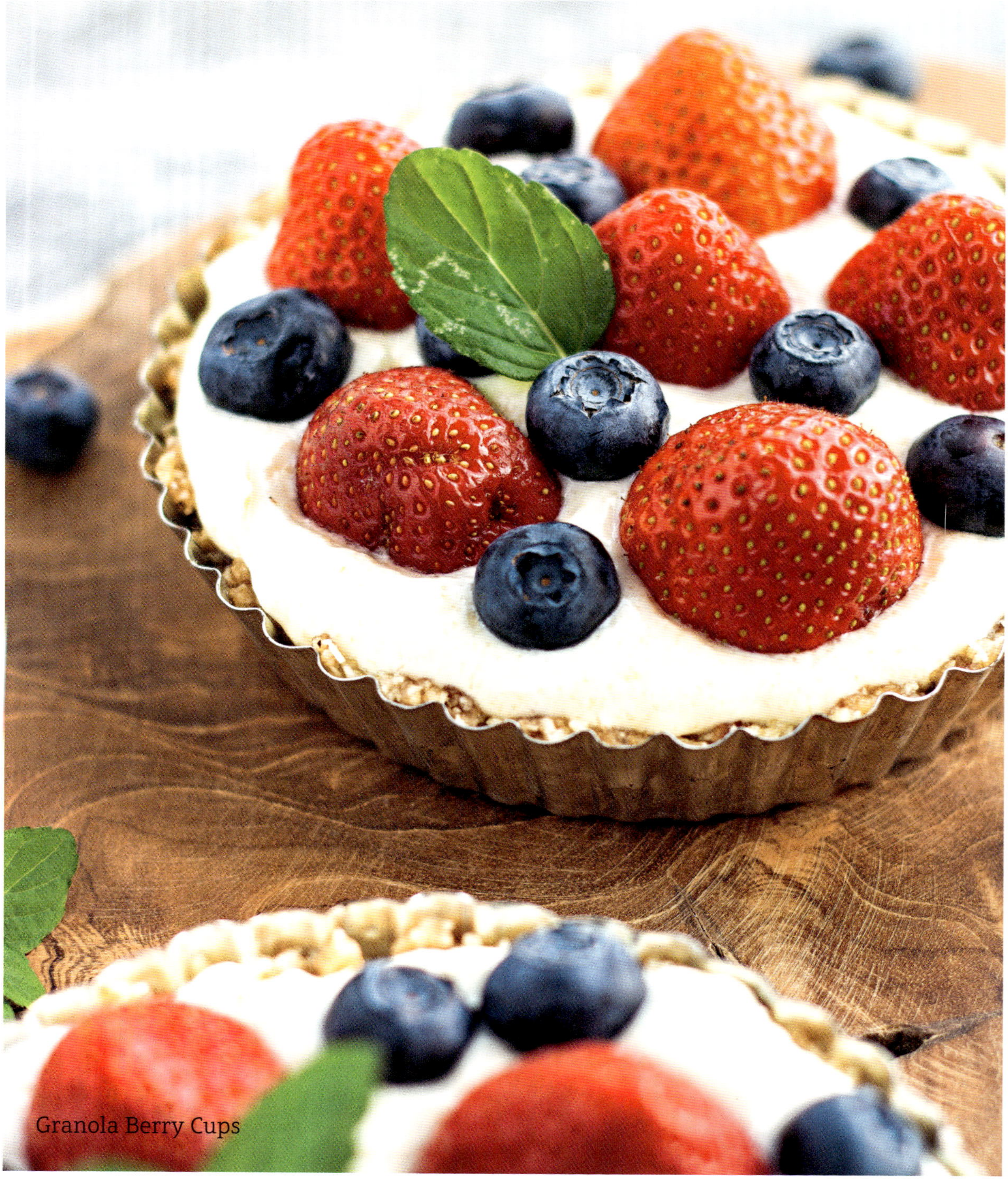
Granola Berry Cups

GRANOLA BERRY CUPS

Zubereitungszeit: 25 Minuten
Kalorien pro Portion: 220 kcal

Zutaten (für 8 Stück)
50 g Sonnenblumenöl
150 g Hirseflocken
30 g Kokosraspeln
60 g Reissirup
3 g Zimt
1 Prise Salz
250 g Kokosjoghurt
150 g Beeren deiner Wahl

Zubereitung

1. Den Backofen auf 180 °C Ober-/Unterhitze vorheizen und das Muffinblech mit etwas Sonnenblumenöl einfetten.
2. Zunächst Hirseflocken, Kokosraspeln, Reissirup, Zimt, Salz und Öl in einer Schüssel gründlich vermischen. Anschließend die Masse auf die Formen des Blechs verteilen und schalenförmig andrücken. Die Hirse-Cups circa 12 Minuten goldbraun backen.
3. Nach dem Backen herausnehmen und abkühlen lassen. Die Cups vorsichtig aus dem Blech heben, mit Joghurt befüllen und mit den Beeren garnieren.

NUSSCRACKER

Zubereitungszeit: 35 Minuten
Kalorien pro Portion: 135 kcal

Zutaten (für circa 15 Stück)
2 Eiweiß
60 g Reissirup
1 Prise Salz
100 g gehackte Mandeln
75 g Sonnenblumenkerne
75 g Kürbiskerne
50 g schwarzer Sesam
35 g geschälte Hanfsamen

Zubereitung

1. Eiweiß mit einem Schneebesen schaumig schlagen. Anschließend Reissirup und Salz unterrühren.
2. Alle übrigen trockenen Zutaten in großer Schüssel gleichmäßig vermischen und zu der Eiweißmasse hinzugeben.
3. Den Backofen auf 130 °C Ober-/Unterhitze vorheizen.
4. Ein Backblech mit Backpapier auslegen. Mit einem Esslöffel formst du aus der Nuss-Kern-Eiweiß-Mischung kleine, runde Cracker. Lass dich bei der Zubereitung nicht beirren, wenn die Masse für dich nicht genügend klebt. Durch das Backen fallen die Kerne zusätzlich zusammen.
5. Circa 20–25 Minuten im Ofen goldbraun backen.

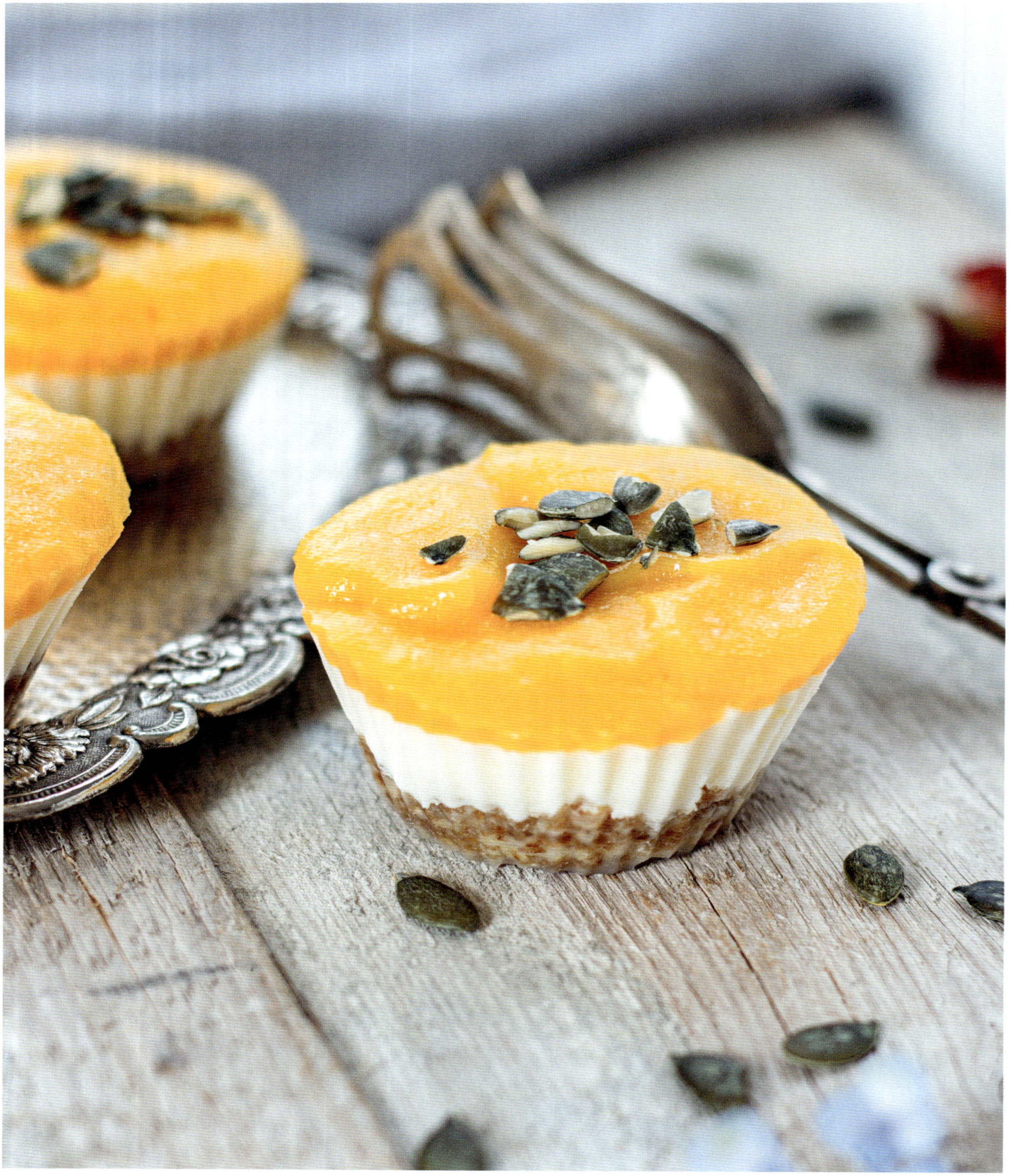

FROZEN ANANAS-CHEESECAKES

Zubereitungszeit: 15 Minuten
+ 4 Stunden Kühlzeit
Kalorien pro Portion: 160 kcal

Zutaten (für 8 Stück)

100 g Ananas
20 g Kokosöl
5 Medjool-Datteln
20 g Kokosblütenzucker
100 g gemahlene Mandeln
400 g Naturjoghurt, laktosefrei
30 g Ahornsirup

Zubereitung

1. Ananas von der Schale befreien und in grobe Stücke schneiden. Anschließend in einem Mixer fein pürieren und beiseitestellen.
2. Kokosöl im Wasserbad schmelzen, zusammen mit Datteln, Kokosblütenzucker und Mandeln in den Mixer geben und ebenfalls gründlich pürieren. Die Masse auf die Muffinförmchen verteilen und an den Boden drücken.
3. Naturjoghurt mit Ahornsirup vermischen und auf die Mandelmasse schichten. Dann das Ananasmus daraufgeben. Mit Klarsichtfolie bedecken und mindestens 4 Stunden in das Gefrierfach stellen.

Tipp für sensible Bäuche

Früchte können für Chaos im Darm sorgen, auch bei Menschen, die nicht an Unverträglichkeiten leiden. Sie können aufgrund der enthaltenen FODMAPs zu Blähungen und Bauchkrämpfen führen. Früchte sollten jedoch nicht komplett weggelassen werden, denn ansonsten „entwöhnt“ sich der Darm und auch kleinste Mengen könnten dann Beschwerden auslösen. Bleib daher geduldig und teste deine Toleranzgrenze aus.

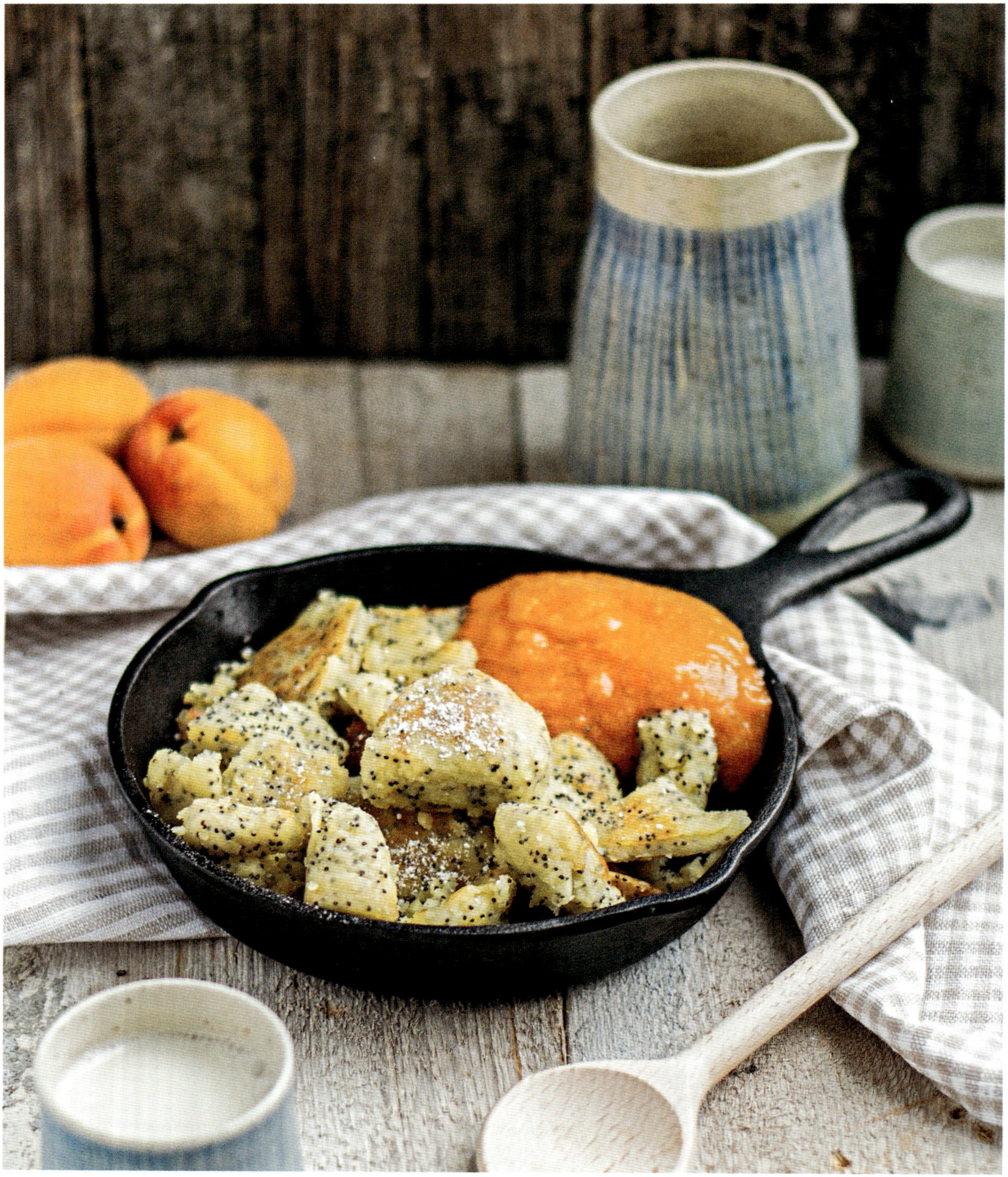

MOHN-QUARK-SCHMARREN MIT APRIKOSENMUS

Zubereitungszeit: 35 Minuten
Kalorien pro Portion: 410 kcal

Zutaten (für 2 Portionen)

2 Eier
125 g Speisequark, laktosefrei
50 g Mehl, glutenfrei
120 ml Mandelmilch
5 g Mohn
50 g Reissirup
1 Prise Salz
etwas Sonnenblumenöl oder Butter
6 reife Aprikosen

Zubereitung

1. Den Ofen auf 200 °C Ober-/Unterhitze vorheizen.
2. Die Eier trennen. Quark, Mehl, Mandelmilch, Eigelb, Mohn und Sirup verrühren. Das Eiweiß mit Salz steif schlagen und anschließend vorsichtig unter die Quarkmasse heben.
3. Eine ofenfeste, beschichtete Pfanne mit Öl einfetten. Den Teig hineinfüllen und im vorgeheizten Ofen auf der untersten Schiene 10 Minuten backen.
4. In der Zwischenzeit die Aprikosen waschen, entkernen und in einem Mixer zu Mus pürieren.
5. Die Pfanne dem Ofen nehmen, die gebackene Masse mit einer Gabel in Stücke reißen und in etwas Öl oder Butter goldbraun braten. Den Schmarren mit dem Aprikosenmus servieren.

Tipp für sensible Bäuche

Wenn du keine Aprikosen verträgst, lass sie einfach weg! Der Mohn-Quark-Schmarren schmeckt auch ohne Beilage herrlich und erinnert an einen typisch österreichischen Skiurlaub!

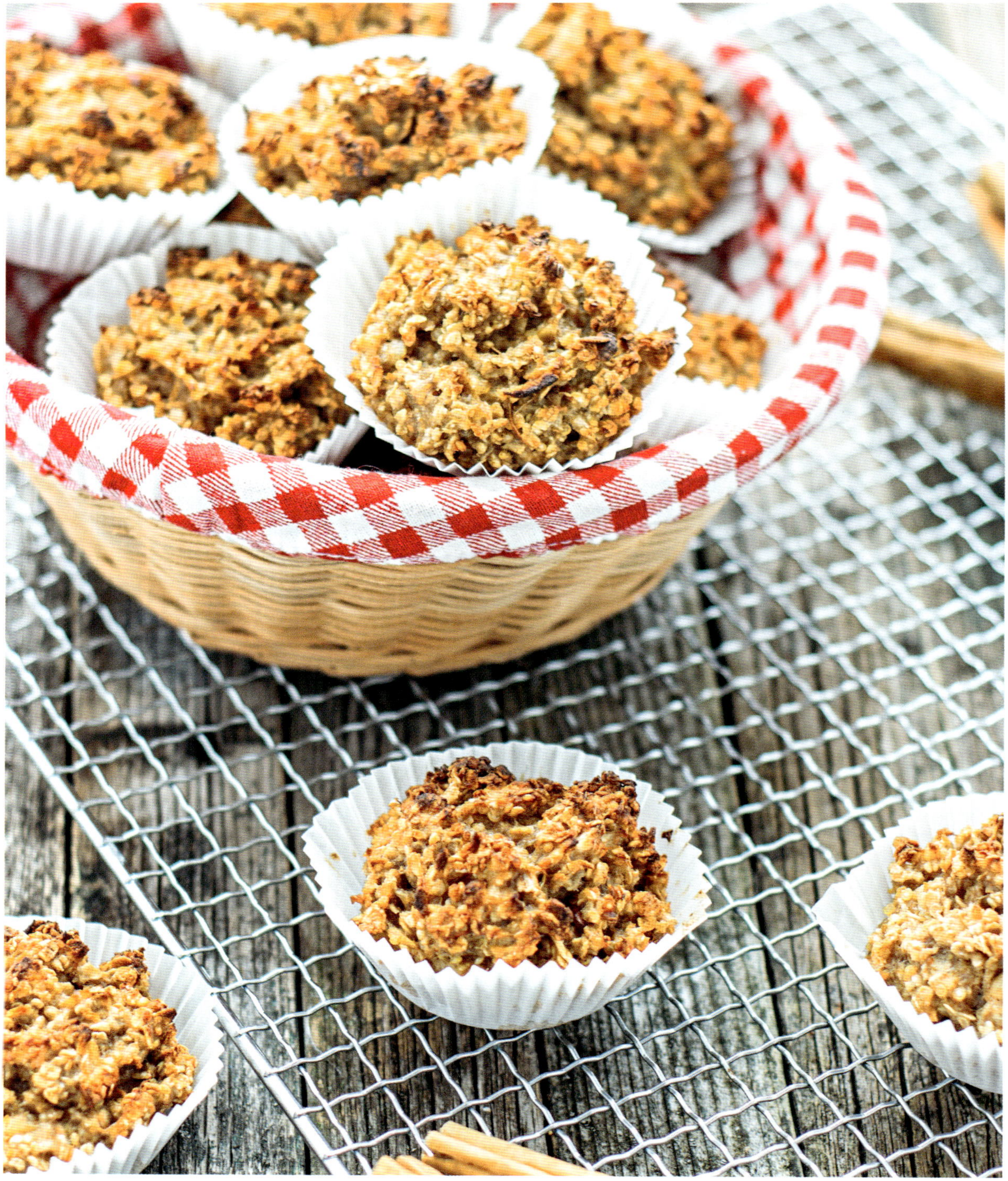

APFEL-QUINOA-MUFFINS

Zubereitungszeit: 40 Minuten
Kalorien pro Portion: 170 kcal

Zutaten (für 12 Muffins)

100 g Quinoa
1 Apfel
3 Bananen
100 g Apfelmus (ungezuckert)
300 g zarte Haferflocken, glutenfrei
1 Ei
100 ml Mandelmilch
10 ml Ahornsirup
3 g Zimt

Zubereitung

1. Quinoa entsprechend der Packungsanweisung kochen.
2. Den Ofen auf 180 °C Ober-/Unterhitze vorheizen.
3. Den Apfel waschen und in eine größere Schüssel fein raspeln. Die Bananen mit einer Gabel zu Mus zerdrücken und samt Apfelmus, Quinoa, Haferflocken, Ei, Mandelmilch, Ahornsirup und Zimt zum geraspelten Apfel geben. Anschließend gründlich vermischen, bis ein glatter Teig entsteht.
4. Ein Blech mit 12 Muffinförmchen auslegen und diese mit dem Teig befüllen.
5. Die Muffins circa 25 Minuten backen.

Tipp für sensible Bäuche

Für eine fruktosearme Variante gibt es auch Obstsorten, die vergleichsweise sehr wenig Fruktose enthalten. Dazu gehören unter anderem Aprikosen, Nektarinen oder Pfirsiche. Bei deiner Wahl des Obstes musst du auf dein Bauchgefühl hören und die Verträglichkeit der einzelnen Obstsorten testen. Während des Toleranztests ziehst du am besten einen Ernährungsspezialisten zurate.

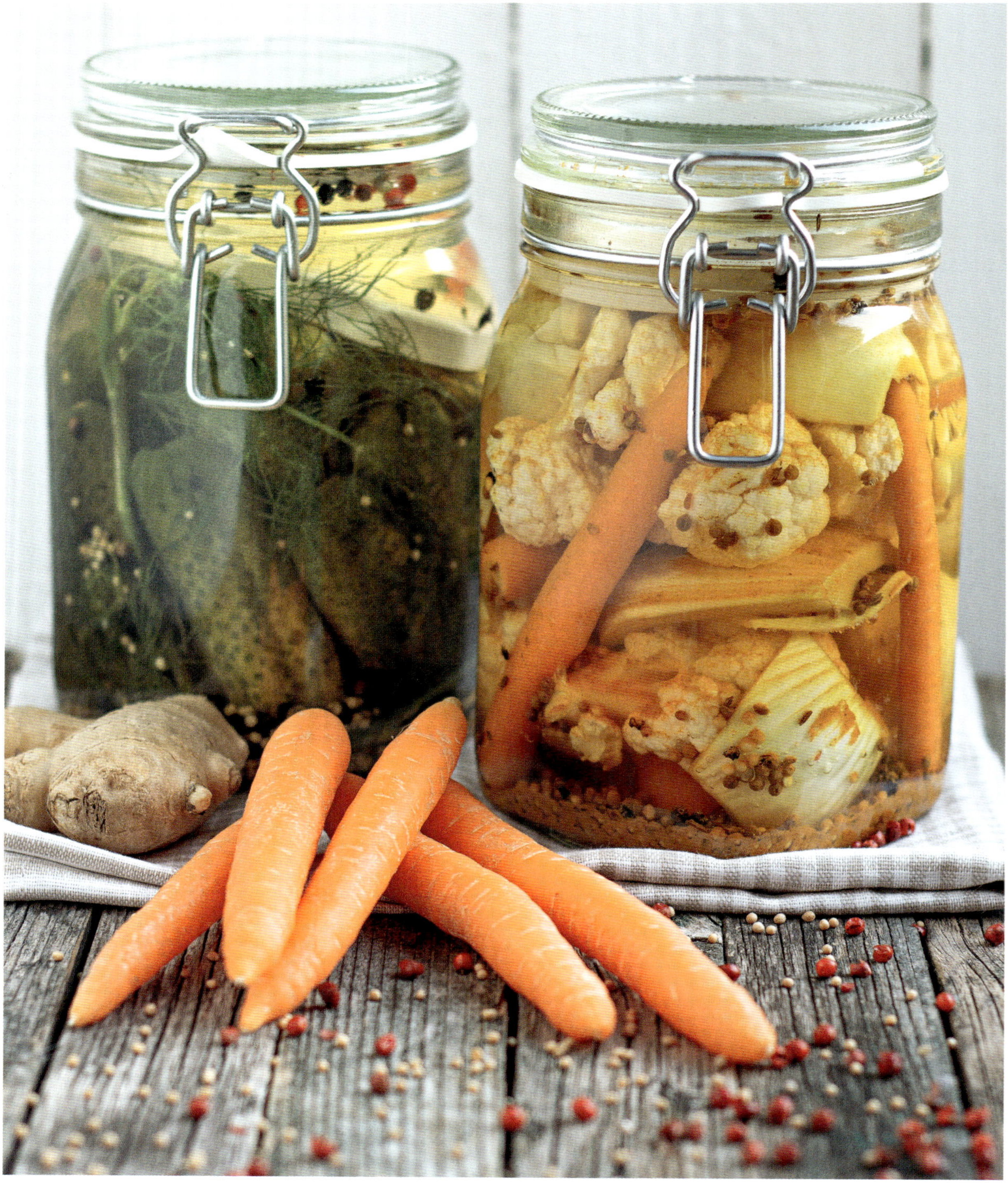

FERMENTIERTE CHILI-DILL-GURKEN

Zubereitungszeit: 10 Minuten
+ 4 Tage Standzeit
Kalorien pro Portion: 28 kcal

Zutaten (für 1,5-l-Bügelglas)

ca. 800 g kleine Gurken
1 Bund Dill
5 g schwarzer Pfeffer
3 g Koriandersamen
3 g Senfkörner
1 Prise getrockneter Chili
40 g Meersalz
1 l Leitungswasser

Zubereitung

1. Die Gurken zunächst gründlich waschen, deren Enden abschneiden. Dill mit heißem Leitungswasser abbrausen.
2. Nun die Gurken, den Dill und die Gewürze abwechselnd in ein Bügelglas schichten. Das Meersalz im Leitungswasser auflösen, das Glas mit der Salzlösung auffüllen. Dabei bitte beachten, dass das Gemüse vollständig unter Wasser getaucht ist, am besten beschwert man das Gemüse mit einem Gewicht. Den Glasrand vor dem Verschließen säubern.
3. Die Gurken sollten nun mindestens 4 Tage an einem warmen Ort fermentieren (zum Beispiel auf dem Boden in der Speisekammer). Man wird recht schnell sehen, dass sich Bläschen bilden – ein Zeichen dafür, dass die Gurken fermentieren!
4. Nach 4 Tagen kann eine Geschmacksprobe gemacht werden. Sollen die Gurken noch kräftiger im Geschmack werden, verschließe das Glas wieder und lass es noch eine Zeit lang weiterfermentieren. Passt dir der Geschmack, lagere die fermentierten Gewürzgurken im Kühlschrank.

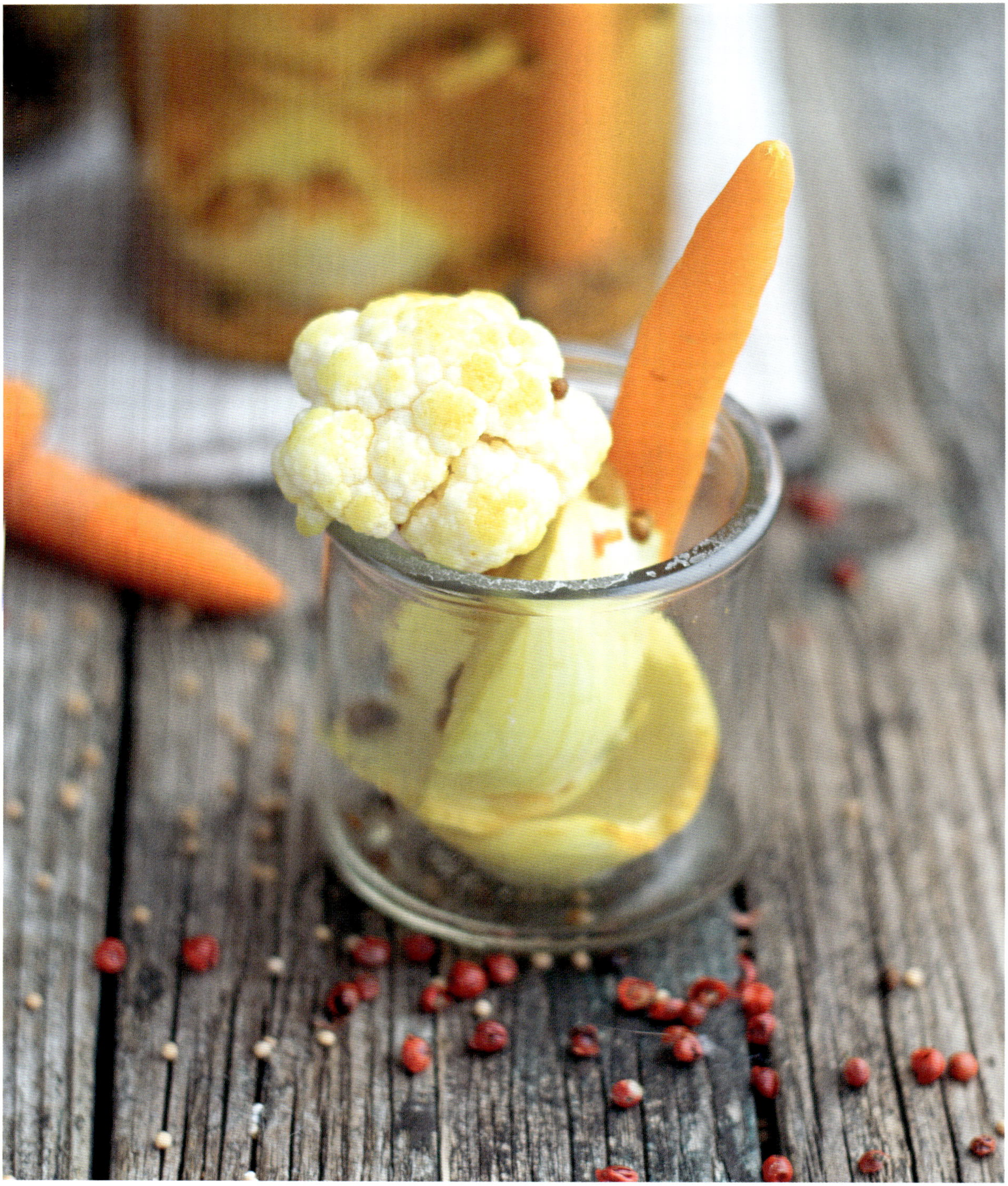

EINGELEGTER CURRY-ZIMT-BLUMENKOHL

Zubereitungszeit: 15 Minuten
+ 4 Tage Standzeit
Kalorien pro Portion: 35 kcal

Zutaten (für 1,5-l-Bügelglas)

ca. 300 g Blumenkohlröschen
5 kleine Snackmöhren
1 Fenchel
7 g Kurkuma
5 g schwarzer Pfeffer
3 g Zimt
3 g Koriandersamen
3 g Senfkörner
20 g Meersalz
1 l Leitungswasser

Zubereitung

1. Das Gemüse zunächst gründlich waschen und anschließend in grobe Stücke schneiden. Die Möhren können nach Belieben auch ganz gelassen werden. Die Gewürze in einem Mörser mahlen.
2. Nun das Gemüse und die Gewürze abwechselnd im Glas schichten. Das Meersalz im Leitungswasser auflösen, das Bügelglas mit der Salzlösung auffüllen. Auch hier bitte das Gemüse vollständig unter Wasser tauchen, am besten beschwert man das Gemüse mit einem Gewicht. Den Glasrand vor dem Verschließen säubern.
3. Weitere Schritte entsprechen dem Vorgehen bei den fermentierten Chili-Dill-Gurken im vorigen Rezept, siehe dort die Punkte 3 und 4.

Tipp für sensible Bäuche

Bei verstärkten Problemen versuche, abends auf rohes oder eingelegtes Gemüse zu verzichten. Sollte der Heißhunger auf Snacks nicht verschwinden, iss lieber gegartes Gemüse oder Maiswaffeln kombiniert mit Nussmus.

BACK TO THE BASICS – BROT, GEBÄCK & CO.

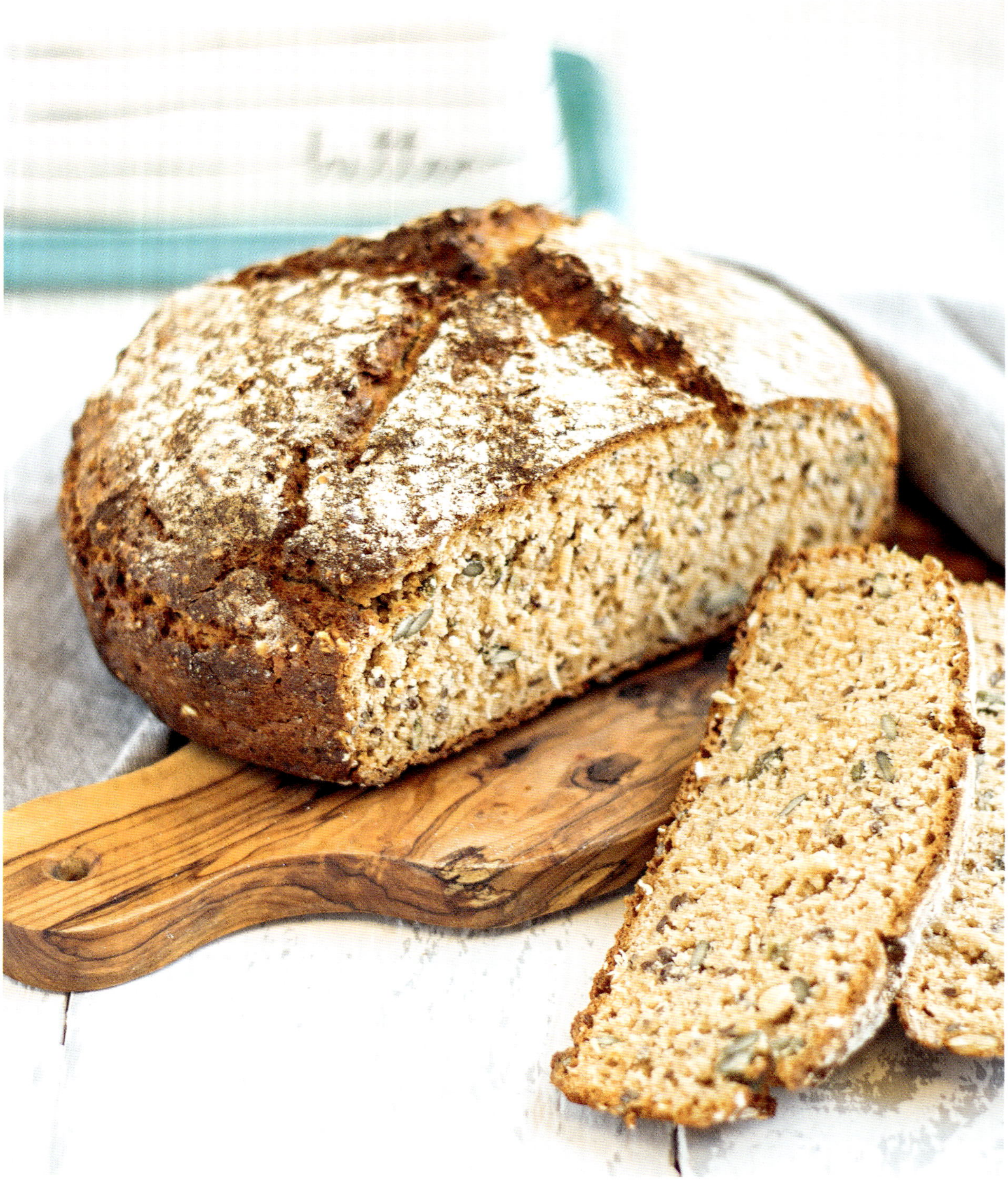

EINFACHES KERNIGES DINKEL-VOLLKORNBROT

Zubereitungszeit: 65 Minuten
+ 3 Stunden Gehzeit

Kalorien pro Portion: 150 kcal

Zutaten (für 1 kleine Backform)

450 g Dinkel-Vollkornmehl
5 g Trockenhefe
20 g Kürbiskerne
10 g Sonnenblumenkerne
10 g Leinsamen
5 g schwarzer Sesam
5 g Chiasamen
2 g Salz
300–350 ml Wasser (Zimmertemperatur)
1 Schuss Apfelessig

Zubereitung

1. Zunächst alle trockenen Zutaten im Mixer vermischen. Anschließend das Wasser mit Essig mischen und nach und nach zu den trockenen Zutaten geben.
2. Den Teig gut kneten und dann abgedeckt 3–12 Stunden gehen lassen.
3. Den Backofen auf 205 °C Ober-/Unterhitze mit der leeren Backform vorheizen. Den Teig anschließend vorsichtig auf das Backpapier stürzen. Wenn der Ofen vorgeheizt ist, die Backform herausnehmen und den Teig mit dem Backpapier vorsichtig in die Backform geben. Zusätzlich eine hitzefeste Tasse mit Wasser in den Ofen stellen.
4. Circa 55 Minuten backen. Danach die Form aus dem Ofen holen, das Brot aus der Form stürzen und auf einem Gitter auskühlen lassen.

Tipp für sensible Bäuche

Dinkelmehle enthalten in der Regel mehr Protein als Weizenmehle. Daher sorgen sie für ein längeres Sättigungsgefühl. Zudem liefern die im Rezept enthaltenen Samen und Kerne reichlich Ballaststoffe, die für eine optimale Verdauung sorgen. Beachte, dass dein Darm eine gewisse Gewöhnungsphase braucht, bis er sich an die Ballaststoffmenge gewöhnt. Die Menge der Kerne und Samen kann je nach Wunsch erhöht oder reduziert werden.

SAFTIGES JOGHURTBROT

Zubereitungszeit: 80 Minuten
Kalorien pro Portion: 180 kcal

Zutaten (für 1 kleine Kastenform)

200 g zarte Haferflocken, glutenfrei
300 g Buchweizenmehl
60 g Haferkleie, glutenfrei
5 g Trockenhefe
2 g Salz
250 g Naturjoghurt, laktosefrei
50 ml Wasser
etwas Öl zum Einfetten der Backform

Zubereitung

1. Den Backofen auf 200 °C Ober-/Unterhitze vorheizen. Die Kastenform für 5 Minuten – während der Teigzubereitung – in den warmen Ofen stellen.
2. Die Haferflocken in einem Standmixer zu einem feinen Mehl mahlen. Alle trockenen Zutaten in einer Schüssel gründlich vermengen. Anschließend Joghurt und Wasser unterrühren, bis ein geschmeidiger Teig entsteht. Die Kastenform mit Öl einfetten, den Teig in die Form füllen und mit etwas Mehl bestäuben. Etwa 20 Minuten zugedeckt ruhen lassen.
3. Eine hitzefeste Tasse mit Wasser in den Ofen stellen. Das Brot circa 45 Minuten backen. Danach das Brot herausnehmen, aus der Form stürzen und auf einem Gitter auskühlen lassen.

Tipp für sensible Bäuche

Neben dem Laktosegehalt ist auch der Fettgehalt bei Milchprodukten wichtig. Denn Vollmilchjoghurt wird in der Regel besser vertragen als der fettreduzierte. Das Fett im Joghurt erhöht die Verweildauer im Magen, sodass die Enzyme länger die Möglichkeit haben, den Milchzucker zu spalten. Bei Milchprodukten sollte man auch einen Blick auf die Zutatenliste werfen, um zu sehen, ob Milchpulver zugesetzt wurde, das zu Beschwerden führen kann.

QUARKBRÖTCHEN

Zubereitungszeit: 40 Minuten
+ 1 Stunde Ruhezeit
Kalorien pro Portion: 150 kcal

Zutaten (für 8 Brötchen)
200 g Mehl, glutenfrei
50 g Maismehl
1 Packung Trockenhefe
2 g Salz
1 Ei
150 g Quark, laktosefrei
60 ml Hafermilch
50 ml Sonnenblumenöl
etwas schwarzer/weißer Sesam

Zubereitung

1. Die Mehle, die Hefe und das Salz mischen.
2. Das Ei verquirlen und den Quark, die Hafermilch und das Öl hinzufügen. Diese Masse zur Mehlmischung geben und zu einem glatten Teig verarbeiten. Den Teig in Frischhaltefolie packen und anschließend für 1 Stunde im Kühlschrank ruhen lassen.
3. Den Ofen auf 180 °C Ober-/Unterhitze vorheizen. Ein Blech mit Backpapier auslegen. Den Teig zu einer Rolle formen und anschließend in 8 Portionen teilen. Mit feuchten Händen Kugeln formen und auf das Blech legen. Mit Sesam bestreuen und anschließend 20–25 Minuten backen.

Tipp für sensible Bäuche

Diese Quarkbrötchen esse ich bewusst ohne Körner und Samen – insbesondere dann, wenn ich Tage habe, an denen ich mich nicht so gut fühle und mein Darm streikt. Sie sind leicht bekömmlich und lassen sich super in einer Brotdose mitnehmen!

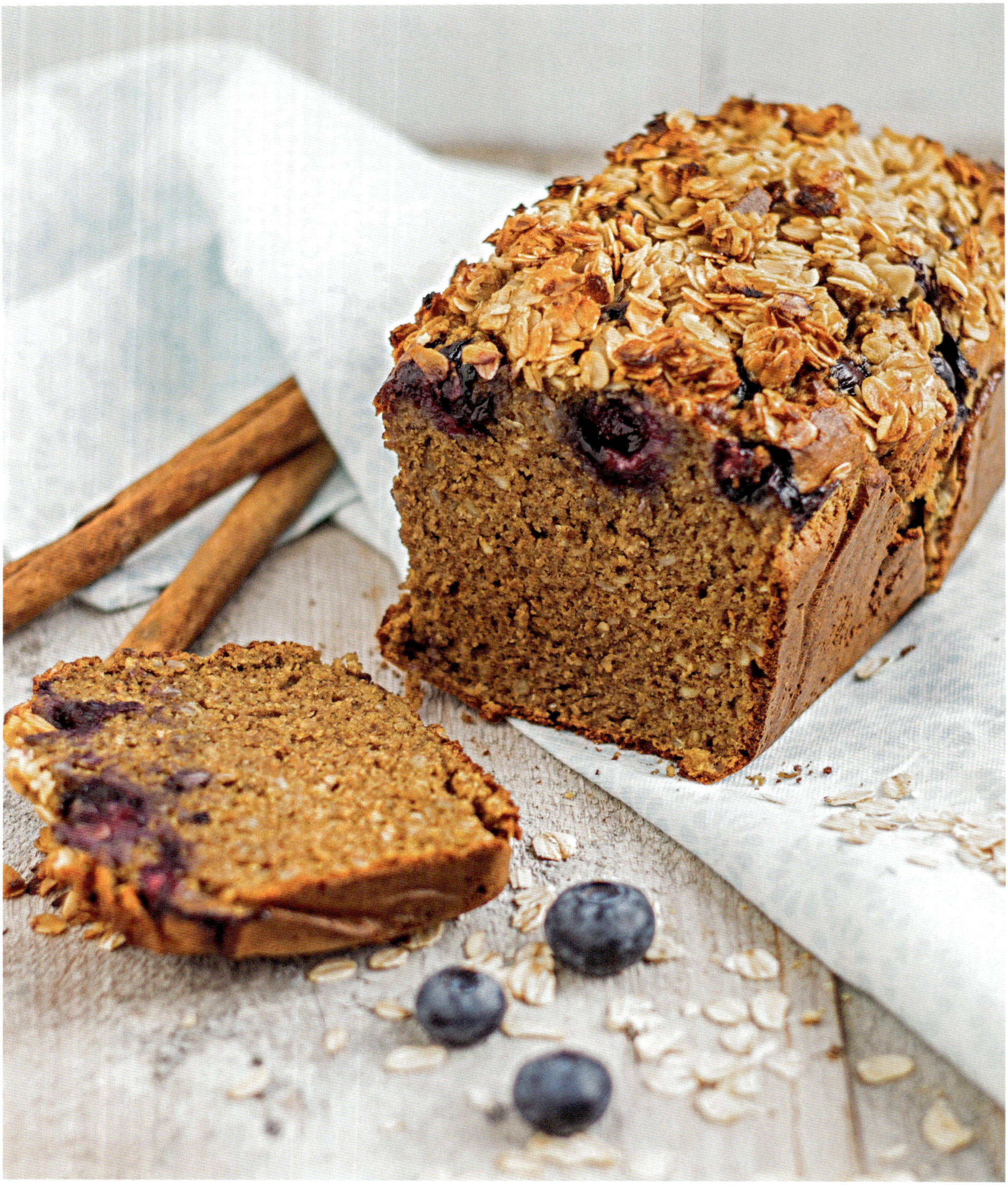

MÜSLIBROT MIT BLAUBEEREN

Zubereitungszeit: 65 Minuten
Kalorien pro Portion: 200 kcal

Zutaten (für 1 kleine Kastenform)
30 g Sonnenblumenkerne
30 g Macadamianüsse
100 g kernige Haferflocken, glutenfrei
100 g Buchweizenmehl
50 g Mehl nach Wahl, glutenfrei
5 g Zimt
5 g Backpulver
1 Prise Salz
160 ml Mandelmilch
80 ml Olivenöl
2 grüne Bananen
40 g Reissirup
3 Eier
100 g frische Blaubeeren

Für das Topping:
30 g kernige Haferflocken, glutenfrei
10 ml Sonnenblumenöl
20 g Reissirup

Zubereitung

1. Den Backofen auf 200 °C Ober-/Unterhitze vorheizen. Die Backform mit Backpapier auslegen.
2. Sonnenblumenkerne, Macadamianüsse und Haferflocken in einen Standmixer geben und zu einem feinen Mehl mahlen. Dieses Mehl in einer großen Schüssel mit den restlichen trockenen Zutaten gründlich mischen.
3. Mandelmilch, Olivenöl, Bananen und Sirup zu einer glatten Masse pürieren. Diese nach und nach unter die trockene Masse mischen.
4. Die Eier schlagen und langsam hinzufügen. Den Teig anschließend in die Backform füllen. Die Blaubeeren an der Oberfläche verteilen und leicht in den Teig drücken.
5. Für das Müsli-Topping die Zutaten wie Streusel mischen und über den Teig streuen.
6. Das Brot circa 10 Minuten backen, danach mit einem Backpapier bedecken, damit das Müsli-Topping nicht anbrennt. Weitere 35–40 Minuten backen.

Tipp für sensible Bäuche

Gluten kommt in vielen Getreideerzeugnissen vor, z. B. in Weizen, Roggen, Gerste oder Dinkel. Zu glutenfreien Erzeugnissen gehören Pseudogetreide wie Buchweizen, Quinoa, Chiasamen sowie Reis und Hirse. Probiere aus, was dir bekommt und schmeckt.

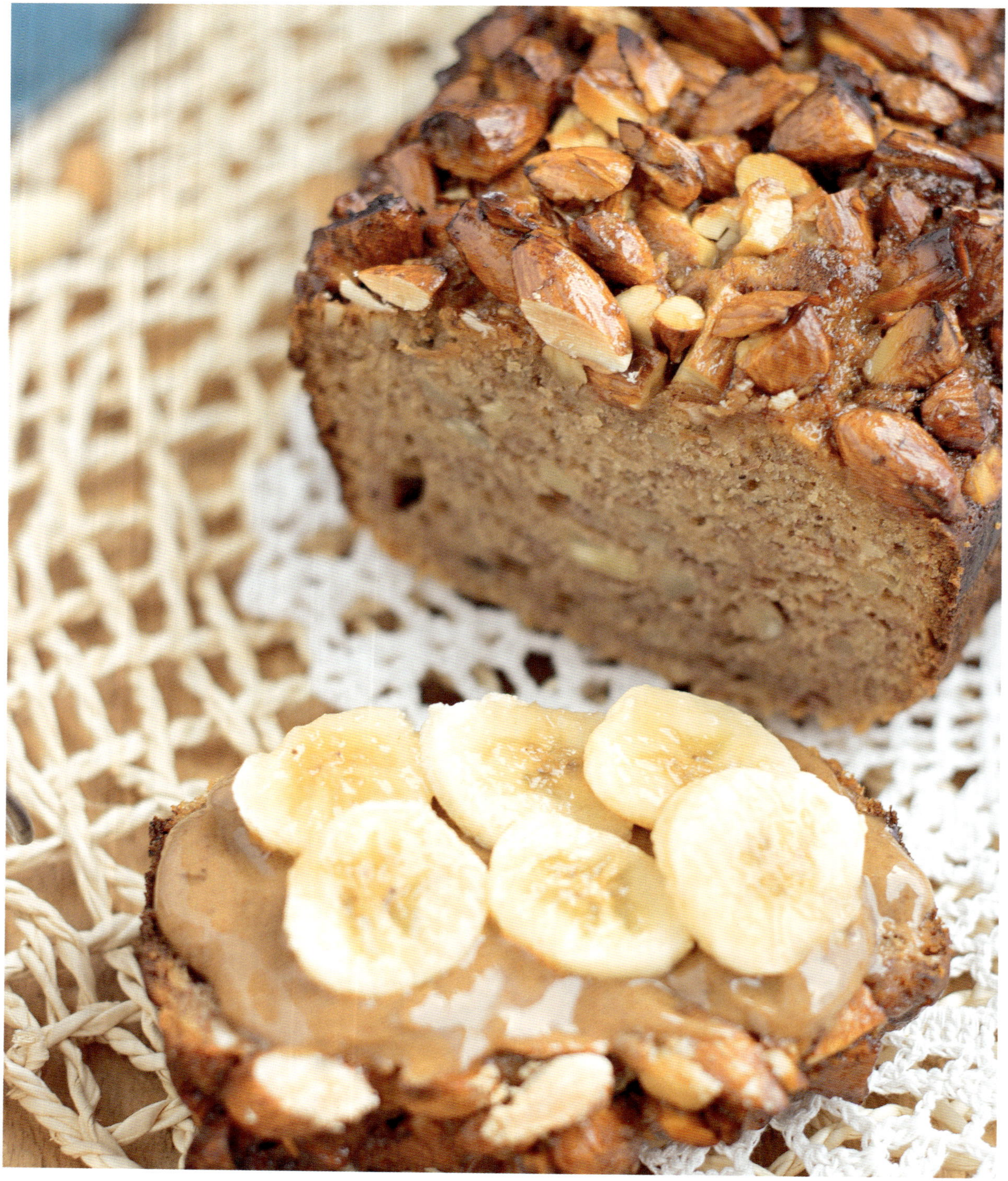

BANANENBROT MIT KARAMELLISIERTEN MANDELN

Zubereitungszeit: 75 Minuten
Kalorien pro Portion: 220 kcal

Zutaten (für 1 kleine Kastenform)

100 g ganze Mandeln
4 grüne Bananen
100 ml Sonnenblumenöl
40 ml Mandelmilch
60 ml Ahornsirup
5 g Zimt
1 Prise Muskatpulver
200 g Mehl, glutenfrei
1 Prise Salz
5 g Backpulver
80 g gemahlene Mandeln
10 g gemahlene Flohsamenschalen

Zubereitung

1. Die Mandeln grob hacken und zur Seite stellen. Den Backofen auf 180 °C Ober-/Unterhitze vorheizen.
2. Die Bananen schälen, in grobe Stücke schneiden und mit einer Gabel zu Mus zerdrücken. Die Bananen zusammen mit Öl, Mandelmilch, 50 ml Ahornsirup, Zimt und Muskat mit einem Stabmixer pürieren.
3. Das Mehl sieben, mit Salz und Backpulver mischen und unter die Bananenmischung mengen. Die gemahlenen Mandeln, die Hälfte der grob zerhackten Mandeln und die Flohsamenschalen unterheben. Für 10 Minuten beiseitestellen.
4. Eine Kastenform mit Backpapier auslegen und die Teigmasse einfüllen. Die restlichen Mandeln mit 10 ml Ahornsirup vermengen und diese anschließend gleichmäßig auf den Teig streuen.
5. Das Brot circa 50 Minuten backen. Nach 20 Minuten mit Backpapier abdecken, damit die Mandeln nicht verbrennen.

Tipp für sensible Bäuche

Das Bananenbrot darf ruhig öfter auf der Teller kommen. Warum? Bananen enthalten Präbiotika, die sogenannten Fructooligosaccharide, die unsere Darmbewohner als Nahrung bei ihrer Schwerstarbeit unterstützen. Zudem eignen sich Bananen zur Behandlung von Durchfall und Verstopfung.

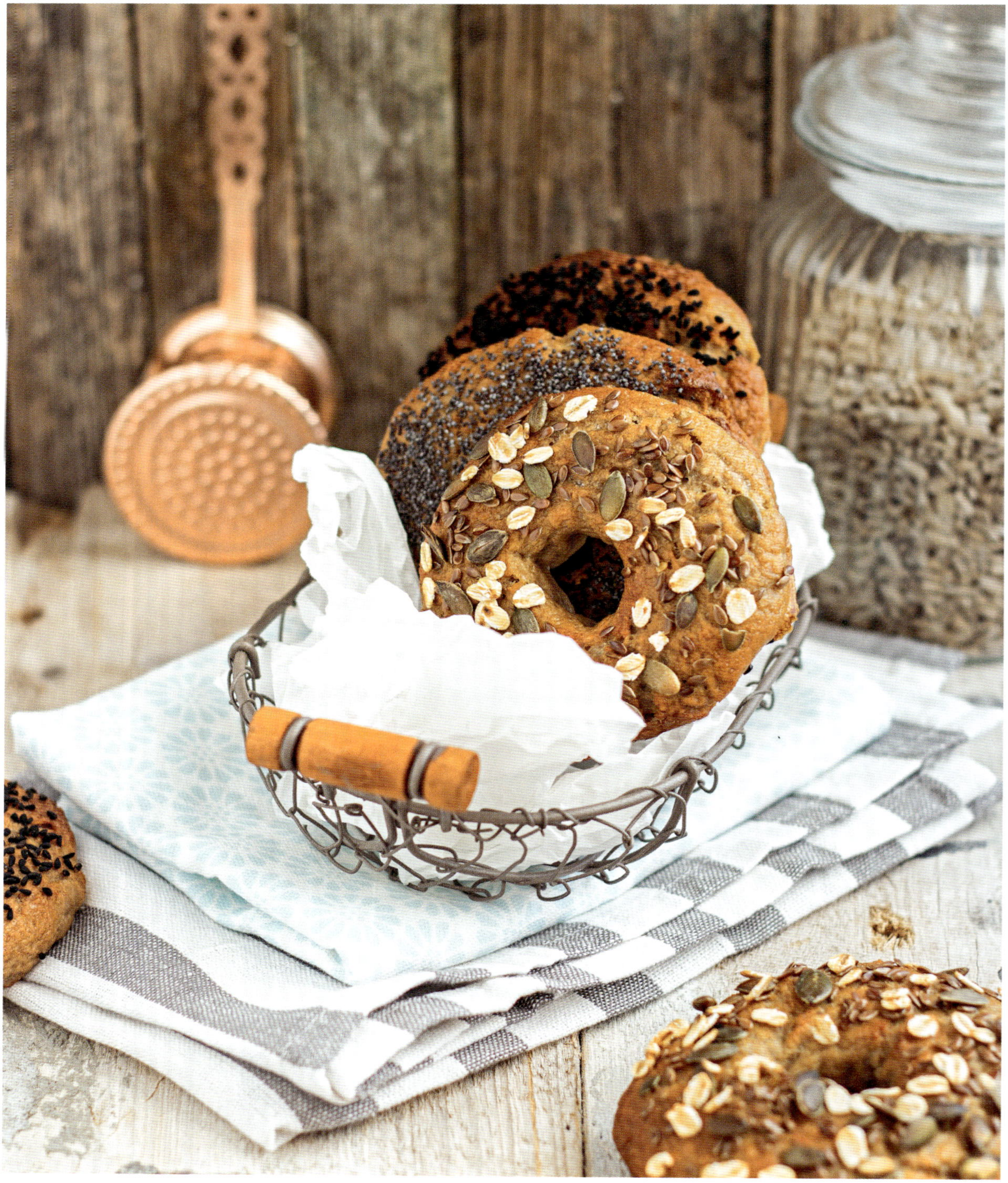

AMERICAN BAGELS

Zubereitungszeit: 40 Minuten
+ 1,5 Stunden Gehzeit
Kalorien pro Portion: 250 kcal

Zutaten (für 8 Bagels)

250 g Mehl, glutenfrei
250 g Hafermehl, glutenfrei
5 g Trockenhefe
5 g Reissirup
2 g Salz
250 ml lauwarmes Wasser
10 ml Olivenöl

Außerdem:

Mehl zum Bearbeiten
5 g Reissirup
2 g Salz
1 Ei

Für das Topping:

Mohnsamen
kernige Haferflocken,
Leinsamen, Kürbiskerne
Schwarzkümmel

Zubereitung

1. Mehl, Hefe, Sirup und Salz in einer großen Schüssel gründlich mischen. Wasser und Olivenöl hinzufügen und zu einem glatten Teig verarbeiten. Die Schüssel mit einem Geschirrtuch abdecken und an einem warmen Ort circa 1 Stunde gehen lassen.
2. Den Teig mit Mehl bestäuben und aus der Schüssel nehmen. Erneut durchkneten, zu einer Rolle formen und diese in 8 gleichmäßige Portionen teilen. Runde Teigkugel daraus formen und anschließend mit einem Kochlöffel in der Mitte einstechen. Den Bagel um den Kochlöffel schwenken, bis ein etwa 3 cm großes Loch entsteht. Die Bagels auf ein mit Backpapier belegtes Blech legen und mit Mehl bestäuben. Weitere 30 Minuten an einem warmen Ort gehen lassen.
3. Den Backofen auf 200 °C Ober-/Unterhitze vorheizen, eine hitzefeste Tasse mit Wasser auf dem Backofenboden platzieren.
4. In einem großen Topf reichlich Wasser mit Sirup und Salz zum Kochen bringen, die Temperatur anschließend reduzieren. Die Bagels portionsweise mit einer Schöpfkelle in das Wasser tauchen und circa 60 Sekunden ziehen lassen, abtropfen und zurück auf das Blech legen.
5. Das Ei aufschlagen, auf einem Teller verquirlen und die Bagels damit gründlich bestreichen. Anschließend mit den Topping-Zutaten bestreuen.
6. Circa 20 Minuten backen, dann auf dem Gitter abkühlen lassen.

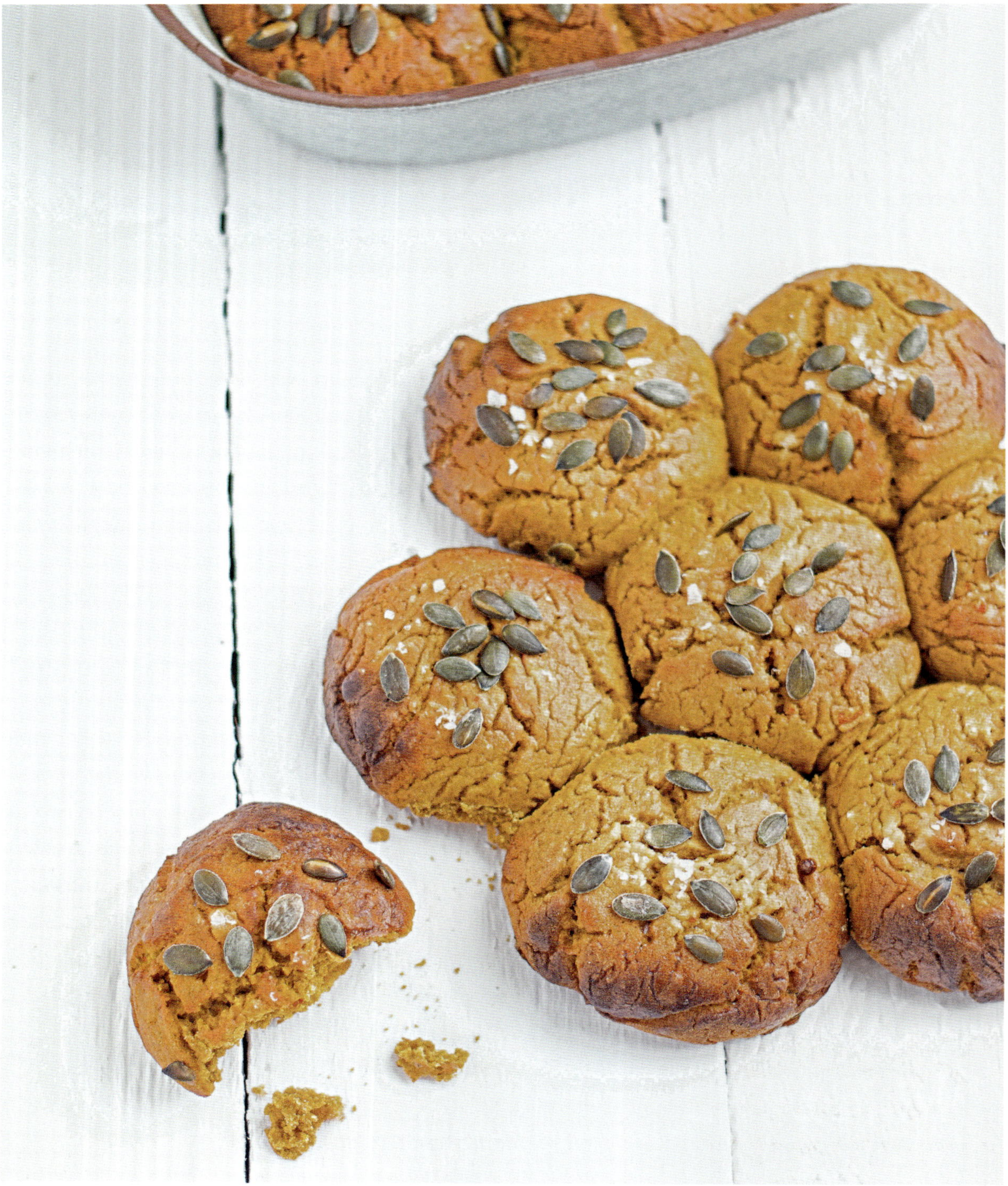

KÜRBISBRÖTCHEN

Zubereitungszeit: 60 Minuten
+ 90 Minuten Ruhezeit
Kalorien pro Portion: 240 kcal

Zutaten (für 10 Brötchen)

1 Kürbis (mindestens 350 g)
120 ml Mandelmilch
1 Packung Trockenhefe
30 g Kokosblütenzucker
200 g Mehlmischung, glutenfrei
350 Buchweizenmehl
70 g Butter
1 Ei
2 g Salz
1 Eigelb
15 g Kürbiskerne
2 g Meersalz

Tipp für sensible Bäuche

Gemüse lässt sich hervorragend in Teigen verarbeiten und erhöht damit die Nährstoffdichte, was für unseren gesamten Organismus von Bedeutung ist. Probiere doch beim nächsten Mal, auch deine Pancakes mit Kürbis, Rote Bete oder sogar mit Spinat aufzupeppen!

Zubereitung

1. Den Ofen auf 160 °C Umluft vorheizen. In der Zwischenzeit den Kürbis waschen, in Hälften schneiden und entkernen. In kleine Stücke teilen, diese auf ein Backblech legen und circa 20 Minuten backen. Den Kürbis zum Schluss fein pürieren, sodass etwa 350 Gramm Püree zur Verfügung stehen.
2. Die Mandelmilch erwärmen, bis sie lauwarm ist. Hefe, Zucker und 2 Esslöffel Mehl hinzufügen und abgedeckt circa 10 Minuten ruhen lassen.
3. Das restliche Mehl (beide Sorten), die Butter, das Ei und das Salz in eine Schüssel geben und gemeinsam mit dem Kürbispüree und der Milch zu einem glatten Teig verarbeiten. Diesen Teig zu einer Kugel formen und an einem warmen Ort circa 1 Stunde ruhen lassen.
4. Anschließend Teig nochmals kneten und in 10 Portionen teilen. Jede Portion zu einem runden Brötchen formen, diese auf einem Backblech verteilen und dort weitere 30 Minuten ruhen lassen.
5. Den Ofen auf 180 °C Ober-/Unterhitze vorheizen, dabei eine hitzebeständige Tasse mit Wasser auf dem Boden platzieren. Ein Eigelb verquirlen und die Brötchen damit bestreichen, dann nach Belieben mit Kürbiskernen und Meersalz bestreuen. Die Brötchen circa 20 Minuten backen und anschließend auf einem Gitter auskühlen lassen.

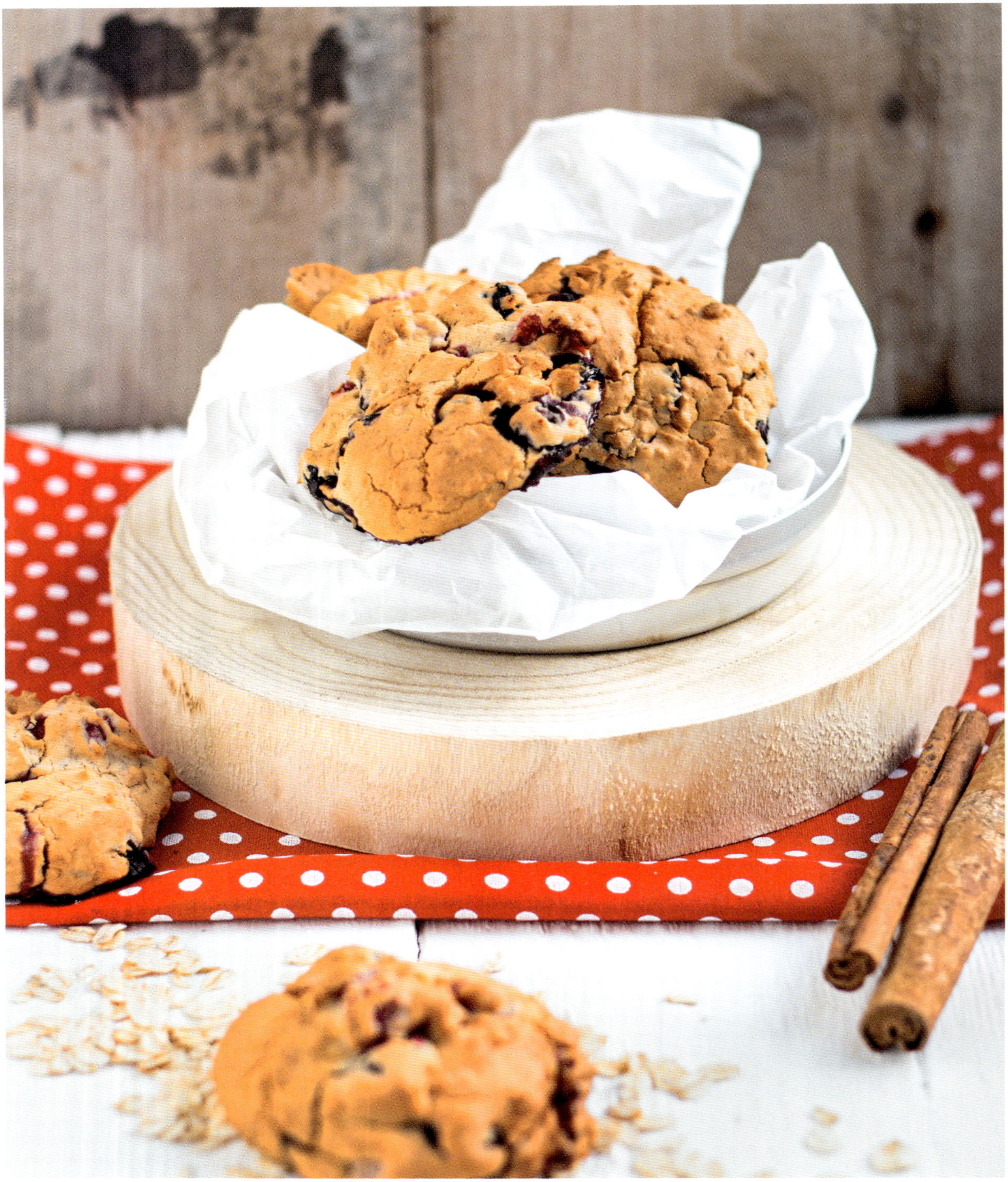

BEERIGE BUTTERMILCH-SCONES

Zubereitungszeit: 30 Minuten
Kalorien pro Portion: 170 kcal

Zutaten (für 10 Stück)

150 g Mehl, glutenfrei
150 g Hafermehl, glutenfrei
1 Päckchen Backpulver
5 g gemahlene Flohsamen-schalen
1 Prise Salz
100 g Butter
180 ml Buttermilch, laktosefrei
70 g Reissirup
250 g gemischte Beeren, vorzugsweise frisch

Zubereitung

1. Zunächst alle trockenen Zutaten gründlich vermischen. Die Butter nach und nach hinzufügen und mit einem Knethaken zu Teig verarbeiten. Die Buttermilch mit Reissirup untermischen, zum Schluss auch die Beeren vorsichtig unterheben.
2. Den Teig für 15 Minuten beiseitestellen und quellen lassen. Währenddessen den Ofen auf 180 °C Ober-/Unterhitze vorheizen.
3. Die Arbeitsfläche mit Mehl bestäuben und den Teig darauf vorsichtig (ohne ihn zu kneten) ablegen. Den Teig mit einem Messer in 10 Stücke teilen und daraus flache Kugeln formen. Die Scones auf ein mit Backpapier ausgelegtes Blech legen und circa 15 Minuten auf der mittleren Schiene backen. Die Scones noch warm genießen und mit gesüßtem Quark servieren.

Tipp für sensible Bäuche

Die ungemahlenen Flohsamenschalen eignen sich nicht für das glutenfreie Backen, da sie weniger Flüssigkeit ziehen. Verwende daher gemahlene Flohsamenschalen, denn sie lassen den Teig durch ihre positive Quelleigenschaft geschmeidig werden. Je weißer das Pulver, umso höher die Qualität!

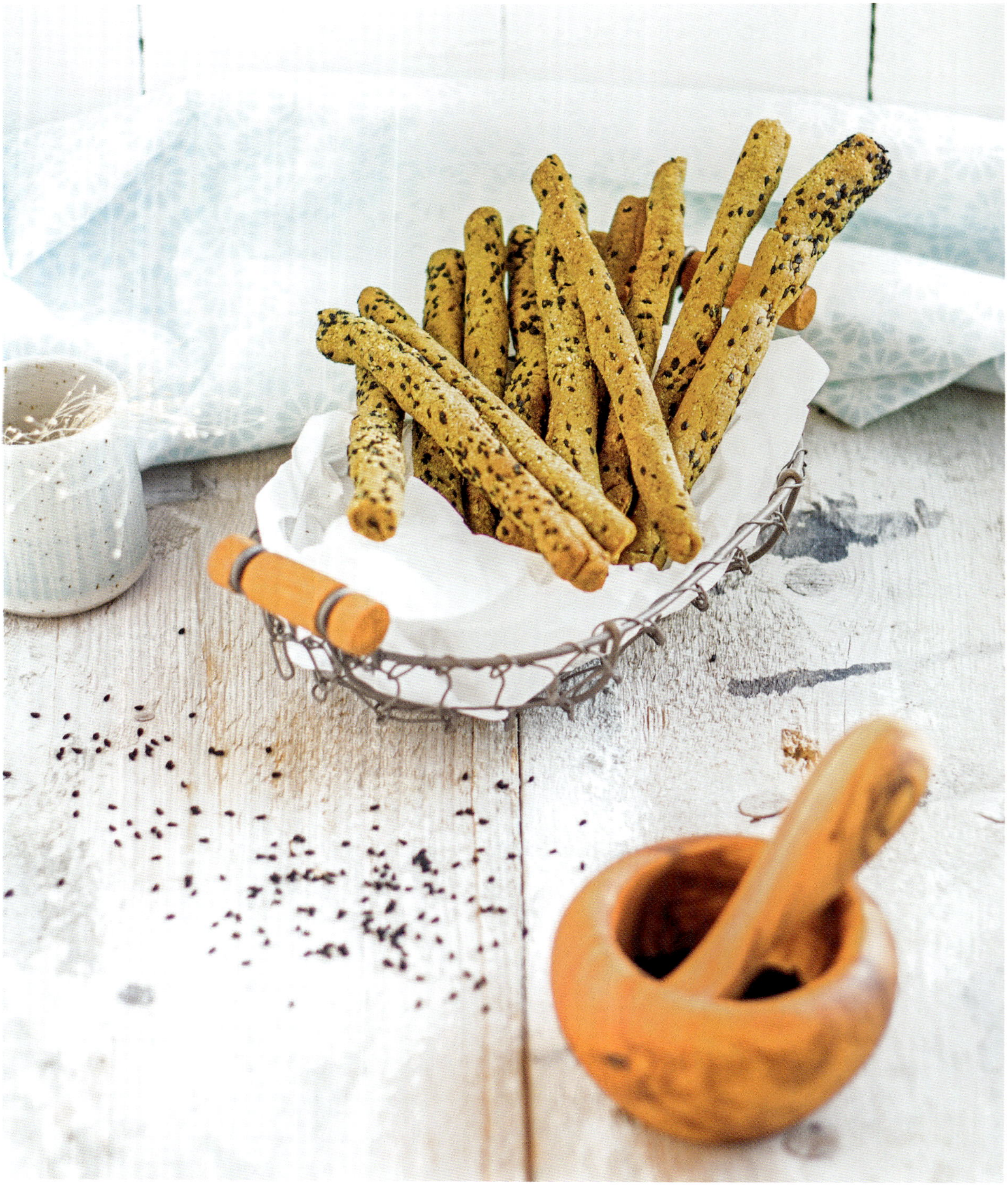

KURKUMA-GRISSINI MIT SCHWARZKÜMMEL

Zubereitungszeit: 35 Minuten
Kalorien pro Portion: 90 kcal

Zutaten (für 8 Grissini)

160 g Mehl, glutenfrei
70 ml Wasser
20 g Haferkleie, glutenfrei
5 g Kurkuma, gestrichen
1 Prise Salz
10 ml Olivenöl
20 g Schwarzkümmel

Zubereitung

1. Den Ofen auf 180 °C Ober-/Unterhitze vorheizen.
2. Alle Zutaten, außer dem Schwarzkümmel, gründlich in einer großen Schüssel vermischen. Den Teig am besten mit den Händen kneten und 10 Minuten gehen lassen.
3. Den Teig zu einer Rolle formen und in 8 Portionen teilen. Auf die Arbeitsfläche etwas Mehl mit Schwarzkümmel verteilen und den Teig darauf zu Grissini ausrollen. Die Grissini anschließend auf ein mit Backpapier ausgelegtes Blech legen und auf der mittleren Schiene circa 15 Minuten kross backen.
4. Auskühlen lassen und mit einem Dip servieren.

Tipp für sensible Bäuche

Glutenfreie Teige benötigen stets eine strukturgebende Zutat mit ausreichend Flüssigkeit, um die klebrige Eigenschaft von Gluten im Teig zu ersetzen. Dazu gehören beispielsweise Flohsamenschalen, Guarkernmehl, Johannisbrotkernmehl oder Haferkleie. Vergiss nicht, den Teig eine Weile quellen zu lassen.

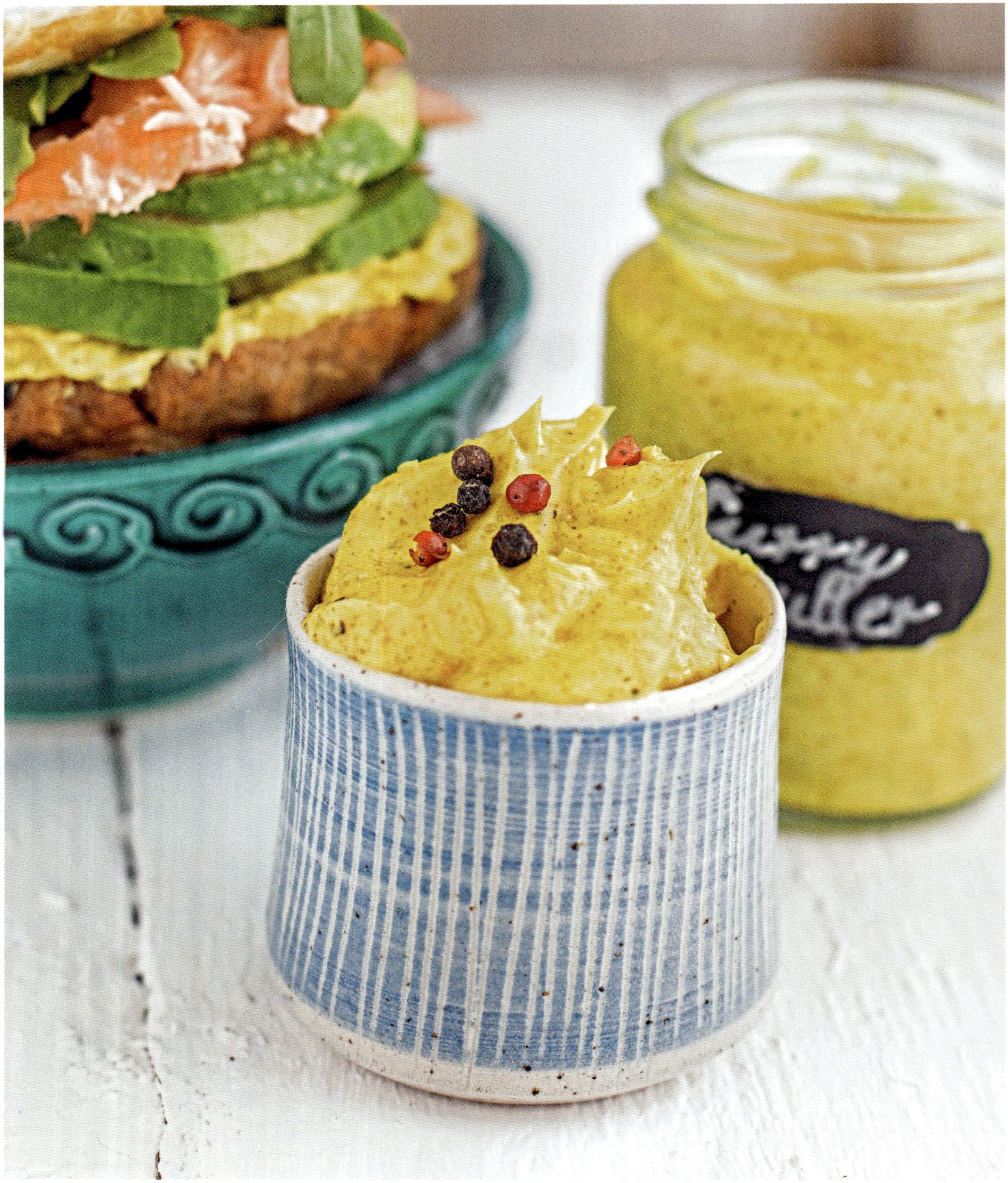

WÜRZIGE CURRY-BUTTER

Zubereitungszeit: 5 Minuten
+ 1 Stunde zum Ruhen und Kühlen

Kalorien pro Portion: 60 kcal

Zutaten

250 g Butter
10 g frischer Ingwer
5 ml Zitronensaft
1 g Currypulver
1 g Kurkumapulver
Salz
schwarzer Pfeffer aus der Mühle

Zubereitung

1. Die Butter zunächst aus dem Kühlschrank nehmen und 30 Minuten bei Zimmertemperatur stehen lassen.
2. Den Ingwer schälen und fein würfeln.
3. Die Butter mit Ingwer, Zitronensaft und den Gewürzen gründlich vermischen. Die Curry-Butter in eine Schale oder in ein Einmachglas füllen und circa 30 Minuten kalt stellen. Gerne mit selbst gebackenem Brot und Ofengemüse servieren.

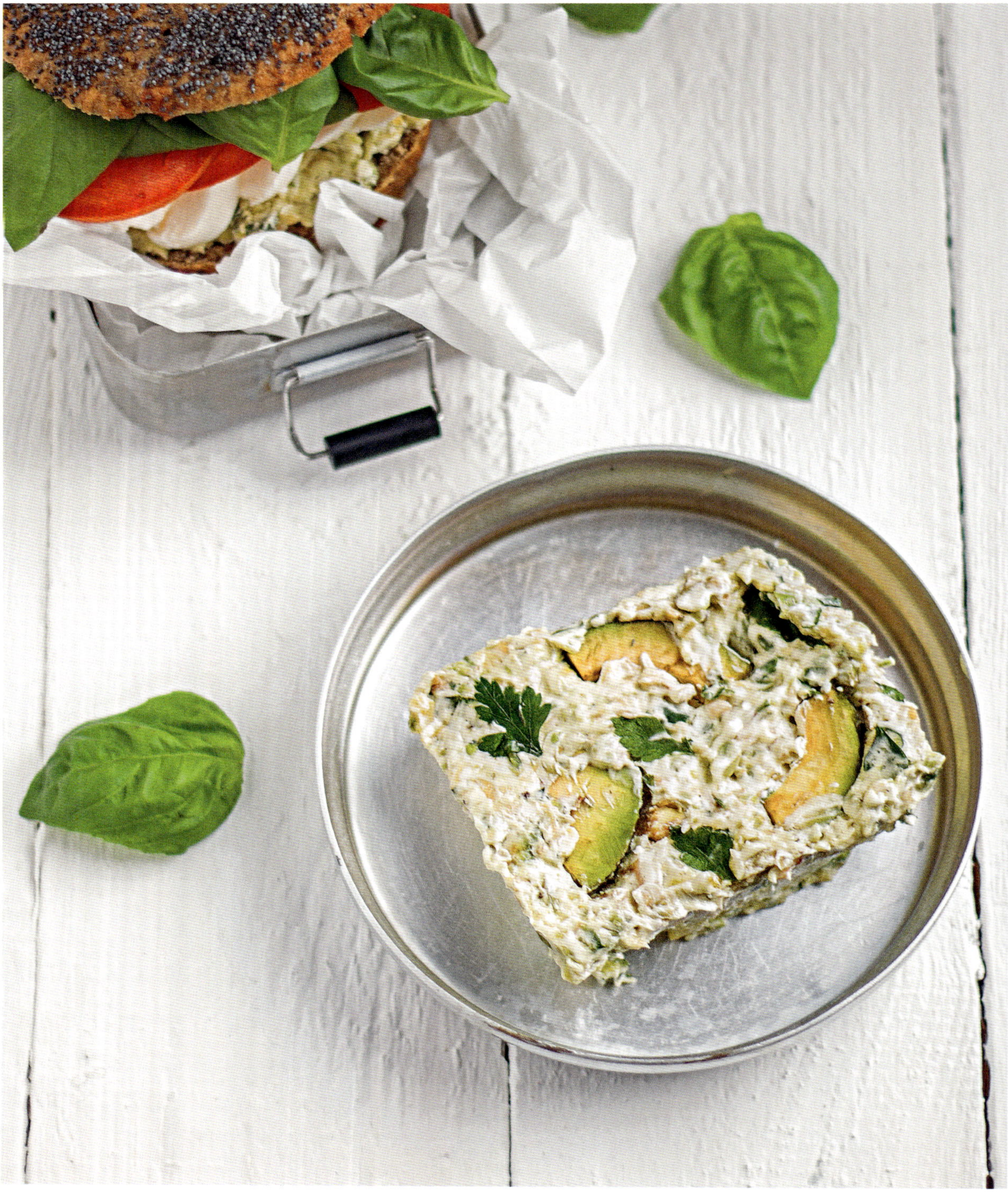

MILDE AVOCADO-BUTTER

Zubereitungszeit: 5 Minuten
+ 1 Stunde zum Ruhen und Kühlen

Kalorien pro Portion: 60 kcal

Zutaten

250 g Butter
1 Avocado, reif
10 Stiele glatte Petersilie
1 Spritzer Limettensaft
ein paar Limettenzesten
Salz
schwarzer Pfeffer aus der Mühle

Zubereitung

1. Die Butter zunächst aus dem Kühlschrank nehmen und 30 Minuten bei Zimmertemperatur stehen lassen.
2. Die Avocado halbieren und entsteinen. Das Fruchtfleisch in einem Standmixer grob hacken. Die Petersilie heiß abbrausen, die Blätter vom Stiel entfernen und diese fein schneiden.
3. Die Butter mit der Avocado, Petersilie, Limettensaft, -zesten sowie Salz und Pfeffer gründlich vermischen. Die Avocado-Butter in eine Schale oder in ein Einmachglas füllen, circa 30 Minuten kalt stellen. Sie passt wunderbar zu Brot oder Kartoffeln.

Tipp für sensible Bäuche

Fette, insbesondere die ungesättigten Fettsäuren (so Omega-3- und Omega-6-Fettsäuren) aus Fisch und Pflanzen, spielen eine wichtige Rolle bei der Verdauung. Sie entlasten sensible Bäuche, indem sie die Verweildauer im Darm erhöhen und die Verdauung effektiver machen. Gesunde Fettlieferanten sind Oliven-, Lein-, Raps- oder Walnussöl – aber bitte in Maßen!

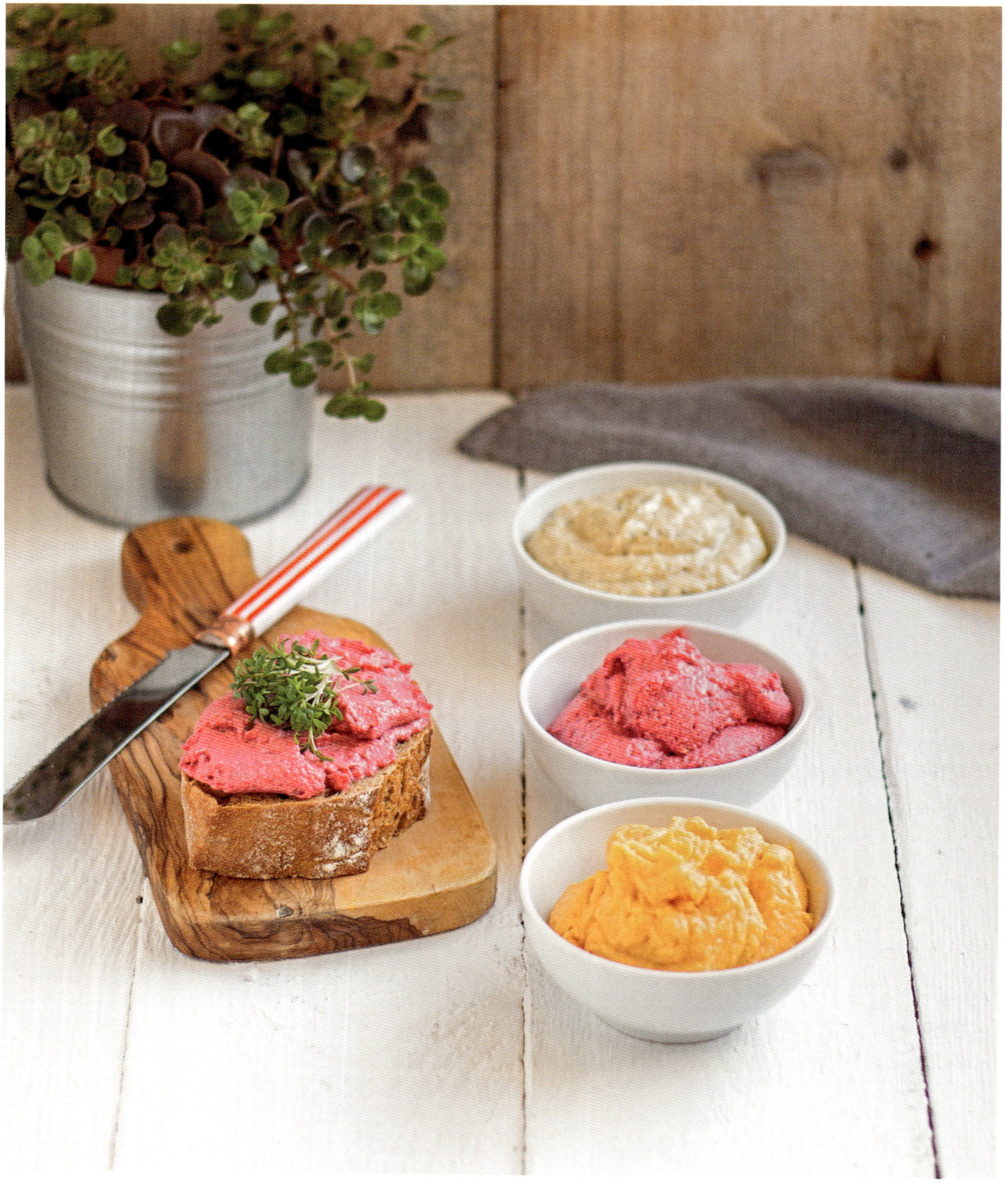

3 VARIANTEN BABA GANOUSH

Zubereitungszeit: 30 Minuten
Kalorien pro Portion: 80 kcal

Zutaten

Grundrezept:
1 Aubergine
20 ml Olivenöl
20 g Tahin (Sesampaste)
5 ml Ahornsirup oder
10 ml Reissirup
Saft von ½ Zitrone
½ Bund Petersilie
Salz
schwarzer Pfeffer aus der Mühle

Für die Variante mit Möhre:
80 g Möhre
1 haselnussgroßes Stück Ingwer
2 g Currypulver

Für die Variante mit Rote Bete:
80 g gekochte Rote Bete
2 g Kumin
1 Prise Chiliflocken

Zubereitung

1. Den Ofen auf 160 °C Ober-/Unterhitze vorheizen. Die Aubergine halbieren, das Fleisch mit einer Gabel mehrmals einstechen und die Hälften mit etwa 10 ml Olivenöl beträufeln. Die Aubergine circa 20 Minuten im Ofen backen lassen. Für die Variante mit Möhre: Möhre in grobe Stücke schneiden und ebenfalls mitbacken. Für die Variante mit Rote Bete diese in Stücke schneiden und mitbacken.
2. Die Aubergine aus dem Ofen nehmen, abkühlen lassen und anschließend das Fruchtfleisch auslöffeln.
3. Beim Grundrezept das Fruchtfleisch mit Tahin, Sirup und Zitronensaft in den Mixer geben und so lange pürieren, bis sich eine gleichmäßige Masse bildet. Die Petersilie fein hacken und unterrühren. Mit Salz und Pfeffer abschmecken.

3a) Bei der Variante mit Möhre das Auberginenfruchtfleisch mit den gebackenen Möhrenstücken, Ingwer und Currypulver in den Mixer geben und zu einer gleichmäßigen Masse pürieren.

3b) Bei der Variante mit Möhre das Auberginenfruchtfleisch mit der Roten Bete, dem Kumin und den Chiliflocken im Mixer zu einer gleichmäßigen Masse pürieren.

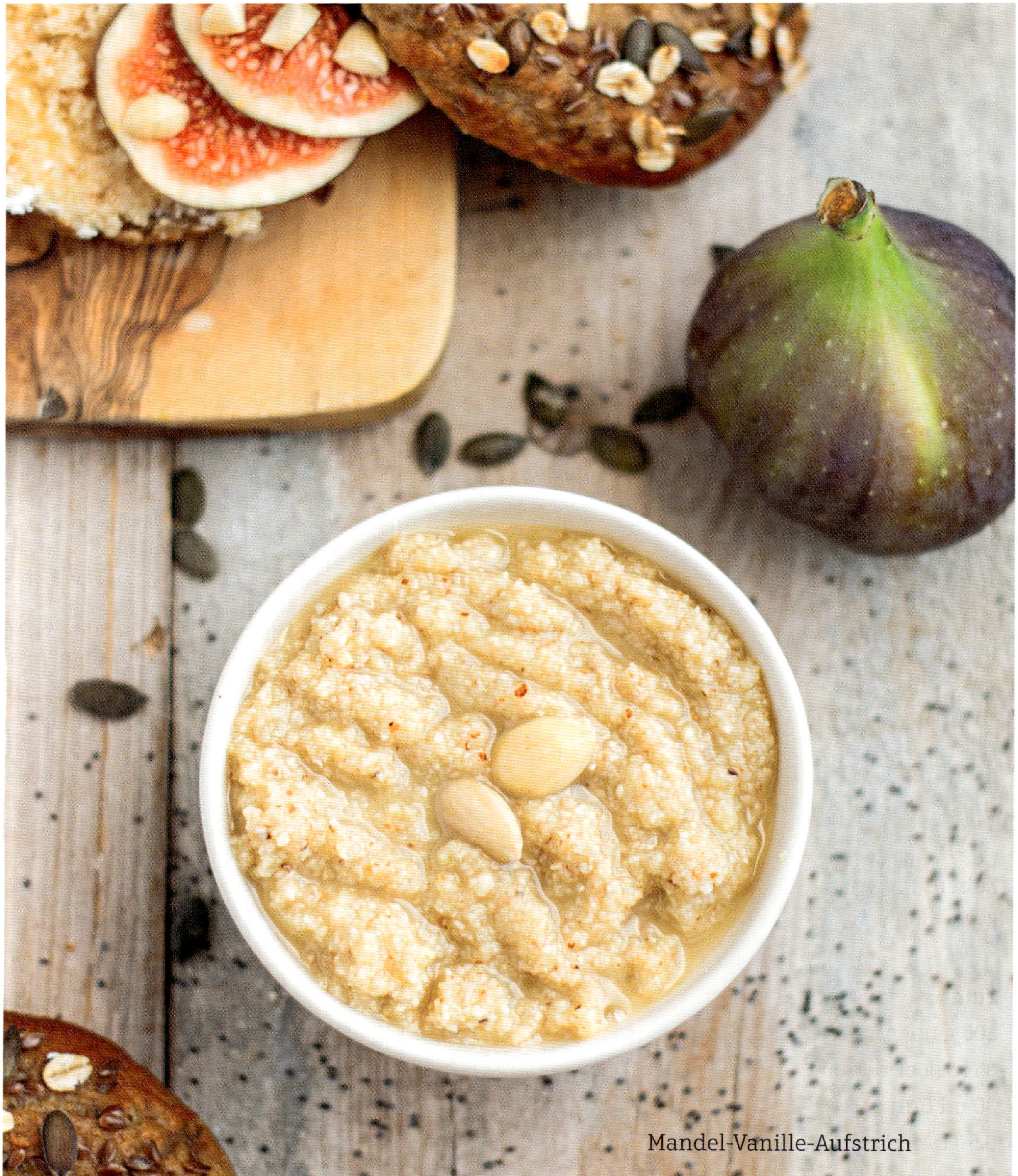
Mandel-Vanille-Aufstrich

MANDEL-VANILLE-AUFSTRICH

Zubereitungszeit: 10 Minuten
Kalorien pro Portion: 100 kcal

Zutaten

100 g gemahlene Mandeln
10 ml Walnussöl
30 g Reissirup
Vanillemark
1 Prise Salz

Zubereitung

1. Die Mandeln mit Öl, Sirup, Vanillemark und 1 Prise Salz gründlich vermischen. Der Aufstrich sollte streichfähig sein. Bei Bedarf können noch Öl und Reissirup hinzugefügt werden.

Tipp für sensible Bäuche

Nüsse liefern deinem Bauch wertvolle Omega-3- Fettsäuren und Ballaststoffe und sollten daher auf dem täglichen Ernährungsplan nicht fehlen. Probiere den Aufstrich mal mit Walnüssen oder auch Paranüssen. Er schmeckt in vielen Varianten herrlich!

SÜSSER ERDNUSS-AUFSTRICH

Zubereitungszeit: 10 Minuten
Kalorien pro Portion: 140 kcal

Zutaten

200 g ungesalzene Erdnüsse
8 Medjool-Datteln
80 ml Erdnussöl
0,5 TL Meersalz
10 g Kakaonibs

Zubereitung

1. Die Erdnüsse in einer Pfanne ohne Öl rösten. Wenn sie duften, von der Kochstelle nehmen.
2. Die Erdnüsse anschließend in einem Standmixer grob hacken. Eine Hälfte der Nüsse beiseitelegen, die andere fein pürieren. Datteln, Öl und Meersalz hinzufügen und nochmals cremig pürieren.
3. Die restlichen Nüsse und die Kakaonibs unterheben und in ein Einmachglas füllen.

DANK

Nichts im Leben geschieht ohne Grund. Manche Menschen begleiten einen bereits das ganze Leben lang, anderen begegnet man zu einem bestimmten Zeitpunkt auf der langen Reise. Ich bin unglaublich dankbar dafür, dass ich irgendwie immer zur richtigen Zeit am richtigen Ort war. Sonst wäre ich diesen besonderen Menschen nie begegnet.

Mein ganz besonderer Dank gilt meiner Familie, insbesondere meiner Mama, denn ohne sie gäbe es mich schlichtweg nicht. Danke dafür, dass sie eines Tages mit einem Zeitungsausschnitt vor mit stand und mir den Stups in die richtige Richtung gab: „Wäre Ernährungswissenschaften nicht das Richtige für dich?!" Und dafür, dass sie eben meine Mama ist.

Ohne Marielene gäbe es wahrscheinlich meinen Blog „Bauchgeschichten" nicht. Ich kann mich erinnern, als wäre es gestern gewesen: Wir schlürften kaltes Kokoswasser in Berlin-Mitte und sie offenbarte mir mit ihrer sonnigen, ansteckenden Art „meinen Donut". „Schreib doch mal einen Blog!"

Mein Partner in Crime Robin hat letztlich sein Übriges getan und mir mit seiner liebevollen, unterstützenden Art den letzten Stupser gegeben. Egal ob anfallende Geschirrberge oder neue, hippe Untergründe für meine Fotografien, er lief los und machte alles möglich, damit ich meiner Leidenschaft nachgehen kann.

Ohne Lena könnte ich womöglich kein Deutsch sprechen, das schriftstellerische Können hat sie mir hervorragend antrainiert – danke für deine Geduld und die ausnahmslos beeindruckendste Gestik!

Kathi zu begegnen war der größte Zufall und das größte Geschenk. Mit keinem Menschen habe ich mich auf Anhieb so gut verstanden. Und das soll was heißen, denn wir verbrachten 24/7 Zeit miteinander. Sie hat mich menschlich und fachlich geprägt, ihre Kritik und Denkanstöße haben meinen Blickwinkel erweitert. Ich hoffe, wir setzen bald unsere 1-Million-Idee um!

Danke an Michaela, denn ohne sie gäbe es dieses Buch nicht. Sie hat an mich und meine Idee geglaubt.

Danke an meine Leser, denn nur deshalb macht das Schreiben von Bauchgeschichten so richtig Spaß.

HILFREICHE ADRESSEN

Professionelle Anlaufstellen

Hier findest du eine kleine Auswahl an Adressen, die professionelle Fachkräfte vermitteln und aktuelle Erkenntnisse sowie Informationen veröffentlichen.

www.daab.de

Der Deutsche Allergie- und Asthmabund e. V. (DAAB) ist der größte Verband für Allergien, Asthma und Nahrungsmittelunverträglichkeiten. Hier findest du nicht nur Hilfe und Tipps, sondern auch eine Liste von Ernährungstherapeuten, die sich auf diesen Gebieten spezialisiert haben.

www.ak-dida.de

Bei Arbeitskreis Diätetik in der Allergologie e. V. hast du die Möglichkeit, nach Ernährungstherapeuten in der Nähe deines Wohnortes zu suchen. Sie sind spezialisiert auf die Therapie von Allergien und Nahrungsmittelunverträglichkeiten.

www.bfze.de

Das Bundeszentrum für Ernährung (BZfE; früher www.aid.de/Infodienst Verbraucherschutz, Ernährung, Landwirtschaft) liefert Informationen über Lebensmittelinhaltsstoffe, Lebensmittelkennzeichnung und Lebensmittelgesetzgebung. Auf dieser Website findest du zahlreiche Themen wie Zusatzstoffe, Schadstoffe und gesunde Ernährung.

www.dge.de

Die Deutsche Gesellschaft für Ernährung e. V. informiert über zahlreiche Themen und Fragen im Bereich Ernährung. Neue Erkenntnisse und Entwicklungen werden hier fortlaufend durch Publikationen oder Veranstaltungen präsentiert.

Institute für mikrobiologische Diagnostik

Hier findest du eine Auswahl an Laboren, die auf Stuhltestungen spezialisiert sind. Berate dich am besten mit deinem behandelnden Arzt, dieser verschickt ebenfalls Stuhlproben an Labore.

Biovis Diagnostik MVZ GmbH
Justus-Staudt-Straße 2
65555 Limburg
Tel.: ++49 (0)6 431-21 248-0
Internet: www.biovis-diagnostik.eu/de
E-Mail: info@biovis.de

Ganzimmun-Diagnostics AG
Hans-Böckler-Straße 109–111
55128 Mainz
Tel.: ++49 (0)6 131-7 205-0
Internet: www.ganzimmun.de

Weitere Organisationen, die Informationen und Austausch bieten

www.dzg-online.de
Die Deutsche Zöliakie-Gesellschaft e. V. ist eine Selbsthilfeorganisation und bietet Hilfe und Unterstützung für Zöliakie-Betroffene.

www.reizdarm.net
Das Portal reizdarm.net bietet umfassendes Wissen und Informationen zum Thema Reizdarm.

www.fodmaps.de
Die Seite fodmaps.de liefert Informationen, Umsetzungstipps und Rezepte rund um die FODMAP-arme Ernährung.

www.dccv.de
Die Deutsche Morbus Crohn/Colitis ulcerosa Vereinigung ist eine hilfreiche Anlaufstelle für Patienten mit chronisch-entzündlichen Darmerkrankungen. Die Seite liefert umfangreiche Informationen und hilfreiche Adressen.

LITERATUR

Abrahamsson TR, Jakobsson HE, Andersson AF, Bjorksten B, Engstrand L, Jenmalm MC. „Low gut microbiota diversity in early infancy precedes asthma at school age". *Clinical & Experimental Allergy*, 2014; 44 (6): 842–850. doi: 10.1111/cea.12253.

Annibale B, Severin C, Chistolini A et al. „Efficacy of gluten-free diet alone on recovery from iron deficiency anemia in adult celiac patients". *American Journal of Gastroenterology*, 2001; 96: 132–137.

Ayuiso P, Garcia-Martin E, Martinez C, Agundez J. „Genetic variability of human diamine oxidase: occurrence of three nonsynonymous polymorphisms and study of their effect on serum enzyme activity". *Pharmacogenetics and Genomics*, 2007; 17 (9): 687–693.

Azad MB, Konya T, Maughan H et al. „Infant gut microbiota and the hygiene hypothesis of allergic disease: impact of household pets and siblings on microbiota composition and diversity". *Allergy, Asthma & Clinical Immunology*, 2013; 9 (1): 15. doi: 10.1186/1710-1492-9-15.

Bager P, Wohlfahrt J, Westergaard T. „Caesarean delivery and risk of atopy and allergic disease: meta-analyses". *Clinical & Experimental Allergy*, 2008 Apr; 38 (4): 634–642. doi: 10.1111/j.1365-2222.2008.02939.x. Epub 2008 Feb 11.

Barbalho SM, Goulart RdA, Quesada K, Bechara MD, de Carvalho Ade C. „Inflammatory bowel disease: can omega-3 fatty acids really help?". *Annals of Gastroenterology*, 2016; Jan–Mar; 29 (1): 37–43.

Barmeyer C, Ullrich R. „Nicht-Zöliakie-Weizensensitivität". *Gastroenterologie*, 2015; 10: 498–502.

Benno Y, Sawada K, Mitsuoka T. „The intestinal microflora of infants: composition of fecal flora in breast-fed and bottle-fed infants". *Microbiology and Immunology*, 1984; 28 (9): 975–986.

Biasucci G, Rubini M, Riboni S, Morelli L, Bessi E, Retetangos C. „Mode of delivery affects the bacterial community in the newborn gut". *Early Human Development*, 2010; 86 (Supplement 1): 13–15. doi: 10.1016/j.earlhumdev.2010.01.004.

Biesiekierski JR, Newnham ED, Erving PM et al. „Gluten causes gastrointestinal symptoms in subjects without celiac disease: a double-blind randomized placebo-controlled trial". *American Journal of Gastroenterology,* 2011; 106 (3): 508–514.

Bisgaard H, Li N, Bonnelykke K et al. „Reduced diversity of the intestinal microbiota during infancy is associated with increased risk of allergic disease at school age". *Journal of Allergy and Clinical Immunology,* 2011; 128 (3): 646–652. e1–5. doi: 10.1016/j.jaci.2011.04.060.

Bjorksten B, Sepp E, Julge K, Voor T, Mikelsaar M. „Allergy development and the intestinal microflora during the first year of life". *Journal of Allergy and Clinical Immunology,* 2001; 108 (4): 516–520. doi: 10.1067/mai.2001.118130.

Boehmer CJ, Tuynman HA. „The clinical relevance of lactose malabsorption in irritable bowel syndrome". *European Journal of Gastroenterology & Hepatology*, 1996; 8: 1013–1016.

Böhn L, Störsrud S, Liljebo T et al. „Diet low in FODMAPs reduces symptoms of irritable bowel syndrome as well as traditional dietary advices: A randomized controlled trial". *Gastroenterology,* 2015; 149: 1399–1407.

Briet F, Pochart P, Marteau P et al. „Improved clinical tolerance to chronic lactose ingestion in subjects with lactose intolerance: a placebo effect?". *Gut*, 1997; 41: 632–635.

Burks AW, Tang M, Sicherer S et al. „ICON: food allergy". *Journal of Allergy and Clinical Immunology,* 2012; 129 (4): 906–920.

Caminero A, Meisel M, Jabri B, Verdu E. „Mechanisms by which gut microorganisms influence food sensitivities". *Nature Reviews Gastroenterology & Hepatology*, 2018; doi: https://doi.org/10.1038/s41575-018-0064-z.

Chahine BG, Bahna SL. „The role of the gut mucosal immunity in the development of tolerance versus development of allergy to food". *Current Opinion in Allergy and Clinical Immunology*, 2010; 10 (4): 394–399. doi: 10.1097/ACI.0b013e32833982ab.

Cheng J, Barr PS, Lee AR, Green PH. „Body mass index in celiac disease: beneficial effect of gluten free diet". *Journal of Clinical Gastroenterology*, 2010; 44: 267–271.

Choi YK, Johlin FC, Summers RW et al. „Fructose intolerance: An under-recognized problem". *American Journal of Gastroenterology*, 2003; 98: 1348–1353.

Christl N. „Die histaminfreie Ernährung". *Die Ernährung/Nutrition*, 1999; 221 (1): 212–213.

Corpe C, Burana C, Hoekstra H. „Instestinal Fructose Absorption: Clinical and Molecular Aspects". *Journal of Pediatric Gastroenterology and Nutrition*, 1999; 28 (4): 364–374.

Cox T. „Fructose intolerance: diet and inheritance". *Proceedings of the Nutrition Society*, 1991; 50: 305–309.

DZG. Deutsche Zöliakie Gesellschaft e.V., 2019. www.dzg-online.de (abgerufen am 15.01.2019).

Eggesbo M, Botten G, Stigum H, Nafstad P, Magnus P. „Is delivery by cesarean section a risk factor for food allergy?". *Journal of Allergy and Clinical Immunology*, 2003; 112 (2): 420–426. doi: 10.1067/mai.2003.1610.

Eisenmann A, Datta B, Ledochowski M. „Lactasemangel und Lactoseintoleranz". *Ernährung & Medizin*, 2009; 24: 16–20.

Enders G. *Darm mit Charme*. Berlin: Ullstein; 2014.

Frenzel D., Engst R, Kugler C, Born P, Ring R. „Fructosemalabsorption – eine unterschätzte Form der Nahrungsmittelunverträglichkeit". *Allegro Journal*, 2007; 16: 350–355.

Fujimura, Kei E., Susan V. Lynch. „Microbiota in Allergy and Asthma and the Emerging Relationship with the Gut Microbiome". *Cell Host & Microbe*, 2015; 5: 592–602. PMC. Web. 28 May 2018.

Gaby R. „Adverse effects of dietary fructose". *Alternative Medicine Review*, 2005; 10 (4): 294–306.

Giera B, Straube S, Konturek P, Hahn EG, Raithel M. „Plasma histamine levels and symptoms in double blind placebo controlled histamine provocation". *Inflammation Research*, 2008; 57 (1): 73–74.

Halasz A, Parat A, Simon-Sarkadi L, Holzapfel W. „Biogenic Amines and their production by microorganisms in food". *Trends in Food Science & Technology*, 1994; 5: 42–49.

Halmos EP, Power VA, Shepherd SJ et al. „A diet low in FODMAPs reduces symptoms of irritable bowel syndrome". *Gastroenterology*, 2014; 146: 67–75.

Iron R. *Alles zur Allergologie: Biogene Amine – Auslöser von pseudoallergischen Reaktionen*. Lorch, 2004.

Jäger L, Wüthrich B, Ballmer-Weber B, Vieths S. *Nahrungsmittelallergien und -intoleranzen*. Elsevier, München 2008.

Jimenez E, Marin ML, Martin R et al. „Is meconium from healthy newborns actually sterile?". *Research in Microbiology*, 2008; 159 (3):187–193. doi: 10.1016/j.resmic.2007.12.007.

Kabat AM, Srinivasan N, Maloy KJ. „Modulation of immune development and function by intestinal microbiota". *Trends in Immunology*, 2014; 35 (11): 507–517. doi: 10.1016/j.it.2014.07.010.

Kalliomaki M, Isolauri E. „Role of intestinal flora in the development of allergy". *Current Opinion in*

Allergy and Clinical Immunology, 2003; 3 (1):15–20. doi: 10.1097/01.all.0000053262.39029.a1.

Koplin J, Allen K, Gurrin L, Osborne N, Tang MLK, Dharmage S. „Is caesarean delivery associated with sensitization to food allergens and IgE-mediated food allergy: a systematic review". *Pediatric Allergy and Immunology,* 2008; 19 (8): 682–687. doi: 10.1111/j.1399-3038.2008.00731.x.

Kuefner MA, Schwelberger HG, Weidenhiller M, Hahn EG, Raithel M. „Both catabolic pathways of histamine via histamine-N-methyltransferase and diamine oxidase are diminished in the colonic mucosa of patients with food allergy". *Inflammation Research,* 2004; 53 (1): 31–32.

Latulippe ME, Skoog SM. „Fructose malabsorption and intolerance: effects of fructose with and without simultaneous glucose ingestion". *Critical Reviews in Food Science and Nutrition,* 2011; 51 (7): 583–592.

Ledochowski M, Bair H, Fuchs D. „Lactoseintoleranz". *Journal für Ernährungsmedizin,* 2003; 5 (1): 7–14.

Locke GR, Zinsmeister AR, Talley NJ, Fett SL, Melton LJ. „Risk factors for irritable bowel syndrome: role of analgesics and food sensitivities". *American Journal of Gastroenterology,* 2000; 95, 157–165.

Lomer MC. „Review article: the aetiology, diagnosis, mechanisms and clinical evidence for food intolerance". *Alimentary Pharmacology & Therapeutics,* 2015; 41: 262.

Maintz L, Novak N. „Histamine and histamine intolerance", *The American Journal of Clinical Nutrition,* 2007; 85: 1185–1196, http://ajcn.nutrition.org/content/85/5/1185.long.

Maslowski KM, Mackay CR. „Diet, gut microbiota and immune responses". *Nature Immunology,* 2011; 12 (1): 5–9. doi: 10.1038/ni0111-5.

Matheson MC, Allen KJ, Tang MLK. „Understanding the evidence for and against the role of breastfeeding in allergy prevention". *Clinical & Experimental Allergy,* 2012; 42 (6): 827–851. doi: 10.1111/j.1365-2222.2011.03925.x.

Misselwitz B, Pohl D, Frühauf H et al. „Lactose malabsorption and intolerance: pathogenesis, diagnosis and treatment". *United European Gastroenterology Journal,* 2013; 1 (3): 151–159.

Molderings GJ et al. „Pharmacological treatment options formast cell activation disease". *Naunyn-Schmiedeberg's Archieves of Pharmacology,* 30.04.2016.

Petra AL et al. „Spectrum of mast cell activation disorders". *Expert Review of Clinical Immunology,* 2014 Jun; 10 (6): 729–739, (Spektrum der Mastzellaktiverungsstörungen).

Pistiner M, Gold DR, Abdulkerim H, Hoffman E, Celedon JC. „Birth by cesarean section, allergic rhinitis, and allergic sensitization among children with a parental history of atopy". *Journal of Allergy and Clinical Immunology,* 2008; 122 (2): 274–279. doi: 10.1016/j.jaci.2008.05.007.

Prince BT, Mandel MJ, Nadeau K, Singh AM. „Gut Microbiome and the Development of Food Allergy and Allergic Disease". *Pediatric Clinics of North America,* 2015 Dec; 62 (6): 1479–1492.

Schmidt R, Schnitzer S. *Allergie und Mikrobiota (2018). Systematisches Krankheitsverständnis – Mikrobiologische Therapie.* Stuttgart: Karl F. Haug Verlag in Georg Thieme Verlag KG.

Schuppan D, Zimmer KP. „The diagnosis and treatment of celiac disease". *Deutsches Ärzteblatt International,* 2013; 110 (49): 835–846.

Sicherer SH, Sampson HA. „Food allergy: Epidemiology, pathogenesis, diagnosis, and treatment". *Journal of Allergy and Clinical Immunology,* 2014; 133 (2): 291–307. e5.

Simoni J et al. „A comparison of intestinal microbiota in a population of low-risk infants exposed and not exposed to intrapartum antibiotics: The Baby & Microbiota of the Intestine cohort study protocol". *BMC Pediatrics,* 2016 Nov 10; 16 (1):183.

Smollich M, Vogelreuter A. *Nahrungsmittelunverträglichkeiten. Laktose – Fructose – Histamin – Gluten.* Wissenschaftliche Verlagsgesellschaft Stuttgart 2018.

Staudacher HM, Irving PM, Lomer MC et al. „Mechanisms and efficacy of dietary FODMAP restriction in IBS". *Nature Reviews Gastroenterology & Hepatology,* 2014; 11: 256–266.

Tabbaa M, Golubic M, Roizen MF, Bernstein AM. „Docosahexaenoic acid, inflammation, and bacterial dysbiosis in relation to periodontal disease, inflammatory bowel disease, and the metabolic syndrome". *Nutrients,* 2013; 5: 3299–3310.

Tanaka S, Kobayashi T, Songjinda P et al. „Influence of antibiotic exposure in the early postnatal period on the development of intestinal microbiota". *FEMS Immunology and Medical Microbiology,* 2009; 56 (1): 80–87. doi: 10.1111/j.1574-695X.2009.00553.x.

Uhde M et al. „Instestinal cell damage and systemic immune activation in individuals reporting sensitivity to wheat in the absence of celiac disease". *Gut,* 2016 Jul 25.

Vickery BP, Chin S, Burks AW. „Pathophysiology of food allergy". *Pediatric Clinics of North America,* 2011; 58 (2): 363–376.

Vickery BP, Scurlock AM, Jones SM, Burks AW. „Mechanisms of immune tolerance relevant to food allergy". *Journal of Allergy and Clinical Immunology,* 2011; 127 (3): 576–584. quiz 585–576.

REZEPTREGISTER

IMPRESSUM

3. Auflage 2022

HINWEISE

Sollte diese Publikation Links auf Webseiten Dritter enthalten, so übernehmen wir für deren Inhalte keine Haftung, da wir uns diese nicht zu eigen machen, sondern lediglich auf deren Stand zum Zeitpunkt der Erstveröffentlichung verweisen.

Das vorliegende Buch wurde sorgfältig erarbeitet. Dennoch erfolgen alle Angaben ohne Gewähr. Weder der Autor noch der Verlag können für eventuelle Nachteile oder Schäden, die aus den im Buch gegebenen praktischen Hinweisen resultieren, eine Haftung übernehmen.

Projektleitung: Andrei-Sorin Teusianu

Redaktion & Korrektorat: Susanne Schneider

Satz & Layout: Josefine Britz

Bildredaktion: Tanja Zielezniak

Herstellung: Steffen Zimmermann

Druck und Bindung: DZS Grafik, Ljubljana

Printed in Slovenia

Penguin Random House Verlagsgruppe FSC® N001967

MIX
Papier aus verantwortungsvollen Quellen
FSC® C106600
FSC www.fsc.org

ISBN 978-3-517-09805-0

Bildnachweis: Alle Fotos stammen von Dominika Králová, mit Ausnahme von:
Britz, Josefine: 17, 82; iStockphoto: 14 (Petar Chernaev), 18 (PeopleImages), 21 (hedgehog94), 26 (AlexRaths), 31 (g-stockstudio), 33 (baibaz), 39 (DenizA), 44 (ewastudio), 74 (RossHelen), 81 (Sidekick), 88 (kupicoo); Sauter, Christian: 13; Shutterstock: 24 (Kamil Macniak)